Biographieorientierung in der Pflegebildung

ipp Pflegeforschung

Herausgegeben von Ingrid Darmann-Finck und Stefan Görres

Band 2

PETER LANG

Frankfurt am Main · Berlin · Bern · Bruxelles · New York · Oxford · Wien

Ingrid Darmann-Finck / Miriam Tariba Richter
(Hrsg.)

Biographieorientierung in der Pflegebildung

PETER LANG
Internationaler Verlag der Wissenschaften

Bibliografische Information der Deutschen Nationalbibliothek
Die Deutsche Nationalbibliothek verzeichnet diese Publikation in der Deutschen Nationalbibliografie; detaillierte bibliografische Daten sind im Internet über http://dnb.d-nb.de abrufbar.

Umschlaggestaltung:
Olaf Glöckler, Atelier Platen, Friedberg

Logo auf dem Umschlag:
Institut für Public Health und Pflegeforschung
Universität Bremen
Abdruck mit freundlicher Genehmigung
durch Herrn Prof. Dr. Stefan Görres

Gedruckt auf alterungsbeständigem,
säurefreiem Papier.

ISSN 2190-5762
ISBN 978-3-631-61465-5

www.peterlang.de

Einführung

Ingrid Darmann-Finck, Miriam Tariba Richter

Auch wenn es sich letztlich ausschließlich um neue Beiträge handelt, ist der Impuls für das vorliegende Buch von der Tagung Lernwelten 2007 ausgegangen. Schwerpunkt der dreitägigen Veranstaltung war das Thema "Bildung und Biographie". Ist jener Titel bewusst weit gehalten, entschieden sich die Herausgeberinnen des vorliegenden Buches für den sehr viel engeren Fokus der „Biographieorientierung in der Pflegebildung“. Mit dem Konzept der Biographieorientierung bzw. des biographischen Lernens werden die Begründungen und Methoden der Biographieforschung für die Förderung des Selbstverstehens der Pflegenden und des Fremdverstehens von zu Pflegenden im Pflegeunterricht nutzbar gemacht. Indem sich die Lernenden an eigene biographische Erfahrungen erinnern und ihre biographisch geprägten Deutungen explizieren, können sie sich ihrer individuellen Perspektive mittels Differenzerfahrungen bewusst werden, wodurch Reflexion sowie Neuorientierung möglich sind. Durch die Erhebung biographischer Erzählungen der PatientInnen und deren Auswertung bekommen Pflegelernende Instrumentarien an die Hand, anhand derer sie die PatientInnensichtweise und die ihr zugrunde liegenden Muster nachvollziehen können. Das Verstehen der zu Pflegenden wiederum ist eine zentrale Voraussetzung, um Pflegeinterventionen an deren Ressourcen und Entwicklungserfordernissen anpassen zu können. Methoden der Biographiearbeit, im Besonderen die Arbeit mit Biographien der PatientInnen, haben bislang vor allem in die Altenpflegeausbildung, weniger aber in die Gesundheits- und (Kinder-) Krankenpflegeausbildung, Eingang gefunden. Die Potenziale der Biographieforschung werden für die Gestaltung von Bildungs- und Lernprozessen im Rahmen der Pflegebildung noch wenig genutzt. Das vorliegende Buch hat zum Ziel, den Ansatz des biographischen Lernens theoretisch zu begründen, empirische Erfahrungen weiterzugeben sowie konkrete Anhaltspunkte für die Unterrichtsplanung zu geben und dadurch zu einer stärkeren Verbreitung biographischen Lernens in der Pflegebildung beizutragen.

Diese Publikation wendet sich an LehrerInnen der beruflichen Fachrichtung Pflege (Altenpflege, Gesundheits- und Krankenpflege, Gesundheits- und Kinderkrankenpflege, Heilerziehungspflege), Studierende in pflegepädagogischen Studiengängen sowie Lehrende an pflegepädagogischen Studiengängen.

Das Buch nähert sich dem pflegedidaktischen Ansatz des biographischen Lernens auf theoretischer, empirischer und unterrichtspraktischer Ebene. Es gliedert sich in drei Teile. In **Teil I** werden Begründungslinien biographischen

Lernens aus allgemeinpädagogischer (Alheit/Herzberg), fachdidaktischer (Darmann-Finck), leibphänomenologischer (Steiner) und aus der Perspektive der Biographieforschung (Richter) dargelegt.

Vor dem Hintergrund, dass formale Vorgaben und deren individuelle Interpretation durch PatientInnen (im Gesundheitssystem) und durch Lernende (im Bildungswesen) oftmals in Widerspruch zueinander stehen und erstere nicht selten durch letztere unterlaufen werden, regen *Peter Alheit* und *Heidrun Herzberg* an, sowohl die Pflege als auch die Bildung stärker an den individuell einzigartigen biographischen Erfahrungen ihrer Zielgruppen anzuknüpfen. In ihrem Beitrag „Biographie und Lernen in der Pflege. Chancen und Blockaden aus der Perspektive der Bildungswissenschaften“ geben die beiden Autoren nicht nur eine Einführung in das biographische Lernen in der Pflegeausbildung, sondern kennzeichnen außerdem zukünftige Forschungs- und Entwicklungsaufgaben.

In ihrem Beitrag „Was der Leib gelernt hat – Lebensgeschichtliches Gewordensein des körperlichen Leibes als eine relevante Kategorie innerhalb der pflegerischen Ausbildung“ begründet *Christine Steiner* auf der Grundlage verschiedener theoretischer Ansätze zur Bedeutung von Körper und Leib, dass Sinnverstehen in den Dimensionen des Selbst- und des Fremdverstehens eine Integration des körperlichen Leibs voraussetzt. Sie fordert daher im Rahmen des biographischen Lernens „leib-orientierte“ Lehr-/Lernprozesse etwa durch Methoden des szenischen Lernens.

Ingrid Darmann-Finck erörtert in ihrem Beitrag „Fachdidaktische und methodische Aspekte biographischen Lernens im Pflegeunterricht“, welche Bildungspotenziale das biographische Lernen aus fachdidaktischer Perspektive beinhaltet und welche biographieorientierten Methoden bei der Förderung der biographischen Selbstreflexion einerseits und der Fähigkeit des Fremdverstehens andererseits zum Einsatz kommen können.

Biographisches Lernen kann in der Pflegepraxis und -bildung als Anregung von Fremdverstehensprozessen angesehen werden. Für die Entwicklung des Unterstützungsbedarfs von PatientInnen mit ihren individuellen pflegerischen Problemen und Ressourcen reicht es nicht aus, die objektiven Fakten der Erkrankung (Krankheit) aufzudecken, vielmehr ist zusätzlich eine Betrachtung der „lebensgeschichtlichen Gewordenheit“ von Ereignissen (Kranksein) erforderlich. Vor allem die Bewältigung einer Erkrankung ist von den individuellen, biographisch geprägten Bedeutungszuschreibungen und Situationsbewertungen der PatientInnen abhängig. Im Mittelpunkt des Beitrags „Die Bedeutung der Biographie für die pflegerische Diagnostik. Theoretische Grundlagen für die Pflegepraxis und –bildung“ von *Miriam Tariba Richter* stehen die Potenziale dieser Sichtweise.

Die Teile II und III beschäftigen sich stärker mit der Unterrichtspraxis. Konkrete Möglichkeiten der Unterrichtsgestaltung werden ebenso vorgeschlagen, wie Erfahrungen aus dem Unterricht dargestellt und Konsequenzen für die Weiterentwicklung von Konzepten gezogen. **Teil II** beinhaltet Beiträge zur Konzeption eines auf biographische Selbstreflexion abhebenden Pflegeunterrichts (Kirchhof), empirischen Evaluation entsprechender Unterrichtseinheiten (Luther/Richter) und zur ethischen Reflexion eines solchen Zugangs zu den SchülerInnen (Tolle/Zündel).

Steffen Kirchhof konkretisiert in seinem Beitrag „Biographische Selbstreflexion im Pflegeunterricht" Funktionsfelder und Ziele sowie geeignete Methoden und Voraussetzungen biographischer Selbstreflexion im Pflegeunterricht. Im Fokus steht dabei das Verhältnis von Biographie und Beruf.

Im Zuge der Tagung Lernwelten, die 2007 in Bremen stattfand, regte das damalige Team von Ingrid Darmann-Finck KollegInnen der Pflegeschulen in Bremen und Bremerhaven dazu an, Unterrichtseinheiten zu planen und durchzuführen, in denen das Selbstverstehen der SchülerInnen gefördert wird. Die Unterrichtskonzeptionen und deren Ergebnisse wurden von den KollegInnen, in den meisten Fällen gemeinsam mit SchülerInnen auf den Lernwelten präsentiert. Im Nachgang zu der Tagung führten *Birte Luther* und *Miriam Tariba Richter* Interviews mit den an diesen Unterrichtseinheiten beteiligten KollegInnen und SchülerInnen bezogen auf die Wirkungen der Unterrichte. Die Ergebnisse präsentieren sie in ihrem Beitrag „Mit sich selbst auseinander zu setzen, ist auch nicht so einfach, aber ich fand es trotzdem schön, mal so zu arbeiten" – Wirkungen biographieorientierten Lernens aus Sicht von LehrerInnen und SchülerInnen".

Die Erfahrungen mit den durchgeführten Unterrichtseinheiten zur biographischen Selbstreflexion belegen, dass mit der Übertragung von Methoden aus der Biographieforschung auf den Pflegeunterricht ethische Probleme verbunden sind, für die Maßnahmen der ethischen Prävention bedacht werden müssen. *Patrizia Tolle* und *Matthias Zündel* machen in ihrem Beitrag „Ethische Aspekte biographieorientierten Lernens" forschungsethische Grundsätze für den Pflegeunterricht fruchtbar und leiten daraus konkrete Handlungsempfehlungen zur Umsetzung des biographieorientierten Lernens ab.

In **Teil III** werden Beiträge zusammengefasst, in denen Anregungen für die Gestaltung eines Unterrichts mit Fokus auf Förderung des Fremdverstehens gegeben werden.

In ihrem Aufsatz „Biographieorientierte Diagnostik im Pflegeunterricht. Anregungen zur methodischen Umsetzung" nutzt *Miriam Tariba Richter* die methodischen Ansätze aus der Biographieforschung, um praktische Vorschläge für eine methodische Vermittlung und Erprobung biographischer Gesprächs- und

Auswertungsmethoden im Pflegeunterricht zu machen. Die Methoden wurden in unterschiedlichen Kontexten, u.a. in Lehrveranstaltungen an der Universität Bremen, erprobt und modifiziert. Im Anhang befinden sich dazu Unterrichtmaterialien für die praktische Umsetzung sowie ein Interviewausschnitt mit einer an Mamma CA erkrankten Patientin, welches sich für Übungszwecke verwenden lässt.

An der Bremer Krankenpflegeschule der freigemeinnützigen Krankenhäuser e.V. wurde in den letzten Jahren in Zusammenarbeit mit Ingrid Darmann-Finck und Sabine Muths vom Institut für Public Health und Pflegeforschung, Abt. Qualifikations- und Curriculumforschung ein innovatives lernfeldorientiertes Curriculum entwickelt und implementiert. Ein wesentliches Element des Lernfeldes „Gesundheitsförderung und Prävention" besteht darin, dass die SchülerInnen mit ausgewählten PatientInnen, die unter einer chronischen Erkrankung leiden, ein narratives Interview führen und anschließend auf der Basis der individuellen Daten Ansatzpunkte für eine gesundheitsförderliche Beratung dieser Personen konstruieren. In ihrem Beitrag "Biographiearbeit im Rahmen des Lernfeldes „Gesundheitsförderung und Prävention" aus dem Curriculum der Bremer Krankenpflegeschule der freigemeinnützigen Krankenhäuser e.V." beschreiben die KollegInnen *Kirsten Udke-Dost, Ulrich Heinemann und Dieter Guhlke* die zum Lernfeld gehörigen Unterrichtssequenzen und geben einen Einblick in die Arbeitsergebnisse der SchülerInnen.

In einem leitfadengestützten Interview berichten die Kollegen Dieter Guhlke und Ulrich Heinemann über ihre Erfahrungen mit narrativen Interviews im Pflegeunterricht. In der Erkenntnis, dass „Der Patient (...) mehr (ist) als eine Diagnose", liegt nach Ansicht der Lehrer ein wesentlicher Effekt der Methode. Die Aussagen der Lehrer werden von *Ingrid Darmann-Finck* in gleichnamigem Beitrag zusammengefasst.

Das vorliegende Buch war ursprünglich als Gemeinschaftsarbeit einer größeren Runde ehemaliger und aktueller KollegInnen der Abteilung Qualifikations- und Curriculumentwicklung am Institut für Public Health und Pflegeforschung, Universität Bremen, geplant. Die Gesamtkonzeption beruht auf dieser Zusammenarbeit, die inhaltlichen Konkretisierungen und abschließend die redaktionelle Arbeit haben die beiden Herausgeberinnen übernommen. Wir danken Ulrike Böhnke, Birte Luther, Sabine Muths, Christine Steiner, Patrizia Tolle und Matthias Zündel für ihre Unterstützung! Unser Dank gilt außerdem Beatrice Nimiczeck, Studentin im Studiengang Master of Arts Berufspädagogik Pflegewissenschaft, Universität Bremen, die die Texte mit großer Sorgfalt formatiert und vereinheitlicht hat und Nicole Duveneck, wissenschaftliche Mitarbeiterin am Studiengang Pflegewissenschaft, Universität Bremen, die das Buch abschließend Korrektur gelesen hat.

Den Leserinnen und Lesern wünschen wir eine anregende Lektüre und hoffen, mit dem Buch Anstöße für praktische Erprobung und wissenschaftliche Erforschung des biographischen Lernens zu geben.

Bremen, im Januar 2011

Ingrid Darmann-Finck

Miriam Tariba Richter

Inhaltsverzeichnis

I Theoretische Begründungslinien

Biographie und Lernen in der Pflege. Chancen und Blockaden aus der Perspektive der Bildungswissenschaften

Peter Alheit und Heidrun Herzberg

Einleitung

Wenn das Konzept „Biographie", wenn also die konkrete Subjektivität in einem wissenschaftlichen Fachkontext ernster genommen wird, verändert sich in gewisser Weise die Disziplin. Wir können dafür eine Reihe interessanter historischer Beispiele anführen: Das Entstehungsdatum wissenschaftlicher Psychologie (Thomae 1952) ist eng verknüpft mit dem von Carl Philipp Moritz herausgegebenen „Magazin der Erfahrungsseelenkunde" (1783-1793), falls man so will: der wissenschaftlichen Entdeckung der Biographie. In der Soziologie führen die biographischen Analysen der Chicago School am Anfang des 20. Jahrhunderts zu vertieften Neueinsichten in die soziale Existenz in modernen Gesellschaften (stellvertretend Thomas/Znaniecki 1958). Zwar bleibt die Anregung Victor von Weizsäckers, über die „Biographie" von Krankheitsverläufen nachzudenken (von Weizsäcker 1956), in der Medizin randständig, macht aber deutlich, dass das herrschende Paradigma durch die Idee „biographischer Medizin" unmittelbar berührt wird (auch Hanses 1996).

In den 1970er Jahren wird sowohl in der Soziologie (zuletzt im Überblick bei Alheit/Dausien 2009b) als auch in den Erziehungswissenschaften (stellvertretend Krüger/Marotzki 1999) Biographieforschung zu einem zentralen Thema. Die zeitdiagnostischen Trends, die in der zweiten Hälfte des 20. Jahrhunderts an Einfluss gewinnen, treffen sich in der empirisch gut belegbaren Feststellung, dass die Organisation des sozialen Lebens spätmoderner Gesellschaften mit deutlich ansteigender Tendenz dem/der Einzelnen selbst zugemutet wird. Diese Pointe der so genannten „Individualisierungsthese" (stellvertretend Beck 1986, 205 ff.) hat in der Soziologie wie in den Erziehungswissenschaften die Sensibilität für Biographien endgültig etabliert.

Freilich, was hier für die Sozial- und Bildungswissenschaften diagnostiziert wird, gilt womöglich noch drastischer für die Pflegewissenschaft. In der Fülle von Verantwortlichkeiten, die dem Einzelnen heute angelastet werden, steht die Selbstsorge für die Gesundheit an ganz zentraler Stelle (stellvertretend Alheit/Dausien/Fischer-Rosenthal 2002; Darmann-Finck 2006). Und doch werden gerade bei der Betrachtung der institutionellen Kontexte bildungswissenschaftlicher und pflegewissenschaftlicher Praxis Unterschiede sichtbar, die die Realisierung biographischer Ansätze im Gesundheitssystem u.U. erschweren. Wir wollen im Folgenden zunächst auf diese Unterschiede eingehen (1). Der zweite Teil unserer Überlegungen konzentriert sich auf die explizit biographischen Dimensionen von Lernprozessen und ihre Bedeutung für Gesundheitspädagogik und Pflege (2). Eine Zusammenfassung unter dem Aspekt gesundheits- und pflegepädagogischer Perspektiven schließt die Betrachtungen ab (3).

1. Institutionelle Widersprüche

Bei einem oberflächlichen Vergleich der institutionellen Rahmenbedingungen des Gesundheitssystems und des Bildungswesens fallen eine Reihe von Unterschieden ins Auge: Während die Medizin als hoch anerkannte traditionelle Profession gilt und der Institutionalisierungsgrad des Gesundheitswesens weit vorangeschritten ist, muss für den Bildungsbereich in Deutschland – verschärft noch einmal nach dem „PISA-Schock" und den basalen Angriffen aktueller OECD-Studien – eher das Gegenteil angenommen werden. Trotz der zunehmenden Kritik auch am Gesundheitssystem[1] gilt für das Bildungssystem nach wie vor die ebenso ironische wie treffende Analyse der Luhmannschen Systemtheorie, dass es an einem spezifischen „Technologiedefizit" leide (Luhmann/Schorr 1982), konkreter gesagt: dass es über bestimmte Instrumente, innerhalb des Bildungssystems auftretende Probleme zu lösen, nicht verfüge. Das alte Bedeutungsgefälle bleibt also bestehen: Bildung mag notwendig sein, aber Medizin ist mächtig.

Mit diesem Befund korrespondiert ein auffälliger Unterschied der Machtdifferenziale innerhalb beider Bereiche. Das klassische ÄrztIn-PatientIn-Verhältnis basiert bis heute auf einem deutlichen Macht- und Wissensgefälle, das die situative Definitionsmacht zwischen ÄrztIn und PatientIn beinahe ausschließlich den ÄrztInnen zuweist, während die LehrerIn-SchülerIn-Relation im Bildungskontext – auch wissenschaftlich – zunehmend flachere Hierarchien verlangt und berufliche Lösungsstrategien auf die aktive Mitarbeit der Anvertrauten angewiesen sind (Alheit/Dausien 2009a). Der „Nürnberger Trichter" hat ausgedient. „Bildung" gelingt nur, wenn die Lernenden mitmachen. Autoritäre LehrerInnen sind nicht mehr gefragt. Wahrscheinlich nimmt Pflege hier eine komplizierte Mittelposition ein, auf die wir noch eingehen werden.

1 Vgl. etwa den äußerst kritischen öffentlichen Diskurs im Kontext des Todes der Neugeborenen im Mainzer Universitätsklinikum im August 2010.

Die nahe liegende und mit dem Hinweis auf Luhmann schon angedeutete Interpretation, dieser Befund belege ein Institutionalisierungs- und Professionalitätsdefizit im Bildungsbereich und legitimiere das offensichtliche Renommee der Medizin, soll durch einen interessanten Einwand der Eliasschen Figurationstheorie wenigstens in Frage gestellt werden. Folgt man nämlich seiner überzeugenden Analyse der Zivilisationsprozesse in der fortschreitenden Moderne (stellvertretend Elias 1969; 1989), lässt sich das Reputationsgefälle zwischen Bildungs- und Gesundheitswesen durchaus als Zivilisationsdefizit der Medizin und als gewöhnlich verdrängten Entwicklungsvorsprung des Erziehungswesens lesen. Norbert Elias hat für vergleichbare Prozesse im europäischen Kontext eine Art qualitatives „Messinstrument" vorgeschlagen, das auch zur Analyse der beiden untersuchten Berufsfelder außergewöhnlich aufschlussreich sein könnte: die Beobachtung der „Formalitäts-Informalitäts-Spanne" einer sozialen Konfiguration (Elias 1989, 41).

Elias verdeutlicht das Nebeneinander von Formalität und Informalität an einem reizvollen historischen Beispiel: 1778 schreibt Mozarts Vater an seinen Landesherrn einen Bittbrief um Beförderung, der nicht nur extrem förmlich gehalten ist, sondern zugleich von einer Unterwürfigkeit ohnegleichen zeugt („meines Gnadigsten Landes Fürsten (sic!) und Herrn Herrn (sic!) unterthänigster und gehorsamster Leopold Mozart"). Umgekehrt ist allgemein bekannt, dass gerade die Familie Mozart – und insbesondere Wolfgang Amadeus – in privaten Kontexten sich informelle Freiheiten herausnahm, die heute nur schwer nachzuvollziehen sind. „Die Gesellschaft Mozarts war also charakterisiert durch die Gleichzeitigkeit einer Formalität im Verkehr von sozial über- und untergeordneten Menschen, die an zeremonieller Härte jede entsprechende Formalität unserer Tage weit übertrifft, und einer Informalität innerhalb der eigenen Gruppe, die ebenfalls weit über das hinausgeht, was gegenwärtig im geselligen Verkehr von relativ gleichgestellten Menschen möglich ist" (Elias 1989, 41).

Dieses Muster einer weiten Formalitäts-Informalitäts-Spanne ist charakteristisch für vormoderne Gesellschaften. Im Prozess der Moderne verringert sich diese Spanne drastisch, und namentlich das 20. Jahrhundert ist in den meisten europäischen und nordamerikanischen Gesellschaften durch einen bemerkenswerten Informalisierungsprozess gekennzeichnet (Wouters 1999). Zu seinen Merkmalen gehören die Veränderung der Machtbalance zwischen „Etablierten" und „Außenseitern", die Verringerung spezifischer „Machtdifferenziale" (zwischen Männern und Frauen, zwischen Eltern und Kindern, zwischen Regierenden und Regierten), aber gewiss auch die Verunsicherungen, die das Einebnen der konventionellen Hierarchien mit sich bringt (Elias 1989, 33 ff.).

In dieser Perspektive erscheint das Image-Privileg der Medizin gegenüber dem Bildungsbereich eher als undurchschauter Anachronismus. Das „Machtdifferenzial" zwischen ÄrztIn und PatientIn verrät gleichsam „vormoderne" Züge, während die häufig informellen Aushandlungsmodi zwischen Menschen, die Lehr- und Bildungsfunktionen haben, und den ihnen Anvertrauten, die lernen, in den vergangenen 50 Jahren vielmehr als Zivilisierung und Demokratisierung professioneller Intervention gedeutet werden könnten. Freilich, ist mit der Feststellung offensichtlicher Formalitätsunterschiede der beiden Berufsfelder ebenfalls die Eliassche Dimension der „Informalität" angemessen berücksichtigt?

Tatsächlich erinnert die klassische ÄrztIn-PatientIn-Beziehung an das Eliassche Beispiel der Mozart-Familie am Ende des 18. Jahrhunderts. Die Definitionsmacht ist klar verteilt. Der/die ÄrztIn diagnostiziert und bestimmt den therapeutischen Prozess. Der/die PatientIn dagegen übergibt die Verantwortung für seine Krankheit an das Medizinsystem und delegiert die Selbstkontrolle über Erkrankungs- und Gesundungsprozesse. Unter Umständen verhält er/sie sich informell sogar kontraproduktiv. Seine/ihre Genuss- und Lebensgewohnheiten leisten in der Regel Krankheiten Vorschub. „Formalität" (das Herrschaftswissen der ÄrztInnen) und „Informalität" (die konkrete Lebensbewältigung der PatientInnen) treten also weit auseinander. Die Institutionen des Gesundheitswesens sind gerade keine Hilfe für biographische Selbstkontrolle. Menschen, die professionelle Pflege leisten, ist dieser Widerspruch zumeist schmerzlich bewusst.

Umgekehrt ist die erfolgreiche professionelle Kooperation gelingender Bildungsprozesse auf aktive Partizipation und Mitverantwortung der Betroffenen angewiesen. Das gilt selbstverständlich in der Erwachsenenbildung (d.h. ebenso in der beruflichen Ausbildung von Pflegepersonal). Aber es gilt zunehmend auch in reformpädagogisch ausgerichteten Schulen (Alheit/Dausien 2009a). Trifft es gleichfalls auf die Problembereiche von Bildung und Erziehung zu, beispielsweise auf alle ‚Rütli-Schulen' nicht nur in Berlin-Neukölln, auf die Arbeit mit ausländischen Problemjugendlichen in der Sozialarbeit, auf die Beratung und Begleitung von Familien in prekären Lebenssituationen? Scheint hier nicht auf subtile Weise jede erzieherische, besonders jedoch jede helfende soziale Aktivität am Paradigma der ärztlichen „Heilung" gemessen zu werden?[2]

Die weite Formalitäts-Informalitäts-Spanne des Gesundheitswesens strahlt also – gleichsam verdeckt – auch auf Bildung und soziale Dienstleistungen aus.

---

2 In diesem Zusammenhang wird nicht nur durch das aktuelle Pamphlet des ehemaligen Berliner Finanzsenators Thilo Sarrazin (2010), sondern bereits durch den konservativen Diskurs um „Mut zur Erziehung" (vgl. als exemplarische Spätfolge die Streitschrift von Bernhard Bueb (2006)) seit Beginn der 1980er Jahre eine Art *„chirurgischer Pädagogik"* nahe gelegt – eine Pädagogik, die Problematisches aussondert und bearbeitbare Konflikte mit eindeutigen Interventionen zu „heilen" verlangt. Die tiefere historische Problematik dieser Art von Intervention sollte in Deutschland immer kritisch präsent bleiben.

Deren Klientel verhält sich nicht selten wie der/die klassische „PatientIn" im medizinischen Setting: Sie delegiert die Selbstkontrolle und unterläuft informell zugleich die angebotenen Rahmenbedingungen. Man muss dabei nicht nur nachvollziehbare Überlebensstrategien von Hartz IV-EmpfängerInnen ins Feld führen. Wer an seine eigene Schulzeit denkt, wird eine Fülle von Erinnerungen haben, die genau dies bestätigen.

Solche Dilemmata geben Anlass zu der provokanten Überlegung, ob die institutionellen Bedingungen therapeutischer und erzieherischer Intervention nicht prinzipiell überdacht werden müssen. „Biographie" ist hier eine hochinteressante Dimension, die gleichsam eine Schnittmenge zwischen beiden „Universen", dem des Heilens und dem des Lernens, darstellt. Weder Lernprozesse noch Heilungsprozesse gelingen, wenn die Betroffenen nicht aktiv und bewusst in diese Prozesse eingreifen, und das bedeutet praktisch, wenn sowohl Bildung als auch Pflege nicht an die individuell einzigartigen biographischen Erfahrungen ihrer Zielgruppen anknüpfen können. Gute PädagogInnen und gute PflegerInnen wissen das intuitiv. Wie man solches Wissen konzeptionell nutzen müsste, ist das Thema unseres Beitrags.

Vielleicht ist die deutliche Zunahme des professionellen Interesses an der Biographie nicht nur in Bildungsprozessen in den vergangenen beiden Jahrzehnten deshalb nicht zufällig. In der erwachsenenpädagogischen Grundlagenforschung etwa hat sich die Erfahrung verdichtet, dass der individuelle Lernprozess, die unverwechselbar eigene Weise, sich „Welt" und „Wissen" anzueignen, als entscheidende Ressource aller weiteren Lernvorgänge betrachtet werden muss (stellvertretend Alheit/Dausien 1999). Diese Einsicht wird durch empirische Studien zu biographischen Bildungsverläufen und Erfahrungskonstellationen in unterschiedlichen Kontexten gestützt. Seit langem sind in der Weiterbildungspraxis Methoden und Konzepte biographischen Lernens Bestandteil didaktischer Überlegungen und sie werden mit wechselnden Begründungen und Begrifflichkeiten auch immer wieder neu thematisiert (Behrens-Cobet/Reichling 1997; Dausien/Rothe 2005; Herzberg 2008; Alheit/von Felden 2009). Ebenfalls ist das Konzept in der Gesundheitspädagogik und in der Pflegeforschung zunehmend wichtiger geworden (stellvertretend Sander 2008; Gieseke 2008). Nicht nur der „Pflegefall", auch die pflegenden AkteurInnen bringen eine unverwechselbare Biographie in den Pflegeprozess ein. Was dies für Lernprozesse gerade in der Ausbildung des Pflegepersonals bedeutet, ist bisher erst ansatzweise diskutiert und entfaltet worden (Sander 2008).

In pädagogischen Debatten wird seit einiger Zeit auf das Konzept der „Biographizität" (stellvertretend Alheit 1993; Alheit/Dausien 2000) Bezug genommen, ohne dass die Relevanz dieses in Forschungskontexten entwickelten Begriffs für die Bildungs- oder vollends für die Pflegepraxis hinreichend geklärt wäre. Mit den folgenden Überlegungen wollen wir zur Diskussion dieser Frage anregen. Dabei verstehen wir unter Biographizität keine „Kompetenz“, die in institutionalisierten Qualifizierungsprozessen – gleichsam „technisch“ – erworben werden könnte, sondern ein Prinzip der Organisation von Erfahrung und Lernen, das Individuen in modernen Gesellschaften zur Bewältigung ihrer Lebensführung abverlangt wird und das sie gewissermaßen „anwenden“ – auch ohne pädagogische Begleitung. Die Anerkennung dieses Prinzips und die Einsicht in seine grundlegende Bedeutung für Bildung und Lernen[3] haben Konsequenzen für die professionelle Gestaltung von Bildungsprozessen – ganz besonders im Gesundheitsbereich.

2. Dimensionen biographischen Lernens in der Pflegepädagogik

Diesbezüglich erscheint es sinnvoll, zunächst noch einmal die prinzipielle Bedeutung biographischen Lernens herauszuarbeiten.

2.1 Lernen als biographischer Prozess

Der Gedanke, dass die Erfahrungs- und Sinnwelten der Lernenden als entscheidende Ressourcen und Kontexte für Bildungsprozesse fungieren, kann zugespitzt werden auf die individuell-biographische Organisation von Erfahrungs- und Bildungsprozessen. Die biographische Tiefendimension der Lebenswelt, die im Alltagshandeln zumeist im Hintergrund „mitläuft“, wird in den Vordergrund

3 Die beiden Begriffe *Bildung* und *Lernen* sind auf je eigene Bedeutungsfelder und Theorietraditionen bezogen. Sie können im vorgegebenen Rahmen nicht systematisch diskutiert und voneinander abgegrenzt werden. Sie werden beide verwendet, ihre Bedeutung wird dabei im jeweiligen Kontext spezifiziert. Grob kann unterschieden werden zwischen dem eher auf die konkrete individuelle oder kollektive Tätigkeit bezogenen „kleinräumigeren“ Begriff des *Lernens* und dem vielschichtigeren *Bildungsbegriff*, der tendenziell auf übergeordnete individuelle und kollektive Formationsprozesse und daraus resultierende Bildungsgestalten bezogen ist. In der Perspektive der Biographie wird aber auch der Begriff des *Lernens* auf eine übergeordnete Prozessstruktur projiziert und im Hinblick auf biographische Prozesse und Figuren der Erfahrungsverarbeitung zum Thema gemacht. Wenn im Folgenden also von *Lernen* die Rede ist, geht es nicht um einzelne Schritte der Aneignung und des Lernens, sondern um höher organisierte Prozesse der Verarbeitung, Verknüpfung und (Trans-)Formation von Lernprozessen zu einer biographischen Erfahrungsgestalt – gewissermaßen um Lernprozesse „zweiter Ordnung“.

gerückt und für Bildungsprozesse systematisch nutzbar gemacht. Damit verschiebt sich auch die Verantwortung für den Bildungsprozess zwischen Lehrenden und Lernenden. Erwachsene werden in ihrer Rolle als Experten ihrer Lebensgeschichte anerkannt und als aktiv (Mit-)Gestaltende des Bildungsprozesses betrachtet (Behrens-Cobet 1999). Voraussetzung für diese Position ist zunächst die grundlegende Perspektive, Lernen als biographischen Prozess zu verstehen. Was heißt das?

Die Einsicht, dass „jede Situation biographisch geprägt ist" (Schütz/Luckmann 1979, 148) und die biographische Dimension des Erlebens und Handelns jederzeit interaktiv aktualisiert werden kann, lässt sich auf Bildungssituationen übertragen. Jede/r Lernende bringt in eine Bildungssituation bereits einen „biographisch artikulierten" Wissensvorrat mit, d.h. eine in der zeitlichen Aufschichtung einzigartige Erfahrungsgeschichte und eine je individuelle Konfiguration von Wahrnehmungs-, Handlungs- und Bewertungsdispositionen. Dieses biographische Wissen meint keineswegs nur explizierbares Wissen, vielmehr den sich kontinuierlich (um)bildenden Gesamtvorrat an explizitem und implizitem Erfahrungs- und Deutungswissen, in den auch emotionale Orientierungen (Mader 1997), inkorporierte Praktiken und Handlungsdispositionen eingeschlossen sind (Alheit/Hoerning 1989). Man könnte geradezu von einem „biographischen Lernhabitus" (Herzberg 2004) sprechen. Dieser Wissensvorrat ist also nicht als Bestand von „Informationen" zu verstehen, die nach logischen Prämissen organisiert sind, sondern als unscharfes, aufgeschichtetes Wissen, das nach psychologischen Regeln (z.B. der Gestaltbildung, der Konstruktivität des Erinnerns, der Protention und Retention) strukturiert und verändert wird. Er bildet das Material und den Horizont von Lernprozessen. Die Fähigkeit, Denken und Handeln, die „Konstruktion" von Wirklichkeit aus dem aufgeschichteten und sich verändernden biographischen Wissen zu generieren, bezeichnen wir als Biographizität, als eine historisch und kulturell gewachsene Kompetenz moderner Individuen, ihre höchst individuellen Erfahrungsschemata mit neuen sozialen Erfahrungen zu verknüpfen (Alheit/Brandt/Kleinert/Müller/Schömer 2005). Der Prozess der Aufschichtung und Umgestaltung biographischen Wissens in der Zeitachse eines individuellen Lebens kann als biographisches Lernen beschrieben werden.

Dieses Verständnis von Lernen fokussiert also die eigensinnige Logik von Erfahrungs- und Erkenntnisprozessen, die sich im Laufe einer Lebensgeschichte und im Kontext sich wandelnder sozialer Welten als individuelle Sinngestalt kontinuierlich herausbildet und immer wieder umbildet. Es unterscheidet sich von den für organisierte Bildungsprozesse üblichen didaktischen, curricularen oder institutionellen Betrachtungsweisen (auch Schulze 1993). Gelernt wird „überall", intentional und nicht-intendiert, „diesseits und jenseits der Institutionen“ (Kade/Nittel/Seitter 1999, 29); gelernt wird auch, aber keineswegs vorrangig an speziell dafür vorgesehenen Lernorten und in didaktisch organisierten Lernarrangements.

Biographische Lernprozesse orientieren sich nicht an fachsystematischen Gesichtspunkten der Bezugswissenschaften und sie verlaufen nicht linear. Sie verknüpfen thematisch und zeitlich u.U. weit auseinander liegende Erfahrungen, führen häufig erst im Nachhinein zu Einsichten und Uminterpretationen früherer Erfahrungen. Biographische Lernprozesse strukturieren sich mithin relativ unabhängig von organisierten Bildungsprozessen, beziehen diese aber durchaus ein, wie auch umgekehrt curriculare Bildungsprozesse nicht ohne das biographische Lernen der Teilnehmenden realisiert werden können. Es handelt sich also nicht um eine Dichotomie nach dem Muster „biographisches versus curriculares Lernen“, sondern um zwei aufeinander bezogene und miteinander verschränkte Perspektiven (Schulze 1993). In der Bildungspraxis kommen beide Perspektiven zum Tragen, in der Bildungsforschung werden beide empirisch untersucht. Der Zusammenhang von Biographie und Lernen kann unterschiedlich akzentuiert werden:

(1) Biographien als Hintergrund und Horizont von Bildungsprozessen. Diese Sichtweise betont, dass die biographischen Erfahrungen der Teilnehmenden im Hintergrund von organisierten Lernprozessen mitlaufen und in pädagogisch situiertes Lernen, d.h. in die Aktivität der Teilnehmenden in einer konkreten Bildungssituation, hineinspielen. Vorgängige Lernerfahrungen können sich fördernd oder hinderlich auswirken, die Motivationen und Lernhaltungen unterstützen oder nicht, Perspektiven eröffnen oder verschließen. Allgemein gesagt finden Bildungsprozesse immer im Horizont der virtuellen Gesamtheit biographischer Erfahrungen und Erwartungen der Lernenden statt. Sie werden möglich, wenn Lernende neues Wissen und Erkenntnispotenziale in einen bereits bestehenden biographischen Horizont einfügen und diesen damit erweitern sowie bestehende Erfahrungs- und Deutungsstrukturen überschreiten (Alheit 1993). Diese Leistung kann durch pädagogische Arrangements unterstützt (oder behindert), aber nicht durch noch so genaue Strategien vorausgeplant werden. Sie kann nur von dem oder der Lernenden selbst erbracht werden. Von den Lehrenden verlangt diese Einsicht eine offene Didaktik (Behrens-Cobet/Reichling 1997, 32 ff.), die in der Lage ist, der Logik der individuellen Lebensgeschichten, die im je konkreten Fall „quer“ zu den Erwartungen und Erfahrungen der Lehrenden, aber auch der Teilnehmenden selbst liegen kann, rekonstruktiv zu „folgen“. Zur Professionalität von pädagogischer Aktivität gehört es zweifellos, diese Dimension nicht nur intuitiv zu erfassen und in Form von Erfahrungswissen abzubilden, sondern sich ihrer

mit Hilfe wissenschaftlicher Befunde und Konzepte reflexiv zu vergewissern. Dazu liefert etwa die rekonstruktive Erwachsenenbildungsforschung (stellvertretend Kade 1985; Buschmeyer et al. 1987; Alheit/Dausien 1996) plausible Belege.

(2) Biographien als Lernfeld und Reflexionsgegenstand. Das Wissen um die Relevanz lebensgeschichtlicher Horizonte legt die Konsequenz nahe, biographisches Lernen in Bildungssituationen selbst zum Thema zu machen. Biographisch orientierte (Erwachsenen-)Bildung beschränkt sich also nicht darauf, die Lebensgeschichten der Teilnehmenden als Hintergrundstruktur zur Kenntnis zu nehmen und ggf. in „Störungssituationen" aufzugreifen, in denen z.B. jene Verknüpfung zwischen Lernanforderung und biographischer Perspektive offensichtlich nicht gelingt. Sie kann den biographischen Hintergrund vielmehr systematisch als Ressource nutzen, um den Lernenden eine „Passung" zwischen Lerngegenstand und Aneignungsleistung zu ermöglichen. Lebensgeschichten werden damit explizit als „Lernfeld" verstanden (Kade 1994, 49). Dies kann in der Praxis Unterschiedliches bedeuten: eine gezielte, mit geeigneten Methoden angeleitete Reflexion des biographischen Hintergrundes in Bezug zu dem jeweiligen Lerngegenstand bis hin zu Bildungsarrangements, die die (eigene oder eine fremde) Lebensgeschichte selbst zum Gegenstand machen. Immer ist der Grundgedanke leitend, dass Bildungsangebote dazu beitragen können, sich die eigene individuelle und kollektive Geschichte kritisch anzueignen, um daraus neue Handlungs- und Deutungsmöglichkeiten zu gewinnen. Es geht darum, das eigene Leben bewusster zu reflektieren (Selbstvergewisserung und Sinnfindung) und eine biographisch fundierte Handlungsfähigkeit herauszubilden, die auf die Gestaltung des „privaten" Lebens ebenso wie auf das Handeln im gesellschaftlichen und politischen Raum abzielt. Deshalb ist es kein Zufall, dass viele Praxisprojekte und Konzepte biographisch orientierter Bildungsarbeit im Bereich historischer und politischer Bildung entwickelt worden sind (stellvertretend Behrens-Cobet/Reichling 1997). Die Auseinandersetzung mit der eigenen und mit fremden Biographien ist ein dynamischer Prozess, in dem Geschichte – Lebensgeschichte und Zeitgeschichte – zum Thema wird. Er richtet sich keineswegs allein auf die Reflexion der Vergangenheit, sondern setzt Vergangenheit, Gegenwart und Zukunft miteinander in Beziehung. Die Arbeit mit Lebensgeschichten bedeutet eine Vergegenwärtigung, d.h. eine erneute Interpretation und Aneignung vergangener Erfahrungen in der Gegenwart. Es geht um ein reflexives Verfügbarmachen von Erfahrungen und Wissen über die Vergangenheit, um hieraus Handlungsperspektiven für die Gegenwart und Zukunft zu gewinnen.

(3) Individuell-biographische Übergangssituationen. Damit sind zunächst gesellschaftlich vorstrukturierte und institutionell geprägte Übergänge gemeint, wie die biographische Passage zwischen Erwerbsarbeit und Ruhestand (z.B. Knopf 1999) oder grundsätzlich die Auseinandersetzung mit der Lebensphase „Alter“ und ihrer aktiven Gestaltung (Kade 1994). Darüber hinaus sind Lebensläufe in der reflexiven Moderne generell durch Übergänge und Umorientierungen gekennzeichnet, die nicht nur an gesellschaftlich vorgezeichneten „Sollbruchstellen“, sondern unvorhergesehen und jederzeit in Lebensgeschichten auftauchen können und individuell bearbeitet werden müssen (etwa im Fall von Krankheit, Arbeitslosigkeit oder dem plötzlichen Verlust nahe stehender InteraktionspartnerInnen). Typische Übergangssituationen, in denen eine Reflexion der biographischen Ressourcen und Perspektiven durch Bildungsangebote unterstützt werden kann, betreffen etwa Fragen der beruflichen Um- und Neuorientierung. In der Bildungsarbeit mit Frauen beispielsweise sind blockierte und unterbrochene Erwerbsbiographien die Regel. Biographisch orientierte Konzepte bieten sich hier besonders an, weil Frauen, die z.B. nach der Familienphase eine Rückkehr in den Beruf planen oder versäumte Bildungsprozesse nachholen wollen, nur in geringem Maß auf gesellschaftlich vorgeformte Karrierebahnen zurückgreifen können und vielmehr gefordert sind, ihren eigenen Weg zu finden (Dausien 2001). In bestimmten historischen Situationen sind Übergangssituationen aber auch als kollektive Erfahrung konfiguriert.

(4) Kollektiv-gesellschaftliche Übergangssituationen. Ein Beispiel aus der jüngeren deutschen Geschichte ist das Erleben der „Wende“ und die damit verbundene Anforderung für Ost- und Westdeutsche, aus einer geteilten Vergangenheit heraus eine gemeinsame Zukunft zu gestalten (Alheit 1995). Diese Herausforderung war und ist zweifellos ungleich verteilt. Sie ist vor allem für die Ostdeutschen mit der Zumutung verbunden, ihre vertraute Alltagswelt aufzugeben und zu erleben, dass große Teile ihrer Vergangenheit „vergessen“ und gesellschaftlich entwertet werden. In dieser Situation kann die Arbeit an der eigenen Biographie nicht nur Möglichkeiten zur Sozialintegration und zur Rekonstruktion individueller Identität bereitstellen, sondern auch kollektive Erfahrungen sichern, was beispielhaft Projekte zur deutsch-deutschen Geschichte zeigen (stellvertretend Kade 1997; Behrens-Cobet/Schäfer 1994; Alheit/Dausien 1999). In dem von Sylvia Kade geleiteten Projekt zur „Spurensicherung im Vorruhestand“ etwa arbeiteten Gruppen älterer, zwangsweise in den Vorruhestand versetzter Männer und Frauen in den neuen Bundesländern sowie Dialog-Gruppen ost- und westdeutscher Frauen nach dem Prinzip der Werkstattarbeit an der Aufarbeitung ihrer eigenen Geschichte. Projekte wie dieses zeigen, dass Biographiearbeit sowohl individuelle Bewäl-

tigungsstrategien unterstützen als auch kollektive Identitäts- und Verständigungsarbeit leisten kann.

(5) Der Umgang mit Differenzen. Damit klingt ein weiterer Aspekt biographischer Kommunikation an. Sie kann ein zentrales Medium im Umgang mit kultureller und lebensweltlicher Heterogenität sein. Die „Arbeit mit Biographien" beinhaltet ein kommunikatives Potenzial für das Kennenlernen „fremder" Lebenswelten, für Perspektivwechsel und interkulturelle Verständigung. Biographisches Erzählen[4] eignet sich für eine nicht-wertende Kommunikation und bietet Möglichkeiten, wenn auch keine Garantie für die wechselseitige Anerkennung von Differenzen, von individuellen „Wahrheiten" und Bedeutungen. Es wird deshalb häufig in solchen Bildungszusammenhängen genutzt, in denen es darum geht, soziale und kulturelle Perspektiven auszutauschen und Grenzen zu überschreiten, z.B. in der intergenerationalen und interkulturellen Bildungsarbeit. Durch biographische Kommunikation können Prozesse der Verständigung und des Verstehens eingeleitet sowie die Grundlagen für eine neue Kooperation gelegt werden.

Interessant ist nun, dass die hier für Biographie und Lernen entwickelten Dimensionen auf das „Universum des Heilens", besonders aber auf die Pflege, mit sinnvollen Modifikationen durchaus übertragen werden können.

2.2 Biographische Ansätze im Pflegekontext

Voraussetzung hierfür ist die grundlegende, empirisch fundierte Perspektive, Gesundheit und Krankheit als biographische Konstruktionen zu betrachten (stellvertretend Hanses 1996; Fesenfeld 2006; Griesehop 2003). Das bedeutet, dass Erkrankungs- und Gesundungsprozesse nicht losgelöst vom Subjekt gesehen werden, sondern im Hinblick auf die biographischen Lern- und Verarbeitungsmuster und die sozialen Ressourcen der „PatientInnen" in den Blick geraten. Hierbei zeigt sich, dass auch Gesundheit und Krankheit keineswegs einer äußeren Symptomlogik, jedoch einer sehr eigenen biographischen Logik folgen. Das zugrunde liegende biographische Wissen scheint demnach eine zentrale Bedeutung bei der Aneignung von Krankheit sowie deren Verarbeitung zu haben. Sogar der Umgang mit den Institutionen des Gesundheitswesens ist biographisch geprägt.

Eine solche biographiewissenschaftliche Perspektive auf Gesundheit und Krankheit ermöglicht zunächst eine Fundierung des personenbezogenen Pflegeansatzes (ausführlich Sander 2008). Hieraus resultiert – wie im Bildungswesen –

4 Zur Bedeutung biographischen Erzählens allgemein und im Kontext von Erwachsenenbildung Hof 1995.

ein Perspektivwechsel. Wird das biographische Wissen als zentrale Ressource für den Gesundungsprozess betrachtet, dann drückt sich das Gelingen professioneller Unterstützung in der Orientierung am biographischen Wissen der PatientInnen und in der Anregung zur biographischen Arbeit sowie zum biographischen Lernen aus (ebd.).

Was bedeuten diese grundlegenden Annahmen nun für die Ausbildung zukünftiger Gesundheits- und KrankenpflegerInnen? Wie können die vorab skizzierten Dimensionen biographischen Lernens in der Pflegepädagogik Berücksichtigung finden? Neben der Notwendigkeit der Vermittlung der biographiewissenschaftlichen Wissensbestände erscheinen folgende Aspekte von Bedeutung:

(1) Reflexion der eigenen Biographie. Für einen verstehenden Zugang zu den biographischen Vorerfahrungen der PatientInnen bedarf es vorerst eines reflexiven Umgangs mit dem eigenen biographischen Gewordensein. Zu diesem Zweck müssen in der Ausbildung zukünftiger Gesundheits- und KrankenpflegerInnen Räume für biographische Selbstreflexion geschaffen werden. Mögliche Aufmerksamkeitsrichtungen könnten Fragen nach den Vorerfahrungen mit Pflegesituationen in der Familie oder nach dem Umgang mit dem eigenen Körper und Leib sowie den Institutionen des Gesundheitswesens in der Familie sein. Die Biographien der Auszubildenden könnten also auch hier als Lernfeld und Reflexionsgegenstand dienen.
(2) Sensibilität für die Biographie der PatientInnen. Biographieorientierung sollte sich in der Ausbildung von Gesundheits- und KrankenpflegerInnen aber nicht auf die gezielte Reflexion des eigenen biographischen Gewordenseins beschränken. Die gleiche Bedeutung hat eine erhöhte Sensibilität für die „andere Biographie", die Erfahrungsgeschichte der zu Pflegenden. Welche Erfahrungen haben sie mit Krankheit und Pflege in der Familie gemacht? Wie sieht ihre „Körpergeschichte" aus? Was bedeutet für sie der Übergang von „Gesundheit" zu „Krankheit"? Die Sensibilität hierfür kann bei der Arbeit am empirischen Fallmaterial (z.B. an biographisch-narrativen Interviews) in der Pflegeausbildung geschult werden. Durch den Umgang mit qualitativ erhobenem Datenmaterial und dem Prinzip der Fallrekonstruktion kann die Bereitschaft und die Fähigkeit, „ein Problem auch ‚mit den Augen des anderen' zu sehen", eingeübt werden (Alheit 2001, 15; ausführlich Schütze 1994, 285 ff.). Im Zuge der reflexiven und rekonstruktiven Bearbeitung von Fällen (hierzu auch Darmann-Finck/Böhnke/Straß 2009) können die zukünftigen Gesundheits- und KrankenpflegerInnen eine Grundhaltung für die Pflegepraxis erwerben, die sich als eine Art ethnographische Haltung bezeichnen lässt. Zu dieser „grundlegenden Erkenntnishaltung" (Schütze 1994, 263) gehört

nach Fritz Schütze „das methodische Ausgehen von der prinzipiellen Fremdheit, von der soziokulturellen und biographischen Besonderheit und von der Eigenlogik der Lebenssphäre der betroffenen KlientInnen und der sozialen Prozesse und Problemkonstellationen, in die diese verwickelt sind“ (Schütze 1994, 286). Erst eine solche Haltung, die als spezifischer Umgang mit der professionellen Realität eingeübt und trainiert werden muss, ermöglicht eine Art des zugleich fachlich-kompetenten und interaktiv-flexiblen wechselseitigen Umgangs miteinander, der Aneignungs- und Lernprozesse in schwierigen neuen Situationen nicht aus-, sondern einschließt und verschiedene „biographische Wissensordnungen“ nebeneinander gelten lässt. Voraussetzung für eine derartige professionelle Haltung ist die Anerkennung des anderen als Experten seiner Lebensgeschichte, eine Interaktion auf Augenhöhe und ein Zuhören können. Entsprechende Lernambientes, die biographische Kommunikation anregen (Behrens-Cobet/Reichling 1997; Dausien/Rothe 2005), können die Entwicklung einer solchen Haltung ermöglichen. Allerdings garantiert eine ethnographische Haltung nicht, dass die für Gesundungsprozesse notwendigen biographischen Lernprozesse seitens der PatientInnen wirklich realisiert werden. Auch ein biographiesensibler Zugang kann auf Blockaden treffen. Vorgängige Erfahrungen mit ÄrztInnen und Krankenhäusern haben ihre Spuren hinterlassen. Ein/eine PatientIn, der/die Unterordnung und Anpassung gewöhnt ist, wird nicht „automatisch“ zum/zur kritischen und aktiven Patienten/Patientin. Hier erweist sich also das Ernstnehmen der Biographie einer Patientin/eines Patienten als zentrale Voraussetzung für einen gelingenden Pflegeprozess.

(3) Reflexion der Rahmenbedingungen. Wir haben oben darauf hingewiesen, dass das klassische ÄrztIn-PatientIn-Verhältnis auf einem deutlichen Macht- und Wissensgefälle zugunsten der Ärzte basiert. Hier dominiert oftmals eine „expertokratische Interaktionsordnung“, die in der Regel wenig Spielraum für biographische Konstruktionen und Sinnsetzungen lässt. Aber auch im Bereich der Altenpflege zeigen Biographiestudien, wie durch die Dominanz des institutionellen Rahmens, der durch die AltenpflegerInnen mitgestaltet wird, die biographischen Eigensichten der zu Pflegenden gefährdet werden können (Sander 2003).

Die Aufmerksamkeit für biographische Daten findet sich in der Pflegepraxis vor allem in der Sammlung von lebensgeschichtlichen Informationen für den Pflege- und Betreuungsprozess. Entsprechende Informationen werden in so genannten Biographiebögen dokumentiert. Inwieweit hier aber tatsächlich eine Öffnung gegenüber biographischen Handlungs- und Erfahrungsmustern (Alheit 1993; Alheit/Dausien 1996; 2000; Herzberg 2004) und dem Gewordensein einer Patientin/eines Patienten besteht, bleibt fraglich. So weist Kirsten Sander darauf hin, dass die Frage- und Erkenntnislogik dieser Erhebungen häufig normativen Orientierungen und Versorgungsnotwendigkeiten einer Pflegepraxis folgt, die stärker auf Fremdzuschreibungen als auf der eigenen Sicht der PatientInnen beruht (Sander 2003).

Vor dem Hintergrund solcher oder vergleichbarer Erfahrungen mit den wichtigen Akteuren und mit den Strukturen des Gesundheitswesens verwundert es nicht, wenn es seitens der PatientInnen häufig zu Lernblockaden kommt. Biographieorientierung in der Pflege garantiert also nicht zwangsläufig „Erfolge“, aber sie ist die Voraussetzung für ein Verstehen des Verhaltens jeder einzelnen Patientin/jedes einzelnen Patienten und zugleich die Basis dafür, jene Ressourcen zu erkennen, die zu einem aktiven Gesundungsprozess beitragen können. Biographieorientierung setzt die Fähigkeit voraus, „reflexiv mit den institutionellen Regeln und Ordnungen ihrer Praxis umzugehen“ (Sander 2008, 418). Allerdings ist das nicht ihr eigentliches Ziel. Tatsächlich geht es darum, womöglich auch gegen die Strukturen des Medizinsystems, diejenigen Potenziale in der Patientin/im Patienten zu aktivieren, die einen selbst verantworteten Gesundungsprozess unterstützen können.

3. Biographieorientierung als innovative und zugleich riskante Perspektive gesundheits- und pflegepädagogischer Professionalität

Fassen wir zusammen: Die biographische Perspektive auf Lehren und Lernen hat zu einer Veränderung und Neubegründung professionellen Handelns geführt – nicht allein im Bereich der Bildung, sondern ansatzweise auch im Kontext der Pflege. Die Rollenverteilung zwischen Lehrenden und Lernenden, zwischen Pflegenden und Kranken, hat sich idealtypisch in Richtung einer gleichberechtigten Interaktion zwischen „ExpertenInnen“ verschoben, die ihre Perspektiven austauschen und dabei voneinander lernen. PädagogenInnen verstehen sich zunehmend als LernbegleiterInnen und ModeratorInnen. Sie geben Verantwortung ab und Machtpositionen auf. Gleichfalls gibt es in der Pflege erste Anhaltspunkte für einen möglichen Paradigmenwechsel. Die biographischen Ressourcen der PatientInnen werden zunehmend ernst genommen. Die allgemein akzeptierte Idee der „Salutogenese“ (Antonovsky 1979) verlangt den Biographiebezug. Aber bedeutet dies tatsächlich, dass auch in der Pflege(ausbildung) diejenigen Machtpositionen in Frage stehen, die das Medizinsystem etabliert hat?

Vielleicht ist die Antwort auf diese Frage noch zu früh. Zunächst sind die praktischen Konsequenzen für professionelle Kompetenz zu bedenken. Um den angedeuteten Paradigmenwechsel angemessen umsetzen zu können, sind Methodenkenntnisse und reflektierte Erfahrungen mit Bildungs- und Pflegesituationen notwendig. Dies gilt ganz besonders für die Ansätze, die explizit Prozesse biographischer Reflexion einleiten. Erprobte Methoden und Prinzipien der didaktischen Gestaltung von biographischem Lernen können, selbst wenn sie in entsprechenden Publikationen vorliegen, nicht rezeptbuchmäßig angewandt werden. Das neu definierte pädagogische und pflegerische Verhältnis, in dem die Zielgruppen als „KonstrukteurInnen" und „ExpertInnen" ihrer eigenen Lern- und Heilungsgeschichte anerkannt werden, verlangt Konzepte, die die allgemeine Idee konstruktivistischer und biographieorientierter Didaktik konkretisieren. Aus den beschriebenen Potenzialen, aber auch aus den Problemen und versteckten Fallstricken einer pädagogischen und pflegerischen Arbeit mit biographischen Erfahrungen und Deutungen lassen sich Aufgaben und Verantwortlichkeiten ableiten, die zum neuen Kern gesundheits- und pflegepädagogischer Professionalität gehören.

(1) Eine erste Voraussetzung biographieorientierter Bildungs- und Qualifizierungsarbeit ist die systematische Reflexion der eigenen Konstruktionen von Lernprozessen und Lernsituationen auf Seiten der Professionellen, insbesondere die Reflexion biographischer Normen und Normalitätsvorstellungen, mit denen die Aktivitäten der Zielgruppe wahrgenommen und interpretiert werden (hierzu auch Dausien 2008, 169 f.). Es geht um eine Explikation und Kritik der eigenen (alltagsweltlichen und professionellen) Präkonzepte und – begleitend zur pädagogischen Arbeit – um eine „ethnographische Haltung" gegenüber der eigenen Praxis und ihren Wirkungen (Alheit 2001). Primäre Aufgabe ist die kritische Rekonstruktion der sozialen Konstruktionsprozesse, die gemeinsam mit den AdressatInnen in Bildungssituationen ablaufen, anders gesagt: eine „Beobachtung zweiter Ordnung" (Schütz 1971). Erst dann geht es um die Frage, wie biographische Lernprozesse der Teilnehmenden methodisch und didaktisch angemessen unterstützt werden können – besonders die Erwachsenenbildungspraxis verfügt über einen großen Fundus an Erfahrungen in diesem Feld. Ohne eine kritische Reflexion der eigenen biographieorientierten Konzepte und Praxen hängen didaktische Ansätze, Methoden und Praxiserfahrungen gewissermaßen „in der Luft". Die Leitlinien für die didaktische Gestaltung von Lernprozessen können nicht aus Methoden oder einzelnen Vorstellungen von „Biographie" entwickelt werden, sondern benötigen einen systematischen Reflexions- und Begründungsrah-

men für eine biographieorientierte pädagogische Arbeit.[5] Die hier vorgestellten Unterscheidungen von Modi und Dimensionen, in denen Biographie in Bildungs- und Pflegeprozessen relevant (gemacht) werden kann, sind ein erstes, noch grobes Raster für eine derartige Fundierungsarbeit.

(2) Konkrete Themen solcher Reflexionen können aus den vorstehenden Überlegungen entwickelt werden. So spielen etwa Probleme der Typisierung und Differenzzuschreibung von TeilnehmerInnen- oder PatientInnenkonstrukten in biographieorientierten Ansätzen eine nicht unwichtige Rolle. Zwar bieten Konzepte einer biographieorientierten Bildungs- und Pflegearbeit Chancen in Richtung einer „Enttypisierung" (Behrens-Cobet 1999), aber dies sind Ressourcen, die im Hinblick auf ihre Implikationen und Grenzen immer wieder neu zu befragen sind. Auch in die Arbeit an biographischen Übergängen fließen normative Erwartungen ein, die orientierend, aber auch destruktiv sein können. Ein anderes Thema professioneller Reflexion ist die Frage, inwiefern die Betonung der biographischen Individualität und Autonomie der Lernenden AdressatInnen ausschließt, die diesem „Modell" nicht entsprechen. Die Betonung der Individualität von Lern- und Pflegeprozessen birgt Gefahren einer Individualisierung und Funktionalisierung – Tendenzen, die im Kontext dominanter ökonomischer und politischer Strategien durchaus instrumentell genutzt werden könnten. Eine gesellschaftskritische Bildung und Pflege muss sich aber fragen, in welcher Hinsicht sie diese Tendenzen unterstützt oder ihre Verantwortung gerade darin wahrnimmt, ihnen entgegenzuwirken. Ansatzpunkte für „Gegenstrategien" können etwa in den Potenzialen für eine kommunikative und kollektive Arbeit an biographischen Erfahrungen gesucht werden. Die Arbeit mit Biographien kann im Kontext von Bildungs- und Pflegesituationen ebenfalls als Moment der Gestaltung gesellschaftlicher Wirklichkeit begriffen werden. Insofern bleibt das Konzept der Biographizität keineswegs auf ein analytisches Verständnis von Lernprozessen beschränkt, sondern kann als Leitkonzept für pädagogisches und pflegerisches Handeln nutzbar gemacht werden.

(3) Die Ausarbeitung didaktischer Konzepte und die kritische Reflexion einer biographieorientierten Bildungs- und Qualifizierungspraxis, aus der Prinzipien, Rahmenbedingungen und Grenzen einer biographieorientierten Didaktik immer wieder neu entwickelt und theoretisch systematisiert werden, sind nach wie vor weitgehend ein Desiderat. Gleiches gilt für die Einübung einer biographieorientierten „Haltung" der pädagogischen Professionellen im Bildungsbereich, aber auch im Bereich der Pflege. Schließlich stehen empirische

5 In dem Projekt „Pädagogische Biographiearbeit – Entwicklung eines innovativen Fortbildungskonzepts" wurde diese Überlegung konkretisiert (Dausien/Rothe 2005).

Forschungen aus, die biographieorientierte Bildungs- und Pflegepraxis „beobachten". Konzeptentwicklung, Qualifizierung, Evaluation und Forschung im Bereich biographieorientierter Arbeit sind u.E. eine aktuelle und durchaus anregende Aufgabe pädagogischer sowie pflegewissenschaftlicher Professionalisierung.

Freilich, gerade im Kontext des Gesundheitssystems liegen hier, wie im ersten Abschnitt bereits verdeutlicht, Risiken. Michel Foucault verweist in seiner historischen Analyse zur Entwicklung der Klinik auf die explizite Bedeutung des „ärztlichen Blicks" (Foucault 1976). Der ärztliche Blick avanciert dabei zur „Ordnung der Dinge" in den Spitälern. Er ist eng gekoppelt an das, was über Krankheit gesagt werden kann. „In der Klinik kommunizieren Gesehen-sein und Gesprochen-sein von vornherein in der manifesten Wahrheit der Krankheit, deren ganzes Sein eben darin liegt. Krankheit gibt es nur im Element des Sichtbaren und folglich im Element des Aussagbaren." (Foucault 1976, 109). Zwei Aspekte sind bei der Etablierung des ärztlichen Blicks von zentraler Bedeutung. Der Blick als Zentralfigur analytischen Handelns eröffnet gegenüber dem Gespräch eine andere Perspektive auf den kranken Menschen. Es kann eine distanzierte Haltung gegenüber den Kranken und der Krankheit eingenommen werden. Gleichzeitig verweist der Blick auf spezifische Modi des „Aussagbaren", das nicht das Sprechen der Erkrankten meint, sondern das theoretische Wissen der Ärzte. Dies ist der zweite Aspekt. Der „ärztliche Blick" organisiert sich über die medizinische Wissensordnung. Er ist auf symptomatische Weise selektiv.

In dieser Entwicklung einer besonderen professionellen Perspektive, in der Etablierung einer eigenen Wissensordnung und eines „biomedizinischen Krankheitskonzepts" kann die Entstehung einer professionellen Haltung beschrieben werden, die entscheidend dazu beiträgt, dass die Medizin sich als starke Profession durchsetzen konnte und ihre Position im Kanon anderer Professionen hartnäckig behaupten kann. Die Diagnose entwickelt sich als eine zentrale professionelle Strategie, in der die eigene Wissensordnung die Krankheiten gleichsam „erzeugt". So wird die Etablierung eigener Professionalität im Medizinsystem qua Definitionsmacht möglich und die machtvolle Position kann gegenüber anderen Professionen wie auch gegenüber den PatientInnen aufrechterhalten werden (Dörner 1975).

Für biographische Sensibilität ist dabei wenig Raum. Der „medizinische Blick" dominiert auch den Pflegeprozess und gerät in Konkurrenz mit der Erfahrung, dass Heilungsprozesse auf die aktive Mitarbeit der PatientInnen und auf ihr Wissen angewiesen sind. Allerdings kann sich dieser „Blick" weiten, auch das medizinisch „Aussagbare" kann durch den biographischen Beitrag der PatientInnen bereichert, womöglich sogar in Frage gestellt werden. Interessante Ansätze gerade in der Pflegewissenschaft, aber durchaus ebenso in Feldern der Medizin, die nicht um jeden Preis auf die Anerkennung des medizinischen „Mainstreams" angewiesen sind, machen Hoffnung.

Literaturverzeichnis

Alheit, Peter (1993): Transitorische Bildungsprozesse: Das „biographische Paradigma" in der Weiterbildung. In: Mader, Wilhelm (Hrsg.): Weiterbildung und Gesellschaft. Grundlagen wissenschaftlicher und beruflicher Praxis in der Bundesrepublik Deutschland. Bremen: Universität Bremen, 2. erweiterte Auflage, 343-418.

Alheit, Peter (1995): Die Spaltung von „Biographie" und „Gesellschaft". Kollektive Verlaufskurven der deutschen Wiedervereinigung. In: Fischer-Rosenthal, Wolfram/Alheit, Peter (Hrsg.): Biographien in Deutschland. Soziologische Rekonstruktionen gelebter Gesellschaftsgeschichte. Opladen: Westdeutscher Verlag, 87-115.

Alheit, Peter (2001): „Ethnographische Pädagogik". Einführung in eine andere Sichtweise des pädagogischen Feldes. In: Die Deutsche Schule, 42, 10-16.

Alheit, Peter/Dausien, Bettina (1996): Bildung als biographische Konstruktion? Nichtintendierte Lernprozesse in der organisierten Erwachsenenbildung. In: Report. Literatur- und Forschungsreport Weiterbildung, 37, 33-45.

Alheit, Peter/Dausien, Bettina (1999): Biographieforschung in der Erwachsenenbildung. In: Krüger, Heinz-Hermann/Marotzki, Winfried (Hrsg.): Handbuch erziehungswissenschaftliche Biographieforschung. Opladen: Leske + Budrich, 407-432.

Alheit, Peter/Dausien, Bettina (2000): Die biographische Konstruktion der Wirklichkeit. Überlegungen zur Biographizität des Sozialen. In: Hoerning, Erika M. (Hrsg.): Biographische Sozialisation. Stuttgart: Lucius & Lucius, 257-283.

Alheit, Peter/Dausien, Bettina. (2009a): Bildungsprozesse über die Lebensspanne: Zur Politik und Theorie lebenslangen Lernens. In: Tippelt, Rudolf/Schmidt, Bernhard (Hrsg.): Handbuch Bildungsforschung. Wiesbaden: VS Verlag, 2. überarbeitete und erweiterte Auflage, 713-734.

Alheit, Peter/Dausien, Bettina (2009b): ‚Biographie' in den Sozialwissenschaften. Anmerkungen zu historischen und aktuellen Problemen einer Forschungsperspektive. In: Fetz, Bernhard (Hrsg.): Die Biographie – Zur Grundlegung ihrer Theorie. Berlin u.a.: de Gruyter, 285-315.

Alheit, Peter/von Felden, Heide (Hrsg.) (2009): Lebenslanges Lernen und erziehungswissenschaftliche Biographieforschung. Konzepte und Forschung im europäischen Diskurs. Opladen: Verlag Barbara Budrich.

Alheit, Peter/Hoerning, Erika M. (Hrsg.) (1989): Biographisches Wissen. Beiträge zu einer Theorie lebensgeschichtlicher Erfahrung. Frankfurt am Main u.a.: Campus.

Alheit, Peter/Haack, Hanna/Hofschen, Heinz-Gerd/Meyer-Braun, Renate (1999): Gebrochene Modernisierung - Der langsame Wandel proletarischer Milieus. Eine exemplarische Vergleichsstudie ost- und westdeutscher Arbeitermilieus in den 1950er Jahren. 2 Bde. Bremen: Donat Verlag.

Alheit, Peter/Dausien, Bettina/Fischer-Rosenthal, Wolfram (Hrsg.) (2002): Biographie und Leib. Gießen: Psychosozial Verlag, 2. Auflage.

Alheit, Peter/Brandt, Morten/Kleinert, Rouven/Müller, Hans-Rüdiger/Schömer, Frank (2005): Ästhesiologische Komponenten von Bildungsmilieus. Eine Untersuchung von Wissensordnungen des Alltags um 1800, um 1900 und in der Gegenwart. Forschungsendbericht an die DFG. Göttingen: Universität Göttingen.

Antonovsky, Aaron (1979): Health, Stress and Coping: New Perspectives on Mental and Physical Well-Being. San Francisco: Jossey-Bass.

Beck, Ulrich (1986): Risikogesellschaft. Auf dem Weg in eine andere Moderne. Frankfurt am Main: Suhrkamp.

Behrens-Cobet, Heidi (1999): Sind Erwachsene Experten ihrer Lebensgeschichte? Biografische Kompetenz in Bildungsprozessen. In: Klingenberger, Hubert/Krecan-Kirchbichler, Brigitte (Hrsg.): Nicht mehr sicher - aber frei. Erwachsenenbildung in der Postmoderne. München: Bernward Don Bosco, 62-77.

Behrens-Cobet, Heidi/Reichling, Norbert (1997): Biographische Kommunikation. Lebensgeschichten im Repertoire der Erwachsenenbildung. Neuwied u.a.: Luchterhand.

Behrens-Cobet, Heidi/Schäfer, Anka (1994): Geteilte Erfahrungen. Ein deutschdeutsches Dialogprojekt zur Geschichte nach 1945. Münster: Agenda.

Bueb, Bernhard (2006): Lob der Disziplin. Eine Streitschrift. Berlin: List.

Buschmeyer, Hermann et al. (1987): Erwachsenenbildung im lebensgeschichtlichen Zusammenhang. Frankfurt am Main: Pädagogische Arbeitsstelle des Deutschen Volkshochschulverbandes.

Darmann-Finck, Ingrid (2006): Professionelle PatientInnenversorgung durch Biographieorientierung. Editorial. In: IPP-Info, 2 (03) 1-2.

Darmann-Finck, Ingrid/Böhnke, Ulrike/Straß, Katharina (Hrsg.) (2009): Fallrekonstruktives Lernen. Ein Beitrag zur Professionalisierung in den Berufsfeldern Pflege und Gesundheit. Frankfurt am Main: Mabuse-Verlag.

Dausien, Bettina (2001): Lebensbegleitendes Lernen in den Biographien von Frauen. Ein biographietheoretisches Bildungskonzept. In: Gieseke, Wiltrud (Hrsg.): Handbuch zur Frauenbildung. Opladen: Leske + Budrich, 101-114.

Dausien, Bettina (2008): Lebenslanges Lernen als Leitlinie für die Bildungspraxis? Überlegungen zur pädagogischen Konstruktion von Lernen aus biographietheoretischer Sicht. In: Herzberg, Heidrun (Hrsg.): Lebenslanges Lernen. Theoretische Perspektiven und empirische Befunde im Kontext der Erwachsenenbildung. Frankfurt am Main: Peter Lang, 151-174.

Dausien, Bettina/Rothe, Daniela (2005): Wissenschafts-Praxis-Kooperation als Erfahrungsraum. Entwicklung und Umsetzung eines Fortbildungskonzepts „Pädagogische Biographiearbeit". In: Arbeitsgemeinschaft betriebliche Weiterbildungsforschung e.V. (Hrsg.): Neue Lerndienstleistungen. Vision und Wirklichkeiten. Berlin: ABWF.

Dörner, Klaus (1975): Diagnosen der Psychiatrie. Über die Vermeidungen der Psychiatrie und Medizin. Frankfurt am Main u.a.: Campus.

Elias, Norbert (1969): Über den Prozeß der Zivilisation. 2 Bde. Frankfurt am Main: Suhrkamp.

Elias, Norbert (1989): Studien über die Deutschen. Machtkämpfe und Habitusentwicklung im 19. und 20. Jahrhundert. Frankfurt am Main: Suhrkamp.

Fesenfeld, Anke (2006): Biographieforschung – ein interessanter Weg für die Pflegeforschung?! In: Pflege und Gesellschaft, 11 (3) 240-267.

Foucault, Michel (1976): Die Macht und die Norm. In: Foucault, Michel: Mikrophysik der Macht. Über Strafjustiz, Psychiatrie und Medizin. Berlin: Merve, 114-123.

Gieseke, Wiltrud (2008): Bildung, Biografie und Pflege. In: Pflegewissenschaft, 10 (7) 421-428.

Griesehop, Hedwig Rosa (2003): Leben mit Multipler Sklerose. Lebensgestaltung aus biographischer Sicht. Frankfurt am Main: VAS Verlag.

Hanses, Andreas (1996): Epilepsie als biographische Konstruktion. Eine Analyse von Erkrankungsprozessen anfallserkrankter Menschen anhand erzählter Lebensgeschichten. Bremen: Donat Verlag.

Herzberg, Heidrun (2004): Biographie und Lernhabitus. Eine Studie im Rostocker Werftarbeitermilieu. Frankfurt am Main u.a.: Campus.

Herzberg, Heidrun (Hrsg.) (2008): Lebenslanges Lernen. Theoretische Perspektiven und empirische Befunde im Kontext der Erwachsenenbildung. Frankfurt am Main: Peter Lang.

Hof, Christiane (1995): Erzählen in der Erwachsenenbildung. Geschichte, Verfahren, Probleme. Neuwied u.a.: Luchterhand.

Kade, Jochen (1985): Diffuse Zielgerichtetheit. Rekonstruktion einer unabgeschlossenen Bildungsbiographie. In: Baacke, Dieter/Schulze, Theodor (Hrsg.): Pädagogische Biographieforschung. Orientierungen, Probleme, Beispiele. Weinheim u.a.: Beltz, 124-140.

Kade, Jochen/Nittel, Dieter/Seitter, Wolfgang (1999): Einführung in die Erwachsenenbildung/Weiterbildung. Stuttgart u.a.: Kohlhammer.

Kade, Sylvia (1994): Methoden und Ergebnisse der qualitativ-hermeneutischen Erwachsenenbildungsforschung. In: Tippelt, Rudolf (Hrsg.): Handbuch der Erwachsenenbildung/Weiterbildung. Opladen: Leske + Budrich, 296-311.

Kade, Sylvia (1997): Die andere Geschichte. Spurensicherung im Vorruhestand. Frankfurt am Main: Deutscher Volkshochschulverband.

Knopf, Detlef (1999): Menschen im Übergang von der Erwerbsarbeit in den Ruhestand – Eine Herausforderung für die Erwachsenenbildung. Bonn: Bundesministerium für Bildung und Forschung.

Krüger, Heinz-Hermann/Marotzki, Winfried (Hrsg.) (1999): Handbuch erziehungswissenschaftliche Biographieforschung. Opladen: Leske + Budrich.

Luhmann, Niklas/Schorr, Karl Eberhard (Hrsg.) (1982): Zwischen Technologie und Selbstreferenz. Fragen an die Pädagogik. Frankfurt am Main: Suhrkamp.

Mader, Wilhelm (1997): Lebenslanges Lernen oder die lebenslange Wirksamkeit von emotionalen Orientierungssystemen. In: Report. Literatur- und Forschungsreport Weiterbildung, 20 (39) 88-100.

Sander, Kirsten (2003): Biographie und Interaktion: Lebensgeschichten im institutionellen Rahmen eines Altenheims. Bremen: Universität Bremen.

Sander, Kirsten (2008): Biographieforschung im Berufsfeld Gesundheit und Pflege. In: Pflegewissenschaft, 10 (7) 415-420.

Sarrazin, T. (2010): Deutschland schafft sich ab. Wie wir unser Land aufs Spiel setzen. München: Deutsche Verlags-Anstalt.

Schütz, Alfred (1971): Das Problem der sozialen Wirklichkeit. Gesammelte Aufsätze. Bd. 1. Den Haag: Nijhoff.

Schütz, Alfred/Luckmann, Thomas (1979): Strukturen der Lebenswelt. Bd. 1. Frankfurt am Main: Suhrkamp.

Schütze, Fritz (1994): Ethnographie und sozialwissenschaftliche Methoden der Feldforschung. Eine mögliche methodische Orientierung in der Ausbildung und Praxis der Sozialen Arbeit. In: Groddeck, Norbert/Schumann, Michael (Hrsg.): Modernisierung Sozialer Arbeit durch Methodenentwicklung und -reflexion. Freiburg: Lambertus, 189-297.

Schulze, Theodor (1993): Lebenslauf und Lebensgeschichte. Zwei unterschiedliche Sichtweisen und Gestaltungsprinzipien biographischer Prozesse. In: Baacke, Dieter/Schulze, Theodor (Hrsg.): Aus Geschichten lernen. Zur Einübung pädagogischen Verstehens. Weinheim u.a.: Juventa, 174-226.

Thomae, Hans (1952): Die biographische Methode in den anthropologischen Wissenschaften. In: Studium Generale, 5, 163-177.

Thomas, William I./Znaniecki, Florian W. (1958): The Polish Peasant in Europe and America. 2 Bde. New York: Dover Publications (Erstausgabe 1918-1920).

Von Weizsäcker, Victor (1956): Pathosophie. Göttingen: Vandenhoeck & Ruprecht.

Wouters, Caas (1999): Informalisierung. Norbert Elias' Zivilisationstheorie und Zivilisationsprozesse im 20. Jahrhundert. Opladen: Westdeutscher Verlag.

„Was der Leib gelernt hat“ - Lebensgeschichtliches Gewordensein des körperlichen Leibes - eine ernst zu nehmende Kategorie innerhalb der pflegerischen Ausbildung

Christine Steiner

> „Was der Leib gelernt hat, das besitzt man nicht wie ein wiederbetrachtbares Wissen, sondern das ist man.“ (Bourdieu 1987, 135)

Einleitung

Zentraler Gegenstand der schulischen Bildung im Berufsfeld Pflege ist der kranke bzw. hilfsbedürftige Mensch, an dessen Körper seine „leib“-haftige Geschichte und seine aktuelle Verfassung für ihn identitätsstiftend erfahrbar wird und zum Ausdruck kommt. In den Unterrichtskonzeptionen, die auf Grundlage verschiedener fachdidaktisch begründeter Curricula und länderspezifischer Rahmenrichtlinien bzw. Landeslehrpläne (beispielsweise BIBB 2002; Ministerium für Arbeit, Gesundheit und Soziales NRW 2003; Oelke/Menke 2002) an unterschiedlichen beruflichen Schulen der Pflegeausbildung entstehen, werden inhaltlich Wissens- und Erkenntnisansätze der körperlichen Erscheinungsformen von Krankheit und Behinderung fokussiert, die sich an einer vorwiegend naturwissenschaftlich-mechanistisch orientierten und dem Paradigma einer dem objektiven Wissen folgenden Medizin ausrichten. Dabei wird der traditionell medizinische Blick auf Kuration zunehmend um Aspekte der Prävention, Rehabilitation und Palliation erweitert. Aber auch die „Geworfenheit“ (Heidegger 2006) des Menschen auf seinen subjektiv wahrgenommenen Leib in Schmerz und Leid, die Konfrontation in der Krankheit mit uns als leibliche Wesen, prägende leibliche Erfahrungen und Gefühle, die in ihrer Gestalt oft auch widersprüchlich sind, und leibliche Ausdrucks- und Interaktionsmöglichkeiten gehören mittlerweile zum inhaltlichen Kanon der Pflegeausbildung[6]. Das damit verbundene Ziel ist nicht zu Letzt in der Notwendigkeit zu suchen, die PflegeschülerInnen in der handlungsentlasteten Situation des schulischen Unterrichts an eine professionelle Gestaltung der Pflegepraxis heranzuführen, die auf einem sinnverstehenden

6 Vgl. dazu bspw. die fachdidaktischen Ansätze von Darmann-Finck (2009) oder Greb (2003).

Zugang zum anderen in seinem geschichtlich geprägten Gewordensein als pflegespezifisches Fallverstehen fußt. Dies geschieht allerdings oft in einer sehr kognitivistischen Ausrichtung der Lehr-Lern-Formen bzw. Unterrichtsmethoden, die den in der Unterrichtssituation (überwiegend) nicht anwesenden körperlichen Leib des thematisierten anderen meist nur in einer sehr verkürzten rationalistischen, abstrakt-sprachlichen Form erfassen und theoretisch aufarbeiten. Der Erfahrungsraum Leib kann auf diese Weise nur begrenzt erschlossen werden, da der Leib im Gegensatz zum gegenständlichen Körper nur äußerst begrenzt sprachlich zugänglich und nur im unmittelbaren eigenen Spüren „be-greif"bar ist. Der körperliche Leib der SchülerInnen in seinem eigenen Gewordensein, mit seinen individuellen leiblichen Erfahrungen, Regungen und Emotionen sowie seiner Bedeutung in Lern- und Bildungsprozessen bleibt selbst häufig unbeachtet und wird nur selten bewusst mit einbezogen (Holzapfel 2002, 13). Davon ausgehend, dass reflexive Könnerschaft an der Fähigkeit zur Eigenreflexion, welche die Fähigkeit zur Wahrnehmung und Deutung eigener leiblicher Regungen und Emotionen umfasst, ansetzt und ein Bewusstsein von einer multiperspektivischen Wirklichkeit mit einem breiten Spektrum an Deutungsmöglichkeiten bzw. individuellen Wahrheiten erfordert, ist es notwendig, den körperlichen Leib der SchülerInnen ernst zu nehmen und in bildungstheoretisch begründeten Unterrichtskonzeptionen, wie auch in biographieorientierten Lehr-Lern-Formen mit einzuschließen. Erst so dürfte ein sinnverstehender Zugang zum eigenen körperlich/leiblichen Ich als Grundvoraussetzung für die bewusste Erfahrung der Welt und damit ein verstehender sowie ein auf Verständigung ausgerichteter Umgang mit dem leiblichen anderen zu ermöglichen sein, dessen Empfinden und Erleben aufgrund unserer physischen und psychischen Struktur nie tatsächlich selbst empfunden bzw. erlebt werden kann.

Um die Bedeutung des gelebten körperlichen Leibes der am Unterrichtsgeschehen Beteiligten für die Erfahrung von Wirklichkeit und somit für die Sinngenerierung in Lern- und Bildungsprozessen zu erfassen, wird im Folgenden nach einer kurzen Definition von Körper und Leib zunächst die Bedeutung von Körper und Leib im menschlichen Lebensvollzug unter der philosophisch-anthropologischen Perspektive Helmuth Plessners, der leibphänomenologischen Perspektive Hermann Schmitz und unter dem Blickwinkel der Überlegungen zum Verhältnis von Körper und Leib Gesa Lindemanns betrachtet (Kap. 1). Mit diesen theoretischen Konzepten gelingt es, Körper und Leib als Orte des Wissens, der individuellen und kollektiven Erfahrung und demzufolge als Konstruktionsorte einer unhintergehbaren verkörperten Wirklichkeit zu verorten. Auf dieser Grundlage können dann im letzten Abschnitt (Kap. 2) Überlegungen zu „leiborientieren" Lehr-Lern-Prozessen in der schulischen Pflegeausbildung angestellt und diskutiert werden.

1. Körper und Leib und deren Bedeutung im menschlichen Lebensvollzug

Wir sind Körper, wir sind Leib, mit dem und in dem wir täglich leben. Ob wir uns ankleiden, essen, trinken, arbeiten oder lernend unsere Zeit in der Schule verbringen, anderen Menschen begegnen, uns freuen oder ärgern, erleben wir uns einfach aus unserem Zentrum heraus als Mensch, der seit seiner Geburt leiblich da ist und existiert. „Im alltäglichen Leben trennen wir auch nicht zwischen uns selbst und unserem Körper, als trügen wir ihn mit uns herum, »eingekerkert wie ein Schalentier«, sondern erfahren uns ohne weiteres als leiblich daseiend“ (Fuchs 2000, 88; Zitat im Orig.: Platon, Phaidros 250c). Körper/Leib ist ein Alltagsphänomen, das uns auf der Ebene des Halbbewussten als selbstverständlich und immer vorhanden erscheint und damit – jedenfalls solange Körper/Leib fraglos funktioniert – dem „[…] auf die Dinge der Welt gerichteten Bewusstsein zumeist verborgen bleibt“ (Fuchs 2000, 16). Der die Lebensvollzüge ermöglichende Körper/Leib steht somit in einem sonderbaren Widerspruch. Einerseits ist er das vertrauteste Phänomen unserer alltäglichen Erfahrungswelt, ein Ort der Erfahrung des gewordenen Selbst und Zentrum der Wahrnehmung der Welt. Andererseits lässt er sich nie ganz vor unser rationales Bewusstsein bringen, was nicht nur mit einer bezeichnenden Sprachlosigkeit und irritierenden Leere einhergeht, sobald über ihn nachgedacht und reflektiert werden soll, sondern was auch zur Ächtung und Schmähung des Körpers/Leibes in vielschichtigen sozialen Prozessen der westlichen Zivilisation[7] geführt hat (Abraham 2002, 17 ff.).

> „Offensichtlich sind uns so die Worte ausgegangen, mit denen wir uns auf den Körper beziehen könnten – eine typische Erscheinung der Dekulturation: Was nicht im kollektiven Bewusstsein verankert ist und einen geschätzten und lebendigen Platz in der Kultur einnimmt, wird auch sprachlich ausgedörrt“ (Abraham 2002, 20; Hervor. im Orig.).

---

7 Norbert Elias bspw. (1997) zeichnet in seiner Studie „Über den Prozess der Zivilisation“ die zunehmende Distanzierung vom fremden wie auch vom eigenen Körper nach. Er konnte darin nachweisen, auf welche Weise durch zunächst äußere Zwänge und dann über Affekt- und Selbstkontrolle viele Aspekte der Körperlichkeit bzw. Leiblichkeit, z.B. Gefühle, Bedürfnisse oder gar Nacktheit, ins Private verlagert wurden. „Die Tabuisierung von Affekten, Trieben und körperlichen Bedürfnissen äußerte sich dabei nicht nur darin, dass der Körper und die Affekte aus dem öffentlichen Leben zurückgedrängt sowie körperliche Verhaltensweisen zivilisiert wurden, sondern auch darin, dass über körperliche Phänomene nicht gesprochen wurde“ (Gugutzer 2004, 11).
Vgl. dazu auch Overlander 2001, 61 ff. oder Foucaults Studien zur Genealogie des Körpers (Foucault 1994).

Im Bewusstsein des Problems der Sprachlosigkeit, die sich ebenfalls als Leerstelle in zahlreichen Unterrichtssituationen zeigt, sollen mit Hilfe des folgenden Abschnitts Begriffe und Erkenntnisansätze für das Phänomen des Körpers/Leibes gefunden werden. Nach einer Begriffsbestimmung wird die Bedeutung des Körpers und des Leibes in unserer westlichen Zivilisation unter anthropologisch-philosophischem und phänomenologischem Fokus in den Blick genommen.

1.1 Köper und Leib – eine Begriffsbestimmung

Vorderhand wird unter Körper ziemlich undifferenziert jeder materielle Gegenstand erfasst. Körper ist alles, was einen bestimmten messbaren Raum füllt. So wird der menschliche Körper auch als das verstanden, „[...] was wir durch relative Lokalisation im Raum bestimmen können und durch Vorgänge des Messens und Wiegens und im weiteren durch alle wissenschaftlichen Methoden objektivieren können" (Böhme 2002, 108). Es scheint an durch Messung zu bestimmenden Körpern etwas Vorgegebenes, Natürliches zu geben, das von außen betrachtet und naturwissenschaftlich erforscht werden kann. Die wissenschaftliche Betrachtung des Gegenstands Körper wird somit der Naturwissenschaft überlassen, die den menschlichen Körper in seiner Materialität als etwas von der Natur aus Gegebenes, als etwas Außergesellschaftliches betrachtet. Diese Auffassung beruht auf dem Dualismus von Körper und Geist bzw. Seele, so wie er in der Anthropologie zur Wesensbestimmung des Menschen häufig Anwendung findet und von René Descartes (1596 – 1650), Begründer des modernen frühneuzeitlichen Rationalismus, fundiert wurde (Geisler 1996). Auf der Suche nach dem Beweis der Unsterblichkeit der Seele erfährt der Mensch mit Descartes eine binäre Aufspaltung in die Substanzen des Körpers und der Seele – der „niedrige" Körper (res extensa) wird getrennt von den „höheren" Eigenschaften der Seele (res cogitans). Körper und Seele, wobei Descartes die Seele mit Geist und Bewusstsein gleichsetzt, sind nicht nur verschieden, sondern auch voneinander unabhängig existent verstanden. Auf der einen Seite steht der Körper als mechanisches Gebilde, als extrem komplizierte Maschine, die mittels biologistischer Erklärungsansätze erfasst werden kann. Dem gegenüber auf der anderen Seite steht der im Körper wohnende Geist oder das Denken, was von Descartes als Bewusstseinsakt verstanden wird. Der Geist umfasst das Erkennen, Wollen, Phantasieren und Fühlen sowie die Reflexivität des Bewusstseins (das Bewusstsein vom „Ich") und stellt das Wesen menschlicher Exklusivität dar. Demgemäß wird der menschliche Körper nun als Produkt der Natur zugeschrieben im Gegensatz zum Geist, zum Subjekt, das sich über diese Natürlichkeit erhebt. Seele/Geist und Körper geraten damit in eine hierarchische Relation. Die Seele bzw. der Geist hat Macht über den lebendigen Körper, dessen augenscheinliche vorgegebene Natur mit diversen Körperpraktiken überwunden werden kann.

> „Damit sind entscheidende Weichen gestellt: Das Sein verdankt sich dem Bewusstsein bzw. dem denkenden Ich, Phänomene wie der Körper, die Sinne, das „Materiale“ überhaupt werden zu einem ungewissen und nicht klar bestimmbaren Rest, der abgesondert und streng geschieden wird von einem Ich, das körperlos ist, aber die Macht klarer Einsicht und Erkenntnis besitzt“ (Abraham 2002, 21; Hervor. im Orig.).

Völlig unbeachtet bleiben in dieser binär kodierten Zerlegung des ganzen Menschen allerdings subjektive Erfahrungen, die an die Tatsache anknüpfen, „[…] dass es sich bei Menschen um Lebewesen aus Fleisch und Blut handelt […]. Der Körper ist räumlich ausgedehnt, und dieser Raum des Körpers ist für das Selbst, um dessen Körper es sich handelt, ein eigener Erfahrungsraum, ein Raum des Spürens, des Empfindens, der Affinität“ (Jäger 2004, 36). Um sich dieser gelebten Erfahrung, dem gelebten Körper, begrifflich annähern zu können, wird häufig der Begriff des Leibes einbezogen. Der Leib wird verstanden als eine Wirklichkeit des Menschen, die das rein Organische weit überschreitet. Leib bezeichnet den Gegenstand, „[…] den wir als unseren Körper kennen, insofern er uns in Selbsterfahrung gegeben ist“ (Böhme 2003, 12). Dabei beinhaltet der Leib Personsein, Leben haben und Körperlichkeit. Leib steht mit „leben“ in einem etymologischen Zusammenhang und deutet an, dass „[…] die Erscheinungsweise menschlichen Seins der Leib ist“ (Haneberg 1995, 7).

Der Philosoph Hermann Schmitz, Begründer der Neuen Phänomenologie, erklärt den Unterschied zwischen Leib und Körper folgendermaßen:

> „Jeder Mensch spürt am eigenen Leib vielerlei, das nicht sichtbar oder tastbar ist, teils als etwas von sich (Schmerz, Hunger, Durst, Wollust, Frische, Entspanntheit usw.), teils als etwas ihn Umgebendes oder Befallendes (z.B. Wetter oder die reißende Schwere bei drohendem Absturz). Die deutsche Sprache bietet als einzige mit dem Wort „Leib“ einen Namen für den Gegenstand dieses eigenleiblichen Spürens an, zugleich als Namen für den eigenen Körper, sofern man ihn wie einen Fremdkörper besehen und betasten kann. Die Identifizierung beider Gegenstände durch den Namen – erst recht in Sprachen, die nur so etwas wie „corps“, „body“ usw. zur Verfügung stellen – und tieferliegende geschichtliche Motive […] haben dazu geführt, dass der Gegenstand des eigenleiblichen Spürens als eigenartiger verkannt und als Bastard von Körper und Seele missverstanden worden ist („Organempfindungen“)“ (Schmitz 1992, 11).

So ist der Leib für Schmitz das, was man von sich selbst spürt, und der Körper dagegen das, was man von sich selbst sieht. Der Körper ist auf Sichtbarkeit angelegt. Seine Erscheinung kann auch ganz bewusst verändert werden – man denke dabei nur an die Trends des Piercings, der Tattoos, des körperlichen Stylings im Fitnessstudio oder an die Schönheitschirurgie. Leibliches Befinden dagegen ist unwillkürlich und für andere unsichtbar. Mit anderen Worten: Der Leib steht für die Phänomene, „[...] die nur sind, indem sie erlebt, durchlebt, erlitten werden, und deren Darstellung nicht (oder nur sehr begrenzt) gelingen kann“ (Abraham 2002, 180).

Mit den folgenden theoretischen Konzepten, ist eine Annäherung an die Fundierung des Menschseins in Körper und Leib möglich, ohne einen dieser beiden Aspekte aus dem Blick zu verlieren. Der Körper ist einerseits Objekt, das kulturell und sozial geformt sowie über objektivierende Wissenssysteme zugänglich ist, andererseits ist er Ort der gelebten Erfahrung und damit Leib mit eigenen Erfahrungsdimensionen, die besonders in Krankheit, Leid und Schmerz spürbar werden.

1.2 Leib-Sein und Körper-Haben – zur Bedeutung des Körpers in der philosophischen Anthropologie Helmuth Plessners

Auf der Suche nach prinzipiellen und universalen, historisch und kulturell unabhängigen Bedingungen und Begründungen des Menschseins, die ihren Ausgangspunkt in der Bestimmung des Lebendigen finden, entfaltet Helmuth Plessner „[...] eine philosophische Anthropologie, die „tiefer“ zum Menschen als Ursprung und Vollzieher jeder Kultur durchzudringen vermag: zum unreduzierten Menschen aus „Fleisch und Blut“, „mit Haut und Haar“ und in seinen körperlichen und sinnlichen Aspekten“ (Abraham 2002, 87). In „Die Stufe des Organischen und der Mensch“ (1975) entwickelt Plessner seine Theorie des Lebendigen, die als grundlegende philosophische Analyse der menschlichen Natur zu verstehen ist. Mit dem Ziel, die cartesianischen Dualismen von Körper und Bewusstsein oder Leib und Seele zu überwinden und der Reduktion des Menschen auf „Geist“ und „Sprache“ entgegenzuwirken, bezieht Plessner sich auf naturwissenschaftliche Erkenntnisse (Biologie) und die philosophische Phänomenologie. Er bestreitet nicht den Doppelaspekt von Körper und Geist, begreift allerdings beide als Einheit, womit er die Perspektiventrennung aufheben möchte, die sich seit Descartes durchgesetzt hat. Dabei zeigt er auf, wie eine „materielle Gegebenheit“ – nämlich der Mensch – erscheinen muss, damit sie als ein „bewusstseinsbegabtes lebendiges Ding“ angesehen wird. Zur menschlichen Existenz gehört es, als Wesen zu existieren, „[...] welches als Selbst und als körperliches Ding manifest ist“ (Plessner 1975, 70). Diese „Einheit-in-Zweiheit“ (Gugutzer 2002, 63) fasst Plessner durch die Termini „ausgedehnte Äußerlichkeit“ (res extensa) und „unausgedehnte Innerlichkeit“ (res cogitans) (ebd., 38 ff.), deren Beziehung zueinander mit dem Begriff der „Grenze“ (ebd., 99 ff.) genauer bestimmt werden kann. Bei lebendigen Wesen ist die Grenze im Gegensatz zu anorganischen Wesen, deren Grenze zwischen Körper und Umwelt liegt, Teil des Körpers selbst. Bei unbelebten Körpern bildet also die Grenze ein virtuelles Dazwischen, das weder dem Körper noch dem umgebenden Medium angehört – es besteht keine Beziehung zwischen dem Ding und der Umwelt. Der belebte Körper dagegen hat nach Plessner die Grenze als seine Eigenschaft, die im Gegensatz zur Begrenzung lebloser Objekte nicht demonstriert oder dargestellt, sondern nur intuiert oder erschaut werden kann.

> „Die Grenze gehört reell dem Körper an, der damit nicht nur als begrenzter an seine Konturen den Übergang zu dem anstoßenden Medium gewährleistet, sondern in seiner Begrenzung **vollzieht** und dieser Übergang selbst ist. Deshalb wird hier die Grenze seiend, weil sie nicht mehr das (als Linie oder Fläche vorgestellte und darin eigentlich verfälschte) Insofern [sic!] der wechselweisen Bestimmtheit, der selbst nichts für sich bedeutende leere Übergang ist, sondern von sich aus das durch sie begrenzte Gebilde als solches von dem Anderen als Anderem prinzipiell unterscheidet. Nicht insofern das anstoßende Medium aufhört, fängt der Körper an (oder umgekehrt), sondern sein Anfangen bzw. Aufhören ist unabhängig von außer ihm Seienden, **obwohl die sinnliche Feststellung nicht in der Lage ist, diese Unabhängigkeit an sinnlichen Merkmalen direkt aufzuzeigen**“ (Plessner 1975, 103 f.; Hervor. im Orig.).

Im unmittelbaren Lebensvollzug wird der von Plessner genannte Übergang zur sinnlich wahrnehmbaren Eigenschaft[8], einer Eigenschaft, die den lebendigen Körper in doppelter Richtung transzendiert: ein „über ihm Hinaus“ und ein „ihm Entgegen, in ihn Hinein“ (ebd., 129). Der lebendige Körper ist so nicht mehr nur zu sich selbst in Beziehung gesetzt. Er ist zugleich zu seiner Umgebung in Beziehung, indem er zu sich in Beziehung steht.

Hier setzen Plessners zentrale Elemente der „Stufen“, die Bestimmung der „Organisationsform“ organischer Körper und die Differenzierung der

8 Plessner grenzt sich mit seinem Bewusstseinsbegriff kritisch von dem der Psychologie ab. Er begreift Bewusstsein nicht als „ein unräumliches Pendant zum räumlichen Gehirn“ (Plessner 1975, 67). „In Wirklichkeit ist die Sache gerade umgekehrt: nicht ist das Bewusstsein in uns, sondern wir sind „im“ Bewusstsein, d.h. wir verhalten uns als eigenbewegliche Leiber zur Umgebung. Das Bewusstsein kann getrübt, eingeengt, ausgeschaltet sein, seine Inhalte wechseln, seine Struktur hängt ab von der Organisation des Leibes, aber seine Aktualisierung ist immer da gewährleistet, wo die einheitliche Beziehung zwischen Lebenssubjekt und Umwelt in doppelter Richtung, rezeptiv und motorisch, durch den Leib besteht. Bewusstsein ist nur diese Grundform und Grundbedingung des Verhaltens eines Lebewesens in Selbststellung zur Umgebung“ (ebd., 67).

„Positionalitätsformen“ (ebd., 129 ff.) an, mit denen er die Form der wechselseitigen Beziehung lebender Organismen zu ihrem Umfeld bezeichnet. Jedes Lebewesen scheint gegen seine Umgebung gestellt. So nehmen die Pflanze, das Tier oder der Mensch eine je unterschiedliche Form der Organisation und Gesetztheit oder eben der Positionalität ein. Der Pflanze weist Plessner eine „offene“, dem Tier und dem Menschen eine „geschlossene“ Organisationsform zu, wobei die Positionalitätsformen zwischen Tier und Mensch zu differenzieren sind: die „zentrische“ Positionalität des Tieres und die „exzentrische“ Positionalität des Menschen. Die Umweltbeziehung bzw. Organisationsform der Pflanze ist deshalb offen, weil sie kein Zentrum hat, das sie selbst zu ihrer eigenen Positionalität in ein Verhältnis setzt. Sie geht unmittelbar in ihrer Umgebung auf. „Offen ist diejenige Form, welche den Organismus in allen seinen Lebensäußerungen unmittelbar seiner Umgebung eingliedert und ihn zum unselbstständigen Abschnitt des ihm entsprechenden Lebenskreises macht“ (Plessner 1975, 219). Entsprechend der Bestimmung der offenen Organisationsform zeichnet sich die geschlossene Form des Tieres und des Menschen dadurch aus, dass der Körper mittelbar in seine Umgebung eingegliedert und zu einem selbstständigen Abschnitt des ihm entsprechenden Lebenskreises gemacht wird (ebd., 226).

> „Wenn es zur offenen Form gehört, den Organismus mit allen seinen an die Umgebung angrenzenden Flächen Funktionsträger sein zu lassen, so wird die geschlossene Form sich in einer möglichst starken Abkammerung des Lebewesens gegen seine Umwelt äußern müssen. Diese Abkammerung hat dabei den Sinn der mittelbaren Eingliederung in das Medium. Auf Grund des vermittelten Kontaktes bleibt dem Organismus nicht nur eine größere Geschlossenheit als den pflanzlichen Lebewesen gewahrt, sondern er erhält echte Selbständigkeit, d.h. Gestelltheit auf ihm selber, die zugleich eine neue **Existenzbasis** bedeutet“ (Plessner 1975, 226; Hervor. im Orig.).

Gemäß dem „[...] Gesetz, wonach das Moment der niederen Stufe, als Prinzip gefasst, die nächsthöhere Stufe ergibt und zugleich als Moment in ihr auftritt („erhalten bleibt“) [...]“ (Plessner 1975, 290; Einfügung im Orig.), ist der in der geschlossenen Organisationsform existierende Mensch wie das Tier einerseits zentrisch positioniert, andererseits tritt er aus dieser Zentrierung heraus und nimmt eine exzentrische Position ein. In der zentrischen Position des Tieres gibt es bereits ein doppeltes Verhältnis, denn das Tier hat seinen Körper als Mittel seines Umweltbezugs und merkt sich selbst. So kann ab dieser Ebene zwischen Körper und Leib unterschieden werden, was nicht als Verdopplung des Gegenstands zu verstehen ist. Es handelt sich vielmehr um ein und denselben Gegenstand, der in doppelter Hinsicht existiert. Der lebendige Körper des Tieres in der zentrischen Position ist ein Körper, ein Ding unter Dingen; und das Tier hat seinen Leib als Mitte, den es selbstständig auf die Umwelt richten kann, ohne sich allerdings dieser Gerichtetheit gegenwärtig zu sein (ebd., 226 ff.). Das Tier geht im Hier-Jetzt auf,

> „[d]ies wird ihm nicht gegenständlich, hebt sich nicht vom ihm ab, bleibt Zustand, vermitteltes Hindurch konkret lebendigen Vollzugs. Das Tier lebt aus seiner Mitte heraus, in seine Mitte hinein, aber es lebt nicht als Mitte. Er erlebt Inhalte im Umfeld, Fremdes und Eigenes, es vermag auch über den eigenen Leib Herrschaft gewinnen, es bildet ein auf es selber rückbezügliches System, ein Sich, aber es erlebt nicht – sich" (Plessner 1975, 288).

Ein Sich-Erleben bedeutet, die eigene Mitte zu überschreiten und zu sich selbst in Distanz treten zu können, sich selbst zum Gegenstand zu machen. Diese Fähigkeit ist dem Menschen durch seine exzentrische Position vorbehalten.

> „Ist das Leben des Tieres zentrisch, so ist das Leben des Menschen, ohne die Zentrierung durchbrechen zu können, zugleich aus ihr heraus, exzentrisch. **Exzentrizität** ist die für den Menschen charakteristische Form seiner frontalen Gestelltheit gegen das Umfeld" (Plessner 1975, 291, 292; Hervor. im Orig.)

Zwar erlebt der Mensch ebenso wie das Tier die Bindung im absoluten Hier-Jetzt, doch durch das menschliche Bewusstsein und die Möglichkeit der Reflexion gelingt es dem Menschen, ein „Ich" zu entwickeln. Im Wechselspiel von (zentrischer) Selbststellung, von der er sich nicht selbst distanzieren kann, und (exzentrischer) Gegenstandsstellung erfährt er sich selbst als von der Umwelt unterschieden und nimmt den eigenen Körper als gegenständlich wahr. Sein Leib-Sein bindet ihn an ein nicht relativierbares Hier-Jetzt und zugleich kann er „außer-sich" sein und auf seinen Körper zugreifen, wie er auf andere Körper zugreifen kann. Der Mensch ist Leib und hat einen Körper,

> „[i]hm ist der Umschlag vom Sein innerhalb des eigenen Leibes zum Sein außerhalb des Leibes ein unaufhebbarer Doppelaspekt der Existenz, ein wirklicher Bruch seiner Natur. Er lebt diesseits und jenseits des Bruches, als Seele und als Körper **und** als die psychophysisch neutrale Einheit dieser Sphären. Die Einheit überdeckt jedoch nicht den Doppelaspekt, sie lässt ihn nicht aus sich hervorgehen, sie ist nicht das den Gegensatz versöhnende Dritte, das in die entgegengesetzten Sphären überleitet, sie bildet keine selbständige Sphäre. **Sie** ist der Bruch, der Hiatus, das leere Hindurch der Vermittlung, die für den Lebendigen selber dem absoluten Doppelcharakter und Doppelaspekt von Körperleib und Seele gleichkommt, in der er ihn lebt" (Plessner 1975, 292; Hervor. im Orig.).

Neben dem Leib-Sein und Körper-Haben liegt somit positional noch ein Drittes vor, die Einheit der beiden Aspekte – das Selbst, das Ich. Erst mit der dreifachen Positionalität ist nach Plessner ein Individuum eine Person (ebd., 293). So stellt Personalität einen anthropologischen Grundzug dar, der den Menschen vor eine Aufgabe stellt: „Als exzentrisch organisiertes Wesen muss er sich zu dem, was er schon ist, erst machen" (ebd., 309; Hervor. im Orig.). Denn während in der zentrischen Position der Leib durch die nicht-relativierbare Leib-Umweltbeziehung festgelegt ist, wird diese in der exzentrischen Position des Menschen aufgebrochen. Durch die Fähigkeit des Menschen zur Reflexion bzw. durch das „Hinausgeschleudert-Sein" aus der eigenen Mitte ergibt sich eine fatale Lage für den Menschen, die ihn „ortlos, zeitlos im Nichts stehend, konstitutiv heimatlos" (ebd., 310) macht. Er muss erst „etwas werden" (ebd., 310) – er ist gezwungen, sein Leben und damit seine Umweltbeziehung zu führen und zu gestalten – sich selbst zu realisieren.

> „Weil dem Menschen durch seinen Existenztyp aufgezwungen ist, das Leben zu führen, welches er lebt, d.h. zu machen, was er ist – eben weil er nur ist, wenn er vollzieht – braucht er ein Komplement nicht natürlicher, nichtgewachsener Art. Darum ist er von Natur, aus Gründen seiner Existenzform künstlich" (ebd., 310; Hervor. im Orig.).

Der Mensch ist somit von Natur aus ein Kulturwesen. Er muss auf eine kulturelle, gesellschaftliche Ordnung zurückgreifen, die zwischen ihm und der Umwelt vermittelt. Plessners Bestimmung der Natur des Menschen besteht demnach darin, dass er ein kulturelles Wesen ist, das durch die Möglichkeit der individuellen Entwicklung als bewusstes leibliches Selbst eine Geschichte hat. Im leiblichen Gebundensein an das Hier-Jetzt, gesprengt durch die exzentrische Position, lebt der Mensch in einer unmittelbaren leiblichen Beziehung, die immer körperlich-kulturell vermittelt ist. Das entspricht dem „Gesetz der vermittelten Unmittelbarkeit" (ebd., 325) und bedeutet, dass Selbstdeutung und Selbsterfahrung über andere und anderes gehen muss – über konkret erfahrbare Bezugspersonen und über die „Sphäre des Geistes" (ebd., 303), die kulturelle Ordnung.

> „Exzentrizität der Position lässt sich als eine Lage bestimmen, in welcher das Lebenssubjekt mit Allem in indirekter-direkter Beziehung steht. Eine direkte Beziehung ist da gegeben, wo die Beziehungsglieder ohne Zwischenglieder miteinander verknüpft sind. Eine indirekte Beziehung ist da gegeben, wo die Beziehungsglieder durch Zwischenglieder verbunden sind. Eine indirekt-direkte Beziehung soll diejenige Form der Verknüpfung heißen, in welcher das vermittelnde Zwischenglied notwendig ist, um die Unmittelbarkeit der Verbindung herzustellen bzw. zu gewährleisten. Indirekte Direktheit oder vermittelte Unmittelbarkeit stellt demnach keine Sinnlosigkeit, keinen einfach an sich zugrunde gehenden Widerspruch dar, sondern einen Widerspruch, der sich selber auflöst, ohne dabei zu Null zu werden, einen Widerspruch, der sinnvoll bleibt, auch wenn ihm die analytische Logik nicht folgen kann" (ebd., 324).

Das Plessner'sche Werk lässt es zu, beide Dimensionen menschlicher Existenz – Körper und Leib – zu fassen, ohne einen der beiden Aspekte aus den Augen zu verlieren. Mit ihm gelingt es, den Menschen nicht nur in seiner organisch fundierten Konstitution und seiner Verbindung mit anderen Formen lebender Organismen (Pflanze, Tier) zu begreifen, sondern zugleich auch die spezifische Sondersituation des Menschen in seiner „Einheit-in-Zweiheit“ und die damit verbundenen Probleme („innere Zerrissenheit“) und Aufgaben (Notwendigkeit, sein Leben vermittelt durch eine kulturelle, gesellschaftliche Ordnung zu führen und zu gestalten) zu erkennen. Der Mensch hat einen Körper, den er zum Gegenstand machen kann, und er ist Leib, der ihn im absoluten Hier-Jetzt bindet. Er ist körperlicher Leib, der ihn in seiner Verbindung erst zum Selbst oder zur Person werden lässt. Dies ist hier insofern wichtig, als dass mit Plessners philosophischer Anthropologie erste Aspekte für die Bedeutung des Körpers und des Leibes in Lern- und Bildungsprozessen herausgestellt werden können. Die körperlich-sinnliche bzw. körperlich-leibliche Existenzweise des Menschen in seiner geschlossenen Organisationsform und exzentrischen Positionalität ist nicht nur der „Urgrund“ aller geistigen Aktivität und insofern des Weltzugangs und des (Selbst-)Erlebens, zudem auch Grundlage der Kulturhaftigkeit des Menschen, also für „[...] jenen Bereich, in dem bzw. durch den der Mensch sich selbst und seine Welt schafft [...]“ (Abraham 2002, 97). Das Selbst kann aus seinen Erfahrungen lernen und sein Verhalten einer wechselnden Umgebung anpassen – die Art und Weise seines Umweltbezuges selbst selegieren (Plessner 1975, 272 ff.). Erst ein Selbst, das Leib ist und einen Körper hat, kann sich entwickeln, es hat eine Geschichte: Eine Geschichte, die als „[...] historische Reaktionsbasis, die das leibliche Selbst gestaltet hat“ (Lindemann 1999a, 59), zu begreifen ist und demnach sinnstiftend Situationsdeutungen und Handlungen von Pflegenden im beruflichen Handlungsfeld, wie auch von SchülerInnen und LehrerInnen in der schulischen Praxis prägt.

1.3 Der Leib, der Raum und die Gefühle – zur Bedeutung des Leibes in der Neuen Phänomenologie Hermann Schmitz

Plessner versucht mit seiner Theorie des Lebendigen das Wesen der Belebtheit aufzuweisen. Dabei geht es ihm nicht um eine Deskription leiblicher Erfahrungen. Schmitz dagegen wendet sich der Analyse von Selbstbeschreibungen leiblicher Erfahrungen zu.

Hermann Schmitz verfolgt mit seinen leibphilosophischen Arbeiten die Absicht, „[...] die offenkundigen Mängel und Verkünstelungen der psychologistisch-reduktionistisch-introjektionistischen Vergegenständlichung der Welt“ (Schmitz 2007, 15) zu beheben. Denn mit dem Begriff des Körpers hat sich, wie oben bereits kurz ausgeführt, die naturwissenschaftliche Perspektive auf den Körper durchgesetzt, die ihn als messbaren und zerlegbaren Gegenstand begreift. Das Selbst als Leib gerät daher gegenüber dem hegemonialen naturwissenschaftlich fundierten Diskurs[9] ins Hintertreffen. Die Perspektive bzw. der Diskurs des Leibes verschwindet jedoch nicht tatsächlich, sondern tritt lediglich hinter den Diskurs des Körpers zurück und ist im Sinne Foucaults auch als Gegendiskurs zu begreifen (Soentgen 1998, 16). Folglich steht in Hermann Schmitz Neuer Phänomenologie[10] vor allem das Phänomen des Leibes als Gegenentwurf zur naturwissenschaftlichen Dominanz des Körpers im Mittelpunkt seines wissenschaftlichen Interesses, um „[...] eine Abstraktionsbasis bereit[zu]stellen, die in der Lebenserfahrung tiefer verankert ist als die seit Demokrit, Platon und Aristoteles die dominante europäische Intellektualkultur beherrschende" (Schmitz 2007, 15; Einfüg. durch C.S.). Die Basis seiner phänomenologischen Untersuchungen bildet die eigenleibliche Erfahrung, das Sich-selbst-Spüren, das als unhintergehbare Tatsache des Lebens anerkannt werden muss. In der Phänomenologie steht der Begriff der Erfahrung im Zentrum – Erfahrungen, die in der Phänomenologie möglichst präzise, so wie sie in der Lebenswelt gewachsen sind, erfasst werden sollen, ohne sie mit „raschen Erklärungen abschaffen zu wollen" (Soentgen 1998, 11). Dabei vertritt Schmitz einen Phänomenbegriff, der nicht wie bei Husserl („Zu den Sachen selbst") felsenfest gewiss sein muss (ebd., 155). Phänomene sind nach Schmitz wahrscheinlich und relativ, denn „ein Phänomen ist etwas, von dem jemand überzeugt ist, dass es wirklich ist" (ebd., 154).

Schmitz setzt an der unwillkürlichen Lebenserfahrung an, dass es in der Gegend des Körpers etwas zu spüren gibt, der Erfahrung des „Ich" diesseits des

9 Im Bereich der Wissenschaft werden hauptsächlich zwei deutlich voneinander zu unterscheidende Diskursbegriffe rezipiert: der Diskursbegriff von Foucault und Habermas. Der hier verwendete Begriff des Diskurses bezieht sich auf Foucault. Foucault weist mit seinem Diskursbegriff, zu dem er das geschriebene wie das gesprochene Wort und symbolische Handlungen zählt, auf die Produktionsbedingungen sozialer Normen und moralischer Urteile hin, die die Selbstwahrnehmung des Menschen prägen und sein Verhalten steuern. Verhaltenssteuerndes Wissen entsteht nach Foucault eben nicht durch rationale Denkprozesse der Menschen, sondern ergibt sich aus der grundlegenden Struktur des Diskurses, die zum größten Teil von politischen Machtinstanzen durchgesetzt wird (Foucault 2005; 2007).

10 Die Neue Phänomenologie, deren begriffliche und thematische Grundlegung von Hermann Schmitz ausging, macht es sich zur Aufgabe, Edmund Husserls Formel „zu den Sachen selbst!" neu zu beleben. Zentral sind dabei die Erschließung großer Bereiche der Wirklichkeit, die an die Lebenserfahrung anknüpfen und die im philosophisch-wissenschaftlichen Denken der Gegenwart vernachlässigt werden: Leib, Gefühle, Atmosphären, Situationen. „Von anderen philosophischen Ansätzen unterscheidet sich die Neue Phänomenologie dadurch, dass sie grundsätzlich an Erfahrung und Anwendbarkeit orientiert ist" (GNP o.J.).

Subjekt-Objekt-Spaltung im „Hier-Jetzt", letztere nennt Schmitz „Gegenwart"[11]. „Unser Spüren ist die Art und Weise, in der wir sie (die Lebensvollzüge) selbst sind" (Böhme 1997, 138). Dieses Spüren ist für Schmitz der Leib. Er bezeichnet damit einen Zustand und kein zweites Ding im Verhältnis zum Ding Körper, kurz mit den Worten Soentgens gesagt: „Der Leib ist das leibliche Befinden" (ebd., 16; Hervor. im Orig.).

> „Unter dem eigenen Leib eines Menschen verstehe ich das, was er in der Gegend seines Körpers von sich spüren kann, ohne sich auf das Zeugnis der fünf Sinne (Sehen, Hören, Tasten, Riechen, Schmecken) und das perzeptive Körperschema (d.h. des aus Erfahrungen des Sehens und Tastens abgeleiteten habituellen Vorstellungsbildes vom eigenen Körper) zu stützen. Der Leib ist besetzt mit leiblichen Regungen wie Angst, Schmerz, Hunger, Durst, Atmung, Behagen, affektives Betroffensein von Gefühlen. Er ist unmittelbar flächenlos ausgedehnt als prädimensionales (d.h. nicht bezifferbar dimensioniertes, z.B. nicht dreidimensionales) Volumen, das in Engung und Weitung Dynamik besitzt" (Schmitz 2007, 15; Hervor. im Orig.).

Schmitz charakterisiert das leibliche Befinden als Gewoge verschwommener Leibesinseln oder Regungen, die sich ohne stetigen Zusammenhang meist flüchtig bilden, umbilden und auflösen (Schmitz 1992, 41 ff.). Leibesinseln haben keine klaren Grenzen wie das perzeptive Körperschema, sondern sind flächenlos unteilbar ausgedehnt, sind absolute Orte. Ein absoluter Ort ist ein Ort, der unabhängig von Lage- und Abstandsbeziehungen und unabhängig von der örtlichen Relation zur Umgebung bestimmt ist. So ist der reine Leib „absolut-örtlich" und der reine Körper „relativ-örtlich" definiert, was sich allerdings nur in Extremsituationen zeigt. Normalerweise erfährt sich der Mensch als „körperlicher Leib", „[...] der sowohl absolut-örtlich als auch relativ-örtlich ist. Das Gewoge verschwommener Inseln, die ebenso je für sich einen relativen und eine absoluten Ort haben, wie sie durch einen absoluten Ort zur Einheit des Leibes im Ganzen zusammengehalten werden" (Schmitz 1965, 54). Das Verständnis vom „körperlichen Leib", der nicht mit der Verschränkung von Körper und Leib im Sinne Plessners zu verwechseln ist (Leibsein und Körperhaben), kann am eigenleibli-

---

11 Schmitz unterscheidet zwei Arten von Gegenwart: die „primitive" und die „entfaltete" Gegenwart. In der primitiven Gegenwart ist die Person gefangen im Hier-Jetzt, die Wirklichkeit („das Dasein") wird unmittelbar und eindeutig („das Dieses der Gegenwart") erfahren, die Möglichkeit der Selbstdistanzierung ist nicht gegeben. Die primitive Gegenwart haben Mensch und Tier gemeinsam. Erst in der entfaltenden Gegenwart wird der Unterschied zwischen Tier und Mensch sichtbar. In der entfalteten Gegenwart tritt die Person zu sich in ein selbstdistanziertes Verhältnis, was Schmitz als den Entstehungsmoment des personalen Subjekts bzw. der Person begreift. Schmitz selbst weist auf die Übereinstimmung mit Plessner hin: So kann die primitive Gegenwart mit der zentrischen Positionalität und die entfaltete Gegenwart mit der exzentrischen Positionalität gleichgesetzt werden (Schmitz 1980, 1 ff.).

chen Spüren verdeutlicht werden: Ein Jucken zwischen den Schulterblättern oder ein Ziehen in der Magengegend kann durch Lage- und Abstandsbeziehungen als Spüren an einem relativen Ort festgestellt werden – das Empfinden ist körperlich. Zugleich sind diese Empfindungen auch leiblich, weil sie unmittelbar am eigenen Leib gespürt werden.

Mit dem Ziel, die gespürte Erfahrung am absoluten Ort des Leibes beschreibbar zu machen, entwickelt Schmitz ein analytisches Schema mit dynamischen Kategorien, das „Alphabet der Leiblichkeit". Die Bauteile bzw. die Begriffe dieses Kategoriensystems lassen sich wie die Buchstaben des Alphabets so kombinieren, dass sich leibliche Regungen erfassen, miteinander in Beziehung setzen und eindeutig beschreiben lassen. Dazu schlägt Schmitz neun Begriffe vor, nämlich Enge, Weite, Richtung, Spannung, Schwellung, Intensität, Rhythmus, protopathische und epikritische Tendenz. Die Begriffspaare Enge und Weite, Spannung und Schwellung sowie protopathische und epikritische Tendenz bilden polare Gegensätze, aneinander gebundene, konkurrierende Tendenzen oder Impulse, die dialogisch aufeinander reagieren. Die Begriffe der protopathischen und epikritschen Tendenz entlehnt Schmitz dem Neurologen Henry Head, der diese zur Unterscheidung von Schmerzarten eingeführt hat. Die protopathische Tendenz beschreibt das „Dumpfe, Diffuse, verschwommen Ausstrahlende", während die epikritische Tendenz für das „Spitze, Scharfe" steht (Schmitz 2007, 22).

> „Leiblich sein heißt, zwischen reiner Enge und reiner Weite irgendwo in der Mitte zu sein und weder von Enge noch Weite ganz loszukommen, solange das bewusste Erleben dauert. Diese Mittellage beruht auf dem Ineinandergreifen zweier antagonistischer Tendenzen: der expandierenden Weitung und der sie hemmenden und die Leibesinseln zusammenhaltenden Engung. Miteinander bilden sie den vitalen Antrieb, gleichsam den Dampf, unter dem ein Mensch wie ein Kessel steht" (Schmitz 2007, 18, 19).

In diesem Zusammenhang bezeichnet Schmitz die Engung als Spannung und die Weitung als Schwellung, die Mischungen des grundlegenden leiblichen Kategorienpaares von Enge und Weite sind. Bei der Spannung liegt ein Übergewicht der Enge vor, bei der Schwellung ein Übergewicht der Weitung (ebd., 19). So dominiert die Engung beispielsweise bei Schreck oder gespannter Aufmerksamkeit, die Weitung bei tiefer Entspannung, bei Freude oder beim Einschlafen. Dabei ist die Engung im ständigen Lebensvollzug zu spüren, ist sie es doch, die den Leib als Einheit zusammenhält und verhindert, dass dieser in eine Vielzahl von Leibesinseln zerfällt.

Die wahrgenommene Qualität leiblichen Befindens, das sich immer zwischen den Polen der Enge und Weite bewegt, ist nach Schmitz maßgeblich von der „leiblichen Disposition" abhängig. Leibliche Dispositionen sind Grundstimmungen des leiblichen Befindens, sie machen das Lebensgefühl einer Person aus, d.h. sie bilden die grundlegende leiblich-affektive Anlage einer Person und formen deren Persönlichkeit (Schmitz 1992, 43). Das prägende Moment der Persönlichkeit ist jedoch nicht nur leiblich erfahrbar, sondern zugleich am Körper als Habitus, der im Sinne Bourdieus verstanden werden kann, wahrnehmbar. Es zeigt sich in der Mimik, Gestik, in der Körperhaltung und sonstigen individuellen körperlichen „Eigenarten“ (Schmitz 1992, 322). Nach Bourdieu ist Habitus ein Dispositionssystem sozialer Akteure, das gesellschaftlich und damit historisch bedingt und damit nicht angeboren ist und auf individuellen sowie kollektiven Erfahrungen beruht. Der Habitus „[…] gewährleistet die aktive Präsenz früherer Erfahrungen, die sich in jedem Organismus in Gestalt von Wahrnehmungs-, Denk- und Handlungsschemata niederschlagen“ (Bourdieu 1987, 101) und sich selbst in der Körperhaltung und -bewegung und sogar in der Art zu sprechen bemerkbar machen. Hier kommt zum Ausdruck, wie Situationen erlebt und Eindrücke realisiert werden. Die Verarbeitung von Erfahrungen und die Art und Weise, wie Erfahrungen gemacht werden, hängt nach Schmitz (1992) maßgeblich von der leiblich-affektiven Grundstimmung, der leiblichen Disposition ab. Die Wahrnehmung von Welt erfolgt somit zu einem beträchtlichen Teil über das Spüren, denn

> „[s]pürend orientiert man sich in seinem Leben, und das mindestens genauso oft und genauso zuverlässig wie durch rationale Überlegung“ (Gugutzer 2002, 98).

Spürend wird allerdings nicht nur der eigene Leib wahrgenommen, vielmehr auch das leibhaftige Gegenüber – den oder die anderen spürt man unmittelbar am eigenen Leib, wenn der Dialog der Impulse über den eigenen Leib hinausgreift. Es bilden sich übergreifende, „quasi-leibliche“ Einheiten, „[…] die die Struktur des Leibes gemäß dem Alphabet der Leiblichkeit […] besitzen, aber über den einzelnen eigenen Leib, den unmittelbaren Gegenstand des eigenleiblichen Spüren, hinausgehen“ (Schmitz 1992, 55). Schmitz nennt dies Einleibung und unterscheidet zwischen einseitiger Einleibung und wechselseitiger Einleibung. Um einseitige Einleibung handelt es sich dann, wenn z.B. die Suggestion eines Kinofilms es schafft, eine Person gefangen zu nehmen, zu fesseln, so dass sie sich vergisst und vom Sog der Geschichte mitgerissen wird. Bei einer Interaktion zwischen zwei oder mehreren Partnern – Schmitz nennt dies „echte Partnerschaft“ (Schmitz 1980a, 27) – liegt eine wechselseitige Einleibung vor. In der täglichen Begegnung, ob in Form eines Gesprächs oder einer Berührung, oder nur durch die einfache leibliche Anwesenheit, erhält ein Mensch über die Einleibung einen leiblich spürbaren Eindruck vom anderen, sei es nun der eisige Blick, der töten kann, oder die Faszination, die von einem Menschen ausgeht. Eigenleibliches Befinden ist somit nicht allein ein in sich ruhender Zustand, sondern kann sich ebenso mit dem Befinden des anderen verbinden. Dies bedeutet, dass

> „[...] die Interaktionspartner das, was sie vom anderen am eigenen Leib spüren, auf irgendeine Weise in ihr Handeln aufnehmen. Oftmals fungiert der spürbare Leib dabei als eine Art Sensor für die Verhaltensabstimmung zwischen den Akteuren, [...] die letztlich genau das meint, was etwa bei Mead und anderen Interaktionisten Perspektiven- oder Rollenübernahme heißt, nur dass diese nicht auf einer kognitiven, sondern auf einer leiblichen Ebene stattfindet“ (Gugutzer 2002, 107).

Die von Hermann Schmitz dargestellte leibliche Dynamik kann somit als Grundform aller Wahrnehmung und aller sozialer Kontakte bezeichnet werden. Entscheidend ist hier der Zusammenhang, den Schmitz in der Verbindung von leiblichen Dispositionen und Gefühlen zieht. Für Schmitz sind Gefühle „[...] räumlich, aber ortlos ergossene Atmosphären“ (Schmitz 2007, 23), die den Menschen als eine Art „randlos ergossenes Klima“ umgeben und sich je nach Empfänglichkeit (leiblicher Disposition) als „[...] ein am eigenen Leibe [unterschiedlich] spürbares Betroffensein von der ergreifenden Macht des atmosphärischen Gefühls“ (Schmitz 1996, 28; Einfüg. durch C.S.) bemerkbar machen. So lässt sich das Fühlen der Atmosphären mit dem klimatischen Spüren, dem Spüren einer Sphäre oder eines Mediums vergleichen, das zwischen den Menschen liegt. In der Angst wird sie als Bedrohung erlebt, in der Trauer als düster und lastend, in der Freude als erhebend oder tragend.

> „Durch leibliche Kommunikation und Sensibilität der Gefühle als ergreifende Mächte ist der Leib der Herd aller Resonanz und Initiative, sogar noch bei der Person, die auch in entfalteter Gegenwart nur durch ihre Leiblichkeit offen wird für das, was betroffen macht und Gestaltungskraft weckt; daher ist es wichtig, die Verdrängung des Leibes bis zum Verschwinden aus der Besinnung in der dominanten europäischen Intellektuellenkultur mit ihrem Körper-Seele-Dualismus zu korrigieren“ (Schmitz 1996, 29).

Mit Hermann Schmitz leibphilosophischem Konzept erweitert sich die Perspektive auf die menschliche Existenzweise, auf die des spürenden Leibes und zwar dergestalt, dass mit dem Begriff der Leiblichkeit etwas Eigenständiges oder auch Eigenartiges angesprochen wird, das sich von den aus der Objektperspektive wahrnehmbaren Eigenschaften des Körpers unterscheidet. Jäger beschreibt diese Eigenständigkeit oder „Eigensinnigkeit“ in dreifacher Weise:

> „Erstens finden auf der Ebene der Leiblichkeit Wahrnehmungen statt, die nicht über die fünf Sinne vermittelt werden. Zweitens eröffnet der Begriff des Leibes die Perspektive auf einen eigenen Bereich, der nicht mit dem Bereich des objektivierten Körpers identisch ist. Und drittens sind Wahrnehmungen auf der leiblichen Ebene unmittelbar und unwillkürlich, denn sie entziehen sich der Vernunft und dem Willen des Selbst, sie finden auf der Ebene des Hier-Jetzt statt, von der sich das erlebende

> Selbst nicht ohne weiteres distanzieren kann. Das, was auf der leiblichen Ebene abgesichert wird, erscheint dem Selbst aufgrund der Unmittelbarkeit als unveränderbar“ (Jäger 2004, 62).

Das menschliche Leben ist nicht nur unausweichlich im Organischen, im körperlichen Leib fundiert, sondern auch dadurch bestimmt. Leiblichkeit steuert „eigensinnig“ unsere Wahrnehmungen und Handlungen, lässt unsere „gespürte“ Sicht auf die Welt und auf unser leibliches Gegenüber, sei es der/die LebenspartnerIn, der/die PatientIn oder der/die LehrerIn, als wahr und unumstößlich erscheinen. Wie die erlebte Wirklichkeit im Hier-Jetzt wahrgenommen wird, bestimmt nicht zuletzt die leibliche Disposition, das Lebensgefühl der betroffenen Person. Die leibliche Disposition ist nach Schmitz jedoch nicht starr und unveränderlich, im Gegenteil sie ist wandelbar. Die Wandelbarkeit hängt dabei hauptsächlich von sozialisatorischen Bedingungen, gesellschaftlichen Einflüssen und sozialen Interaktionen ab (Schmitz 1992, 317 ff.). So kann mit dem Begriff der leiblichen Disposition der Leib als ein Ort verstanden werden, an dem das Soziale, das Kulturelle – an dem eine biographisch gewonnene Aufschichtung von Erfahrungen als historische Reaktionsbasis – wirksam und als „passive Leiberfahrung“ (Lindemann 1992, 331) spürbar wird. Damit ist eine Grenze zwischen Natur und Kultur am Schmitz'schen Leibbegriff schwer festzumachen, sie bleibt unbestimmbar.

> „Was in dieser künstlich vermittelten natürlichen Unmittelbarkeit auf das Konto von instinktiven und was auf das von kulturellen Antrieben geht, ist kaum mehr auszumachen. Als naturhaft wäre allein die Struktur der Umweltbeziehung, aber nicht ein besonderer Inhalt zu beschreiben“ (Lindemann 1993, 30).

Wie am Leib gesellschaftliche und soziale Konstruktionen wirksam werden, ihm seine biographisch erworbene kulturelle Formung geben und wie eine Wechselwirkung von Körper und Leib gedacht werden kann, zeigt das Verschränkungskonzept von Gesa Lindemann.

1.4 Körper und Leib ein Verhältnis wechselseitigen Bedeutens – Gesa Lindemann

Ausgehend von der Überlegung, dass „[k]onstruktivistische Annahmen […] in den letzten Jahren sowohl in der Wissenschaftsforschung als auch in der Geschlechterforschung zu einer Radikalisierung geführt [haben], die es grundsätzlich problematisch gemacht hat, überhaupt noch zwischen sozialer bzw. kultureller Konstruktion und ihr vorausgesetzten natürlichen Gegebenheiten zu unterscheiden“ (Lindemann 1999, 146), geht Lindemann der zentralen Frage nach, inwieweit der körperliche Leib ganz und gar als gesellschaftlich und sozial konstruiert zu begreifen ist, ohne die wesentliche Dimension der Materialität zu übersehen. Gesa Lindemann verbindet dazu die theoretischen Ansätze von Plessner und Schmitz und ergründet aus einer sozialwissenschaftlichen Perspektive heraus das Verhältnis von Körper und Leib– der Verschränkung von Körperwissen und Leiberfahrung. Sie möchte allerdings den Begriff der Verschränkung dahingehend differenziert wissen, „dass er sich auf den Körper, der allen alltäglich zugänglich ist, beziehen kann" (Lindemann 1999, 159). Notwendig wird diese Differenzierung, da über den Körper verschiedene Wissenskontexte und Sinnbezüge existieren. Einerseits ist Körper der von der Naturwissenschaft und ihren Methoden erforschte Gegenstand (Körperhaben oder „Dingkörper") und andererseits der uns alltäglich begegnende Körper (Körpersein oder „Körper"), dessen Wahrnehmung in andere Sinnbezüge eingelassen ist. „Dingkörper und Körper meinen zwar den gleichen Gegenstand, aber in verschiedenen Wissenskontexten" (Lindemann 1999, 156), wobei Lindemann einräumt, dass die unterschiedlichen Wissenskontexte, die zum einen über den naturwissenschaftlich behandelten Körper und zum anderen über den alltäglich wahrgenommenen Körper existieren, schlecht voneinander getrennt werden können. Die von der Wissenschaft entwickelten Vorstellungen über den Körper, allen voran die der Medizin, haben direkten Einfluss auf die alltägliche Wahrnehmung des Körpers[12]. Lindemann distanziert sich jedoch von naturwissenschaftlichen, aber auch von sozialwissenschaftlichen Wissenskonzepten, in deren Rahmen ein Wissensdiskurs über den Körper formuliert wird. Sie wendet sich dem Leib und der Leib-Umweltbeziehung zu. Beide bleiben einer naturwissenschaftlichen oder diskurstheoretischen Zugangsweise im Sinne Foucaults verschlossen, da sie über deren Methodenrepertoire rational und sprachlich kaum zu erfassen sind. Lindemanns zentrales Interesse liegt in der Erfassung des Bedeutungsverhältnisses zwischen alltäglich begegnendem Körper und Leib, womit das am eigenen Körper/Leib Wahrzunehmende, zu Spürende und zu Fühlende in den Vordergrund rückt.

> „Dabei ergeben sich folgende Schwierigkeiten: Einerseits wird in diesem Konzept der Leib als Bedeutungsträger verstanden und andererseits als Bedeutung, wobei das

12 Wie sehr die Wissenschaft auf das alltägliche Verständnis des Körpers Einfluss hat, lässt sich mit Foucaults Arbeiten zur Geburt der Klinik zeigen (Foucault 2005 a). Barbara Duden machte die Bedeutung (natur)wissenschaftlicher Körperdefinitionen für den alltäglichen Umgang mit Körper anhand der Analyse des Frauenalltags deutlich. So vertrauen Schwangere nicht mehr ihrem leiblichen Befinden, sondern benötigen medizinische Techniken wie den Ultraschall, um über den Zustand ihres eigenen Körpers diagnostisch aufgeklärt zu werden. Es gilt sogar als verantwortungslos, wenn Frauen ihre Schwangerschaft ausschließlich nach ihrem leiblichen Spüren beurteilen (Duden 2002).

> Bedeutungsverhältnis, insofern der Körper den Leib bedeutet, zugleich normativ ist. Der Körper bedeutet den Leib, indem er dem Leib bedeutet, wie er zu sein hat“ (Lindemann 1999, 167).

Doch wie kann der Leib etwas bedeuten? Zur Beantwortung der Frage vergleicht Lindemann zunächst das Leibverständnis Schmitz‘, dessen Werk sie als phänomenologische Weiterentwicklung von Plessners Leibverständnis interpretiert, mit der Jakobson‘schen Phonologie (1971). Jakobson ordnet in seiner zeichentheoretischen Perspektive die einzelnen Phoneme auf ein System von Gegensätzen.

> „Die Laute werden zu Phonemen, indem sie mit einem System von Oppositionen überzogen werden, und in der Sprache sind nur Laute zugelassen, die in dieses System integriert sind. Problemlos identifizierbare und reproduzierbare Bedeutungsträger sind Phoneme nur als Bestandteil dieses systematischen Zusammenhangs“ (Lindemann 1999, 168).

Schmitz und Jakobson weisen ihren Phänomenen, dem Leib und den akustischen Zeichen, eine Struktur zu, die durch das strukturierende System von Gegensätzen ihre Form erhält. Lautliche Zeichen formen zwar einen bedeutungstragenden Stoff oder Materie, aber bringen sie als solche nicht hervor. Im Unterschied hierzu existieren leibliche Zeichen nur „[…] in und durch die den Leib strukturierenden Gegensätze. Diese sind zugleich der Stoff und die Form des Leibes“ (Lindemann 1999, 168). Zudem kennt das phonologische System der Gegensätze nur relative Werte, das einem System der Orte entspricht und seine Festlegung nur in anazyklisch wechselseitigen Beziehungen erwirbt. Die konstituierenden Gegensätze des Leibes (zentrale Gegensatzpaare sind wie bereits beschrieben „Enge“ und „Weite“) markieren jedoch einen absoluten Ort. Trotz der beschriebenen Unterschiede ist für Lindemann nun folgende Erkenntnis bedeutsam: Der Leib ist als strukturierte Materie dazu geeignet, in Bedeutungsrelationen integriert zu werden und „auch den Leib umfassend als einen gesellschaftlich geformten zu beschreiben, und zwar auch in den Dimensionen, die traditionell als die „natürlichsten“ oder „kreatürlichesten“ gelten: die Bereiche, in denen der Leib zuständlich gespürt wird“ (Abraham 2002, 100). Diese Integration kann auf zweifache Weise geschehen, einmal als „ein Verweis leiblicher Phänomene auf sich selbst“ und ein anderes Mal als „ein Verweis leiblicher Phänomene auf den Körper“ (Lindemann 1999, 169). In der erstgenannten Bedeutungsbeziehung werden leibliche Erfahrungen in ihrer zeitlichen Strukturierung als Erfahrungssequenzen gedeutet und mit Bedeutung belegt. So wird beispielsweise ein leichtes Spannungsgefühl im Nacken oder ein Augenflimmern als der Beginn einer zukünftig zu erleidenden Migräne interpretiert. Die zweite Bedeutungsrelation, die Lindemann am Beispiel der Gebärmutter (Lindemann 1999) und an der Geschlechterordnung (Lindemann 1995) analysiert, ist im Verhältnis von

Leibsein und Körperhaben fundiert. Nach Lindemanns Untersuchungen verbindet die Person, die sich leiblich spürt, die gemachten Erfahrungen mit dem Körper, den sie hat. Dies setzt jedoch voraus, dass Leib und Körper in einem wechselseitigen Bedeutungsverhältnis stehen. Dabei ist entweder der Leib oder besser gesagt die Leibesinsel der Bedeutungsträger und die körperliche Gegebenheit die Bedeutung oder umgekehrt der Körper ist Bedeutungsträger, der anzeigt, wie der Leib gespürt wird. Dieser Umstand soll nun beispielhaft mit Lindemanns Darstellung der „wandernden Gebärmutter" verdeutlicht werden (Lindemann 1999, 169 ff.). Die Vorstellung von einer „wandernden Gebärmutter" war in der Alltagswelt der Menschen bis in das 16. Jahrhundert weit verbreitet, obwohl sie von den medizinischen Experten immer wieder bestritten wurde (dazu Laqueur 1992, 127 ff.). Die leibliche Erfahrung einer wandernden Leibesinsel, die in Verbindung mit dem Wissen um die Existenz einer Gebärmutter auf die Anwesenheit der Gebärmutter deutete, ließ die Gebärmutter als körperliche Nomadin für lange Zeit als unhintergehbare Wirklichkeit erscheinen. Als wirklich bezeichnet Lindemann das, was Individuen in ihrer leiblichen Verfassung in bestimmten Situationen dadurch als wirklich erfahren, dass es sich in ihren leiblichen Empfindungen niederschlägt, ohne sich davon in ihrer Hier-Jetzt-Stellung distanzieren zu können (Lindemann 1994, 138 ff.). Erst mit der weitgehenden Verbreitung anatomischer Abbildungen seit dem 16. Jahrhundert verschwand diese Auffassung.

> „Die wandernde Gebärmutter wäre demnach als eine Leibesinsel zu verstehen, als ein Areal des gespürten körperlichen Leibes, dessen Örtlichkeit absolut ist. In diesem Sinne kann es das Phänomen geben, dass sich eine Region des gespürten Leibes deutlich verschiebt und dabei auch durch andere Regionen des körperlichen Leibes wandert. Die Modifikation der Struktur des körperlichen Leibes als wandernde Gebärmutter zu verstehen, setzt aber wie gesagt voraus, dass Leib und Körper in einem Bedeutungsverhältnis stehen. In diesem Fall ist die Leibesinsel der Bedeutungsträger und die körperlich feststellbare Gebärmutter die Bedeutung" (Lindemann 1999, 171).

Im zweiten Fall verläuft die Bedeutungsrelation in die umgekehrte Richtung, was zudem auf die Funktion der erst genannten Bedeutungsrelation verweist. So weist der Körper einer weiblichen Person daraufhin, eine fixierte Leibesinsel „Gebärmutter" als einen Bestandteil ihres körperlichen Leibes zu spüren bzw. spüren zu können. Das Wissen über die visuelle Gestalt des Körpers vermittelt zwischen Körper und Leib. So macht das Verschwinden der wandernden Gebärmutter die Notwendigkeit bzw. die Mächtigkeit des visuellen Körperwissens deutlich. Das Sehen anatomischer Körperbilder, das die Ordnung der Organe im Körper vergegenwärtigte, war überzeugender als nur davon zu hören und der

Leib wurde mit der Annahme der neuen Form zu etwas anderem – die Gebärmutter europäischer Frauen wurde „sesshaft“ (ebd., 172).

> „Der Körper, den ich habe, bedeutet die Form des körperlichen Leibes, und er bedeutet dem körperlichen Leib, welche Form er haben sollte“ (Lindemann 1999, 172).

Der Leib kann nur mit Bezug auf ein Wissen, das nicht ausschließlich als mentales Wissen begriffen werden muss, erfahren werden. So erleben wir den Leib, der wir sind, als den Körper den wir haben. Damit nimmt der Begriff der Verschränkung Gestalt an: Das Selbst in der exzentrischen Position weiß, dass es einen Körper hat, der gemäß des jeweiligen historischen Wissens über den Körper begriffen wird. Die Leibempfindung folgt diesem Wissen, und das leibliche Selbst erfährt sich getreu dem Körper, den es hat (normierende Funktion des Körpers). Im Anschluss an die Verschränkungsthese, dem wechselseitigen Bedeuten von Körper und Leib, kann mit Lindemann der paradox anmutende Schluss gezogen werden: „Der Leib ist einerseits total natürlich, denn das Faktum der Strukuralität ist nicht auf eine Kultur relativ; andererseits ist der Leib aber total relativ auf die jeweilige Kultur, denn seine Form ist eine je historische, an der kein Substrat feststellbar ist, das sich diesseits von ihr befände“ (Lindemann 1999, 175). Somit sind sowohl der Körper als auch die leibliche Erfahrung sozial strukturiert – Körper und Leib haben eine Geschichte bzw. eine Biographie, die zwar einem Konstruktionsprozess folgt, aber durch das passive Eingebundensein des Menschen in das Feld leiblich als seine unhintergehbare, „natürliche“ Wirklichkeit erfahren wird und damit auch umgekehrt soziale Realität leiblich-affektiv bestimmt (Lindemann 1992, 331). Oder mit den Worten von Anke Abraham:

> „Gefühle und das passive Ausgeliefertsein an leiblich-affektive Zuständlichkeiten sind ein Regulativ sozialer Vorgänge und wirken in Prozessen der Interaktion und der Konstitution von Realität heftig mit“ (Abraham 2002, 104).

Mit Hilfe der theoretischen Bezüge wurden nicht nur Worte/Begriffe für den körperlich-leiblich fundierten Lebensvollzug des Menschen gefunden, sondern es wurde ebenfalls dessen Bedeutung für die Wahrnehmung und Deutung der erlebten Wirklichkeit herausgearbeitet. Der je individuelle, biographisch gewordene körperliche Leib ist maßgeblich an der Konstruktion der sozialen Wirklichkeit beteiligt und spielt somit auch in den Situationen eine bedeutende Rolle, in denen es gilt, Deutungen mit anderen auszuhandeln bzw. einen sinnverstehenden Zugang zum anderen zu finden – sei es in Schule und Unterricht oder in der beruflichen Praxis in der Zusammenarbeit mit anderen Menschen. Vor diesem Hintergrund wird nicht nur die Forderung verständlich, den körperlichen Leib der SchülerInnen in Unterrichtskonzeptionen mit einzubeziehen, vielmehr ebenso die Notwendigkeit, auch den körperlichen Leib in den bisher stark kognitiv ausgerichteten biographieorientierten Lehr-Lern-Arrangements mehr als bisher zu verankern. So ist, neben dem üblichen rationalen Zugang zum Verstehen, die leiblich-affektive Weise der Wirklichkeitserfassung und des Erkennens – die gelebte und verkörperte Wirklichkeit – zu beachten und in ihrem Gewordensein zu reflektieren. Die Ergebnisse dieses Kapitels fließen im folgenden Abschnitt mit ein und begründen die darin angestellten Überlegungen zu leiborientierten Lehr-Lern-Arrangements im Pflegeunterricht.

2. „Was der Leib gelernt hat": Überlegungen zu leiborientierten biographischen Lehr-Lern-Arrangements im Pflegeunterricht

Wird berufliche Bildung in Anlehnung an den Entwurf der kritisch-konstruktiven Didaktik nicht als kognitive Belehrung verstanden, sondern als aktiver Prozess der Erschließung von dinglicher und geistiger Wirklichkeit der beruflichen Lebenswelt und insofern auch der Integration von Einsichten, Erlebnissen und Erfahrungen der lernenden Subjekte (Klafki 1994, 20 ff.), lassen sich daraus die Anforderungen an bildungstheoretisch begründete Unterrichtskonzeptionen für das Berufsfeld Pflege entfalten und mit Bezug auf die Erkenntnisse zu Körper und Leib deutlich erweitern.

> „Bildung ist eine verantwortungsvolle Haltung zur Welt, zur Gesellschaft, zu sich selbst. Zur Bildung gehört die Reflexion der eigenen Wirklichkeitskonstruktion, das Bewusstsein der Relativität der eigenen Weltbilder, die Aufgeschlossenheit für fremde und neue Perspektiven, die Verantwortung für das eigenen Denken, ein Interesse an der Welt …" (Siebert 2005, 41).

Leiborientierte Lehr-Lern-Arrangements orientieren sich dabei an der Erkenntnis, dass der körperliche Leib die Wahrnehmung von Wirklichkeit bestimmt, Wirklichkeit das ist, „[…] was von leiblichen Individuen in ihrer Beziehung zum Feld je situativ als das erfahren wird, was sie hinnehmen müssen, dem sie sich nicht entziehen können" (Lindemann 1994, 140). Zudem nutzen sie den Leib als Erkenntnisquelle, bringen ihn zu Bewusstsein und schulen die Fähigkeit, sich derart auf Verstehensprozesse einzulassen, „[…] dass das „Hinunterspüren" am eigenen Leib […] sowie die Nutzung eines leiblich gebundenen Erfahrungswissens gelingen kann" (Abraham 2002, 194; Hervor. im Orig.). Denn das Verstehen des anderen setzt trotz der strukturellen Ähnlichkeit der Organisationsweise des menschlichen Leibes, die es erlaubt, sich von Gefühlen leiblich ergreifen zu lassen sowie sich in die Lage des Gegenüber zu versetzen und einzufühlen, beim eigenen leiblichen Ich an.

> „Das „Ich“ ist stets ein Anderer als das „Du“ und das spezifische Erleben des Anderen bleibt uneinholbar – es kann allenfalls in Annäherungen erfasst werden“ (Abraham 2002, 198).

Leitend ist in diesen Unterrichtskonzeptionen für die pflegeberufliche Bildung das Ziel, unterschiedliche Perspektiven, Deutungs- und Handlungsmöglichkeiten aller der an einer Pflegesituation Beteiligten zu verstehen und damit zu einer Verständigung und Urteilsbildung über die unterschiedlichsten Motive und Deutungszusammenhänge zu kommen, eben zu einem pflegespezifischen Fallverstehen bzw. zu einer reflexiven Könnerschaft (Darmann 2005, 331 ff.; 2005a, 658 ff.).

Verstehen wird aufgrund unserer körperlich-leiblichen Verfasstheit indessen nur möglich, wenn das zu Verstehende den eigenen Leib ergreift, in ihm etwas auslöst, am eigenen Leib erfahren wird. Es gilt „[…] sich persönlich verwickeln zu lassen, um mit sich selbst in Kontakt zu kommen“ (Seewald 1996, 89), den Unterrichtsinhalten „körperlich-leibliche“ Bedeutung zu geben. Voraussetzung dafür ist auf Seiten der Lehrenden wie der Lernenden einerseits die Anerkennung ihrer eigenen biographisch gewordenen Individualität und andererseits die Anerkennung der Individualität des anderen (Faux 2008, 49). Jedoch erst der sensible reflexive Kontakt zum eigenen leiblichen Selbst – dem Ich, ermöglicht den Zugang zum „Körper-/Leibwissen“, das uns meist unwillkürlich gegeben ist, und eröffnet dadurch einen Blick auf die biographisch gewonnene Aufschichtung von Erfahrungen, die unsere Erkenntnisprozesse steuern, den Blickwinkel bestimmen, unsere Handlungen lenken und der Art und dem Ausmaß des Verstehens die Richtung geben. Körper-/Leibwissen wird dann zum leiblich gebunden Erfahrungswissen als Voraussetzung zur reflexiven Könnerschaft, wenn es angeregt, gefördert und erweitert wird, wenn es geschult und in seinem lebensgeschichtlichen Gewordensein erkannt wird.

> „Dazu ist nicht nur die Aufmerksamkeit unserer eigenen Regungen nötig, sondern vor allem auch die Auseinandersetzung mit anderen „Gegenständen“. Der komplexeste und unergründlichste Gegenstand ist dabei der Mensch. Nur in Situationen konkreter, leibhaftiger Interaktion kann die „Spur“ eines Anderen aufgenommen werden und kann sich ein „Gespür“ dafür entwickeln, wie ähnlich, aber auch wie fremd mir der Andere ist“ (Abraham 2002, 199).

Die Entwicklung leiblichen Verstehens (leibgebundenen Erfahrungswissens) und dessen rekonstruktive Bearbeitung im schulischen Kontext fordern allerdings didaktisch-methodische Zugangsweisen, die LehrerInnen wie SchülerInnen die Rekonstruktion und Symbolisierung deutungsrelevanter Erlebnisse und der damit einhergehenden leiblich-affektiven Verfasstheit ermöglichen und die Erlebnisse im sozialen Unterrichtsprozess zur bewussten Erfahrung werden lassen. Grundsätzlich dürften sich all jene Methoden eignen, die die menschliche Körper-/Leiblichkeit als Lernmedium begreifen und dabei sinnliche Erfahrungen und Ausdrucksmittel fördern und zur Reflexion bringen, wie beispielsweise der erfahrungsbezogene Unterricht nach Scheller mit seinen unterschiedlichen Ausdrucks- und Symbolisierungsformen (Scheller 1987; 1998). Auf der Suche nach Verfahren und Wegen, „mit denen auch unbewusste und ausgegrenzte, abgewehrte, asozial und dysfunktional gewordene Vorstellungen, Wahrnehmungen und körperliche wie auch sprachliche Verhaltensmuster aktiviert und angeeignet werden können, ohne dass sie zum Gegenstand der Bewertung werden“ (Scheller 1998, 9), hat Scheller als besondere Symbolisierungsform das szenische Spiel als Unterrichtsmethode entwickelt. Ausgehend von der Erfahrung, dass Lernen in Szenen stattfindet, in die alle am Lernprozess Beteiligten mit ihrer gesamten Erlebniswelt eingebunden sind, werden im szenischen Spiel „[...] die körperlichen und sprachlichen Ausdrucks- und Verhaltensweisen bewusst aktivier[t] und als Inhalte und Potenziale in den Erkenntnisprozess mit einbe[zogen]“ (ebd., 13; Einfüg. durch C.S.).

> „Im szenischen Spiel werden den Personen und Situationen keine Bedeutungen zugeschrieben, sondern diese werden durch die Spielenden (wieder) erschaffen, gestaltet und dargestellt. Dabei aktivieren die Spieler eigene Vorstellungen, Erlebnisse, körperliche und sprachliche Handlungsweisen, handeln in der Rolle nach ihren Möglichkeiten und geben ihr dadurch Gestalt. Dabei können sie eigene, aber auch fremde Haltungsanteile in ihren Voraussetzungen und Wirkungen nachvollziehen und genauer verstehen. So können soziale Situationen und Dramen, die in Erlebnissen, Theorien, Geschichten, Bildern und Texten entworfen und interpretiert werden, szenisch rekonstruiert, mit eigenen Erlebnissen durchsetzt und unter Aktivierung der eigenen Wünsche, Übertragungen und Verhaltensmuster neu gedeutet werden, so dass sie in ihrer Entstehung, ihrem Verlauf und in der spezifischen Interpretation erfahrbar werden“ (Scheller 1998, 26).

Die Methode des szenischen Spiels verweist bereits in ihrer Intention auf das Feld der Biographiearbeit im pädagogischen Setting, das im weitesten Sinne als „angeleitete biographisch-narrative Kommunikation“ (Völzke 2005, 12) verstanden werden kann. Biographieorientierte Lehr-Lern-Arrangements vermögen die wirklichkeitssteuernden und handlungsleitenden leiblich verankerten und im Körper gespeicherten Erfahrungen wachzurufen und zur Reflexion zu bringen. So verstandene Biographiearbeit ermöglicht die eigene Begegnung des körperlich-leiblichen Selbst im Hier-Jetzt im Sinne einer Identitätsvergewisserung, die gleichzeitig mit der Wahrnehmung für das historische Eingebundensein/ Gewordensein einhergeht. Das Selbst kann durch den reflexiven Vollzug seiner

Exzentrizität im Sinne Plessners sein „Ich" entwickeln. Biographiearbeit bedeutet somit Selbstverwirklichung und Selbstwahrnehmung. Auf dieser Basis kann nicht nur die Annahme und Integration des Individuums in sein Umfeld, sondern auch leibliches Verstehen gelingen.

> „Biografiearbeit verändert die Erinnernden und die Zuhörenden. Menschen sind nicht mehr reduziert auf die oberflächliche Erscheinung der Gegenwart, sondern werden auch als Vergangene wahrgenommen. So kann Respekt entstehen. Dieser Respekt gründet sich nicht nur auf das Gelungene. Er bezieht das Misslungene ein. So kann allen an der Biografiearbeit Beteiligten deutlich werden, wie viel hätte werden können und nicht geworden ist, wie viel Leben verspricht, aber nicht einhält. Und wie reich es dennoch ist" (Ruhe 2007, 19).

Da viele Methoden der Biographiearbeit in therapeutischen Settings entwickelt wurden, müssen diese erst den pädagogischen Anforderungen und didaktischen Überlegungen angepasst werden, bevor sie als methodisches Instrumentarium eingesetzt werden können. Dabei sind Fragen nach der Zielgruppe ebenso entscheidend, wie die Frage, mit welcher biographischen Methode das körperlich-leibliche Gewordensein am besten zu rekonstruieren ist (zu Methoden der Biographiearbeit: Ruhe 2007, 20 ff.). Der bewusste Umgang mit narrativer Biographiearbeit im Unterricht birgt allerdings einige Herausforderungen für die initiierenden Pädagogen. Zunächst ist zu berücksichtigen, dass intensives „[...] Erzählen von möglicherweise belastenden Erlebnissen [...] den schleichenden Übergang der pädagogischen Situation in ein therapeutisches Setting nach sich ziehen [kann]" (Völzke 2005, 15; Einfüg. durch C.S.) und damit das genuin pädagogische Aufgabenfeld verlässt[13]. Der Prozess muss aufmerksam begleitet werden, um solche Situationen nicht entstehen zu lassen bzw. rechtzeitig auffangen zu können. Obendrein soll auch bei Zusammenbrüchen oder Retraumatisierungen professionelle therapeutische Hilfe zur Seite stehen (Koppermann/Schuster 2007, 763), ein Anspruch, der sich nur begrenzt oder gar nicht in die Institution Schule und das Bildungssystem einfügen lässt. Wird Biographiearbeit trotz der hier angedeuteten Risiken in den Unterricht integriert, muss die machtvolle Stellung der Lehrerin/des Lehrers und die damit einhergehende Asymmetrie der Kommunikationsstiuation bewusst reflektiert werden, um den SchülerInnen das (angst-)freie Reflektieren überhaupt erst ermöglichen zu können und sie vor Missbrauch zu schützen. Biographiearbeit gelingt vor allem, wenn der Unterricht als Erlebnis eines Dialogs verstanden wird, in dem die individuellen Prozesse der Persönlichkeitsentwicklung aller Beteiligten im Vordergrund stehen. Demnach verlangt der Einsatz der Biographiearbeit in der Schule

---

13 Hier sind vor allem auch an frühe körperliche Gewalterfahrungen und sexuelle Übergriffe zu denken.

nach Transparenz der Ziele und Vorgehensweisen, nach Vertrauen und gegenseitigem Respekt und nach dem Einverständnis aller – nach der gegenseitigen Anerkennung als lebensgeschichtlich gewordene Persönlichkeiten mit einem körperlichen Leib, der „eigensinnig" die Wahrnehmung der eigenen Wirklichkeit und die Wahrnehmung des anderen steuert.

Der gelebte körperliche Leib, der als Einheit von Leib-Sein und Körper-Haben die Personalität des Menschen hervorbringt und in seiner geschichtlichen Gewordenheit das Selbst, das Ich, die individuelle Person bestimmt, wird somit zu einer entscheidenden Kategorie der pflegerischen Ausbildung. Erst die Integration der „ganzen" Person in Lehr-Lern-Arrangements, die einen sinnverstehenden Zugang zum eigenen leiblich-körperlichen Ich anzubahnen beabsichtigen, eröffnet den Weg zum anderen in der pflegerischen Begegnung, der wiederum das ist, was sein Leib gelernt hat.

Literaturverzeichnis

Abraham, Anke (2002): Der Körper im biographischen Kontext. Ein wissenssoziologischer Beitrag. Opladen: Westdeutscher Verlag.

Berger, Peter L./Luckmann, Thomas (1996): Die gesellschaftliche Konstruktion der Wirklichkeit. Eine Theorie der Wissenssoziologie. Frankfurt am Main: Fischer.

Bourdieu, Pierre (2001): Meditationen. Zur Kritik der scholastischen Vernunft. Frankfurt am Main: Suhrkamp.

Bourdieu, Pierre (1987): Sozialer Sinn. Kritik der theoretischen Vernunft. Frankfurt am Main: Suhrkamp.

Bourdieu, Pierre (1976): Entwurf einer Theorie der Praxis auf der ethnologischen Grundlage der kabylischen Gesellschaft. Frankfurt am Main: Suhrkamp.

Böhme, Gernot (2003): Leibsein als Aufgabe. Leibphilosophie in pragmatischer Hinsicht. Die Graue Edition. Kusterdingen: SFG Fachverlage.

Böhme, Gernot (2002): Die Natur vor uns. Naturphilosophie in pragmatischer Hinsicht. Die Graue Edition. Kusterdingen: SFG Fachverlage.

Böhme, Gernot (1997): Die Phänomenologie von Hermann Schmitz als Phänomenologie der Natur? In: Böhme, Gernot/Schiemann, Gregor (Hrsg.): Phänomenologie der Natur. Frankfurt am Main: Suhrkamp, 133-148.

Bundesinstitut für Berufsbildung (BiBB) (2002): Berufsausbildung in der Altenpflege. Lernzielorientiertes Curriculum für praktische und schulische Ausbildung auf der Grundlage des Berufsgesetzes für die Altenpflege (AltPflG). Saarland, Bonn.

Butler, Judith (2003): Das Unbehagen der Geschlechter. Sonderausgabe zum 40-jährigen Bestehen der edition suhrkamp. Frankfurt am Main: Suhrkamp.

Darmann-Finck, Ingrid (2009): Interaktionistische Pflegedidaktik. In: Olbrich, Christa (Hrsg.): Modelle der Pflegedidaktik. München: Elsevier. 1-22.

Darmann, Ingrid (2005): Pflegeberufliche Schlüsselprobleme als Ausgangspunkt für die Planung von fächerintegrativen Unterrichtseinheiten und Lernsituationen. In: PrInterNet, 7 (6) 329-335.

Darmann, Ingrid (2005a): Professioneller Pflegeunterricht. In: PrInterNet, 7 (12) 655-663.

Duden, Barbara (2002): Entkörperungen in der Moderne – Zur Genese des diagnostischen (Frauen-)Körpers zwischen Nachkrieg und heute. In: Kuhlmann, Ellen/Kollek, Regine (Hrsg.): Konfigurationen des Menschen. Biowissenschaften als Arena der Geschlechterpolitik. Opladen: Leske + Budrich, 121-133.

Elias, Norbert (1997): Über den Prozess der Zivilisation. Soziogenetische und psychogenetische Untersuchungen. 2 Bde. Erstausgabe 1939. Frankfurt am Main: Suhrkamp.

Faux, Robert B. (2008): Authentisches Unterrichten und Lernen: In einer Schulklasse sein. In: Kraus, Anja (Hrsg.): Körperlichkeit in der Schule. Aktuelle Körperdiskurse und ihre Empirie. Band 1. Oberhausen: Athena.

Foucault, Michel (2007): Die Ordnung des Diskurses. Frankfurt am Main: Fischer, 10. Auflage.

Foucault, Michel (2005): Archäologie des Wissens. Frankfurt am Main: Suhrkamp, Nachdruck der 1. Auflage.

Foucault, Michel (2005a): Die Geburt der Klinik. Eine Archäologie des ärztlichen Blicks. Frankfurt am Main: Fischer, 7. Auflage.

Foucault, Michel (1994): Überwachen und Strafen. Die Geburt des Gefängnisses. Frankfurt am Main: Suhrkamp.

Fuchs, Thomas (2000): Leib, Raum, Person. Entwurf einer phänomenologischen Anthropologie. Stuttgart: Klett-Cotta.

Geisler, Linus S. (1996): Das Verschwinden des Leibes. In: UNIVERSITAS, 51 (598) 386-397.

GNP, Gesellschaft für Neue Phänomenologie e.V. (o.J.): Was ist Neue Phänomenologie? URL: www.gnp.online.de (07.08.2009).

Greb, Ulrike (2003): Identitätskritik und Lehrerbildung. Ein hochschuldidaktisches Konzept für die Fachdidaktik Pflege. Frankfurt am Main: Mabuse-Verlag.

Gugutzer, Robert (2004): Soziologie des Körpers. Bielefeld: transcript.

Gugutzer, Robert (2002): Leib, Körper und Identität. Eine phänomenologisch-soziologische Untersuchung zur personalen Identität. Opladen: Westdeutscher Verlag.

Haneberg, Björn (1995): Leib und Identität. Die Bedeutung der Leiblichkeit für die Bildung der sozialen Identität. Erziehung, Schule und Gesellschaft. Band 6. Würzburg: Ergon.

Heidegger, Martin (2006): Sein und Zeit. Tübingen: Niemeyer, 19. Auflage.

Holzapfel, Günther (2002): Leib, Einbildungskraft, Bildung. Nordwestpassagen zwischen Leib, Emotion und Kognition in der Pädagogik. Bad Heilbrunn: Verlag Julius Klinkhardt.

Jäger, Ulle (2004): Der Körper, der Leib und die Soziologie. Entwurf einer Theorie der Inkorporierung. Königstein/Taunus: Ulrike Helmer Verlag.

Jakobson, Roman (1971): Selected Writings. Phonological Studies. Bd. 1. The Hague: Mouton.

Klafki, Wolfgang (1994): Neue Studien zur Bildungstheorie und Didaktik. Zeitgemäße Allgemeinbildung und kritisch-konstruktive Didaktik. Weinheim: Beltz, 4. Auflage.

Koppermann, Carola/Schuster, Sabine (2007): „Neue Aspekte in der Biographiearbeit" oder „Braucht es Krisen zur Entwicklung". Theoretische Anregungen und Methoden aus verschiedenen Arbeitsbereichen. In: PrInterNet, 9 (12) 758-766.

Laqueur, Thomas (1992): Auf dem Leib geschrieben: Die Inszenierung der Geschlechter von der Antike bis Freud. Frankfurt am Main u.a.: Campus.

Lindemann, Gesa (1999): Zeichentheoretische Überlegungen zum Verhältnis von Körper und Leib. In: Barkhaus, Annette/Mayer, Matthias/Roughley, Neil/Thürau, Donatus (Hrsg.): Identität. Leiblichkeit. Normativität. Neue Horizonte anthropologischen Denkens. Frankfurt am Main: Suhrkamp. 2. Auflage, 146-175.

Lindemann, Gesa (1999a): Bewusstsein, Leib und Biographie. Biographische Kommunikation und die Verkörperung doppelter Kontingenz. In: Alheit, Peter/Dausien, Bettina/Fischer-Rosenthal, Wolfram/Keil, Annelie (Hrsg.): Biographie und Leib. Gießen: Psychosozial Verlag, 44-72.

Lindemann, Gesa (1995): Geschlecht und Gestalt. Der Körper als konventionelles Zeichen der Geschlechterdifferenz. In: Pasero, Ursula/Braun, Friederike (Hrsg.): Konstruktion von Geschlecht. Pfaffenweiler: Centaurus, 115-142.

Lindemann, Gesa (1994): Die Konstruktion der Wirklichkeit und die Wirklichkeit der Konstruktion. In: Wobbe, Theresa/Lindemann, Gesa (Hrsg.): Denkachsen. Zur theoretischen und institutionellen Rede vom Geschlecht. Frankfurt am Main: Suhrkamp, 115-146.

Lindemann, Gesa (1993): Das paradoxe Geschlecht: Transsexualität im Spannungsfeld von Körper, Leib und Gefühl. Frankfurt am Main: Fischer.

Lindemann, Gesa (1992): Die leiblich-affektive Konstruktion von Geschlecht. Für eine Mikrosoziologie des Geschlechts unter der Haut. In: Zeitschrift für Soziologie, 21 (5) 330-346.

Ministerium für Arbeit, Gesundheit und Soziales des Landes Nordrhein-Westfalen (2003): Richtlinie für die Ausbildung in der Gesundheits- und Krankenpflege sowie der Gesundheits- und Kinderkrankenpflege. Autorin: Uta Oelke, 1998. Überarbeitet von Gertrud Hundenborn, Cornelia Kühn, 2003.

Oelke, Uta/Menke, Marion (2002): Gemeinsame Pflegeausbildung. Modellversuch und Curriculum für die theoretische Ausbildung in der Alten-, Kranken- und Kinderkrankenpflege. Hrsg. Von DiCV Essen. Bern u.a.: Verlag Hans Huber.

Overlander, Gabriele (2001): Die Last des Mitfühlens: Aspekte der Gefühlsregulierung in sozialen Berufen. Frankfurt am Main. Mabuse-Verlag, 4. Auflage.

Plessner, Helmuth (1975): Die Stufen des Organischen und der Mensch. Berlin: de Gruyter.

Ruhe, Hans Georg (2007): Methoden der Biografiearbeit. Lebensspuren entdecken und verstehen. Weinheim u.a.: Juventa, 3. Auflage.

Scheller, Ingo (1998): Szenisches Spiel. Handbuch für die pädagogische Praxis. Berlin: Cornelsen.

Scheller, Ingo (1987): Erfahrungsbezogener Unterricht. Frankfurt am Main: Scriptor, 2. Auflage.

Schmitz, Hermann (2007): Der Leib, der Raum und die Gefühle. Bielefeld: Edition Sirius.

Schmitz, Hermann (1996): Der Leib. In: Schweighofer, Cyriak (Red.): Goldegger Dialoge. Der befreite Körper – Lust und Last. Goldegg: Eigenverlag Kulturverein Schloss Goldegg, 15-29.

Schmitz, Hermann (1992): Leib und Gefühl. Materialien zu einer philosophischen Therapeutik. Paderborn: Junfermann. 2. überarb. und erweit. Aufl.

Schmitz, Hermann (1980): System der Philosophie. Die Person. Bd. 4. Bonn: Bouvier Verlag.

Schmitz, Hermann (1980 a): System der Philosophie. Die Aufhebung der Gegenwart. Bd. 5. Bonn: Bouvier Verlag.

Schmitz, Hermann (1965): System der Philosophie. Der Leib. Bd. 2, 1. Bonn: Bouvier Verlag.

Seewald, Jürgen (2007): Der Verstehende Ansatz in Psychomotorik und Motologie. Unter Mitarbeit von Andrea Noe. München: Ernst Reinhardt Verlag.

Seewald, Jürgen (1996): Zur Diskussion gestellt. Motologie im Fernstudium? Über Erfahrungen in der motologischen Lehre. In: Motorik 19, (2) 87-89.

Siebert, Horst (2005): Pädagogischer Konstruktivismus. Lernzentrierte Pädagogik in Schule und Erwachsenenbildung. Weinheim: Beltz, 3. überarb. und erweit. Auflage.

Soentgen, Jens (1998): Die verdeckte Wirklichkeit. Einführung in die Neue Phänomenologie von Hermann Schmitz. Bonn: Bouvier Verlag.
Völzke, Reinhard (2005): Erzählen – Brückenschlag zwischen Leben und Lehren. In: SozialExtra, 29 (11) 12-15.

Fachdidaktische und methodische Aspekte biographischen Lernens im Pflegeunterricht

Ingrid Darmann-Finck

Einleitung

Biographien sind das eigene Leben betreffende soziale Selbstbeschreibungen oder Selbstpräsentationen (Fischer-Rosenthal/Rosenthal 1997; zur Biographieforschung in der Pflege Sander 2005; 2006). Biographie als gelebtes Leben konstituiert sich in einem dialektischen Verhältnis der lebensgeschichtlichen Erlebnisse und Erfahrungen der Subjekte einerseits sowie der impliziten und expliziten gesellschaftlichen Normen andererseits (Fischer-Rosenthal/Rosenthal 1997, 412). Die erzählte Biographie bildet die geschehenen Lebensentscheidungen nicht ab, sie ist vielmehr eine Konstruktion und entsteht in Auseinandersetzung mit dem Vergangenen und dem, was zukünftig erwartet oder erhofft wird. Mit dem Ziel, Kontinuität und Identität zu sichern, erfolgt die Erinnerung (um-) deutend und selektierend. Indem dem Leben und seinen unterschiedlichen Ereignissen (z.B. einer chronischen Erkrankung) durch die erzählte Biographie Sinn verliehen wird, ermöglicht sie dem erzählenden Subjekt Reflexion und Orientierung. Zugleich kann die erzählte Biographie dem Außenstehenden, also z.B. einem/einer ForscherIn oder einer Pflegeperson, Anhaltspunkte über die Perspektive der Subjekte auf reale historische Ereignisse und Bedingungen und über deren Verarbeitung geben. Wie Alheit/Herzberg (in diesem Band) festhalten, ist jedes Lernen als biographischer Prozess zu verstehen. Lern- bzw. Bildungsangebote treffen auf ein biographisches geprägtes Vorverständnis, von dem es wesentlich abhängt, wie die Lernenden das Angebot nutzen. In der Interaktionistischen Pflegedidaktik (Darmann-Finck 2010, 152 ff.) wird dieser „Hintergrund und Horizont von Bildungsprozessen" (Alheit/Herzberg ebd.) durch den bildungstheoretischen Rahmen der Bildungsgangdidaktik aufgegriffen. Für die Lehrenden resultiert daraus die Anforderung, die Lernenden in ihrer Andersartigkeit anzuerkennen und für ihre unterschiedlichen Bedeutungszuschreibungen jeweils den Horizont erweiternde Impulse zu entwickeln (Meyer 2008). Der vorliegende Beitrag legt seinen Schwerpunkt nicht auf diesen bildungstheoretischen Rahmen, sondern fokussiert die Biographie als Unterrichtsgegenstand. Dabei erfolgt das Lernen anhand der (Wieder-)Aneignung eigener biographischer Erfahrungen, deren Deutung und Reflexion oder der Initiierung, Deutung und Rekonstruktion der biographischen Erfahrungen anderer, in erster Linie zu Pflegender. Während Ersteres auf Selbstverstehen, Identitätsbildung und ein Bewusstsein von der Konstruktivität der Biographie abhebt, steht bei Letzterem die Aneignung von Fremdverstehen und Empathie im Mittelpunkt. Im Folgenden werden die Ziele des biographischen Lernens fachdidaktisch differenziert (1. Kapitel) und anschließend Methoden erörtert, die bei der Förderung der biographischen Selbstreflexion (2. Kapitel) bzw. des Fremdverstehens (3. Kapitel) zur Anwendung kommen können. Abschließend werden die Potenziale und Grenzen biographieorientierten Lernens markiert (4. Kapitel). Das Augenmerk dieses Artikels liegt auf dem Lernort Schule.

1. Biographisches Lernen im Spiegel der Interaktionistischen Pflegedidaktik

Pflegedidaktische Modelle, wie die Interaktionistische Pflegedidaktik (Darmann-Finck 2010), dienen den LehrerInnen als wissenschaftlich fundierte Orientierungsrahmen bei der Vorbereitung, Durchführung und Auswertung von Unterricht in den verschiedenen Lernorten. In der Interaktionistischen Pflegedidaktik stellt die pflegedidaktische Heuristik ein Instrument dar, mit dessen Hilfe LehrerInnen Bildungsziele und -inhalte identifizieren, auswählen, begründen und evaluieren können. Die Heuristik verknüpft drei Zieldimensionen des Pflegeunterrichts mit vier Perspektiven und gelangt auf diese Weise zu zwölf Kategorien (wobei die Spalten der Heuristik auch noch erweitert werden können) (Abb. 1). In seiner Variante der Arbeit an der eigenen Biographie der Lernenden (und damit der Pflegenden) mit dem Ziel der biographischen Selbstreflexion lässt sich das biographieorientierte Lernen der Perspektive „Pflegende“ zuordnen, die Untersuchung der Biographie anderer (der zu Pflegenden) mit dem Ziel des Fremdverstehens ist in der Perspektive „PatientIn/Angehörige“ aufgehoben. Da es beim biographieorientierten Lernen im Wesentlichen um Verstehen und Reflexion des Verstandenen geht, sind die Zieldimensionen des praktischen und emanzipatorischen Erkenntnisinteresses (s. markierte Felder in der Heuristik) angesprochen. Die pflegerischen Konzepte z.B. der Dialogischen Biographiearbeit oder des biographischen Assessments sind in die Spalte „Pflegerisches Handeln“ und, zumal es sich um theoretische Konzepte handelt, in die Zeile des technischen Erkenntnisinteresses einzufügen. Die reale Durchführung eines Interviews ist Gegenstand des praktischen Erkenntnisinteresses. Die mit dem biographischen Lernen verbundenen Ziele und Inhalte sollen im Folgenden anhand der pflegedidaktischen Heuristik konkretisiert werden, wobei der Fokus auf den Perspektiven der „Pflegenden“ und der „PatientInnen/Angehörigen“ liegt.

Zielebene:	Pflegende	PatientIn / Angehörige	Institution / Gesundheitssystem	Pflegerisches Handeln
Technisches Erkenntnis-interesse	Erklären von Pflegenden-verhalten und Ableiten von instru-mentellen Lösungen für die Proble-me/„Krisen" der Pflegen-den	Erklären des Pa-tientenverhaltens und Ableiten von instrumen-tellen Lösungen für die (Selbst-) Pflegeaufgaben von PatientInnen bzw. die Fremd-pflegeaufgaben der Angehörigen	Erklären und Ablei-ten von instrumen-tellen Lösungen für die Aufgaben der Institution und des Gesundheitssy-stems	Erklären und Ablei-ten von instrumentel-len Lösungen im Hinblick auf die Un-terstützung der Pa-tientin/des Patienten bei seinen Selbst-pflegeaufgaben
Praktisches Erkenntnis-interesse	Verstehen der und Ver-ständigung über die ei-genen bio-graphisch geprägten In-teressen, Ge-fühle, Moti-ve und Werte	Verstehen der und Verständi-gung über die biographisch ge-prägten Interes-sen, Gefühle, Motive und Werte der Pati-entin/des Patien-ten	Verstehen der und Verständigung über die Interessen und Motive der Institu-tion/des Gesund-heitswesens	Fallverstehen/ Urteilsbildung und Kommunikation
Emanzipa-torisches Erkennnis-interesse	Aufdecken von gesell-schaftlich geprägten inneren Kon-flikten der Pflegenden	Aufdecken von gesellschaftlich geprägten inne-ren Konflikten der PatientInnen	Aufdecken von ge-sellschaftlichen Widersprüchen in der Institution/im Gesundheitssystem	Aufdecken von wi-dersprüchlichen Strukturgesetzlich-keiten pflegerischen Handelns

Abb. 1: Pflegedidaktische Heuristik

Perspektive „Pflegende": Ziel der Pflege ist es, zu Pflegende bei der Kompensation ihrer Selbstpflegeerfordernisse und -bedürfnisse so zu unterstützen, dass deren Autonomie weitgehend erhalten bleibt und (lebensgeschichtlich geprägte) Situationsdeutungen sowie die darin enthaltenen Motive und Strategien berücksichtigt werden. Die Umsetzung dieses Anspruchs ist deswegen eine Herausforderung, weil Pflegekräfte nicht nur als Rollenträger, sondern als ganze Personen mit ihren eigenen biographischen Bezügen in Pflegesituationen involviert sind (Oevermann 1996, 109 ff.). Beim Fallverstehen fließen die eigenen biographischen Erfahrungen in Form von mehr oder weniger unbewussten Deutungs- und Handlungsmustern ein. Aber auch bzw. gerade dann, wenn sie nicht bewusst sind, prägen sie die Interaktion und das Fallverstehen (Darmann 2000, 195 ff.). Im Verlauf ihrer vorberuflichen Sozialisation könnten Pflegende z.B. psychische Strukturen ausgeprägt haben, bei denen die Sorge um andere im Mittelpunkt steht und eigene Bedürfnisse und Wünsche eher zurückgestellt werden (Schulz von Thun 1989, 76 ff.; Schmidbauer 1983). Diese Persönlichkeitsstruktur kann in der Kommunikation mit zu Pflegenden dazu führen, dass die hilfsbedürftigen Anteile des zu Pflegenden unterstrichen, seine Ressourcen eher ignoriert und eigene Bedürfnisse und Gefühle der Pflegenden ausgeblendet werden. In der Bewusstwerdung und Reflexion dieser biographisch geprägten Bedeutungszuschreibungen besteht die Voraussetzung dafür, dass Pflegende im professionellen Kontext ihren Auftrag, Autonomie der zu Pflegenden zu fördern, erfüllen und zugleich die eigene Gesundheit erhalten können. Das in der Zieldimension des praktischen Erkenntnisinteresses beabsichtigte Selbstverstehen der SchülerInnen hebt darauf ab, vor allem bewusste und zum Teil vorbewusste eigene Gefühle, Motive und Werte in Pflegesituationen zu benennen, sich darüber auszutauschen und sie zunächst als sinnhaft und begründet zu akzeptieren. Dies gilt beispielsweise für den Umgang mit ekelerregenden oder schambesetzten Situationen oder für den Umgang mit eigenen Aggressionen. In der Akzeptanz dieser Gefühle besteht der erste Schritt, für diese Situationen Lösungen zu finden und einer langfristigen Überforderung der Pflegenden sowie einem daraus möglicherweise resultierenden Machtmissbrauch entgegen zu wirken (Schmidbauer 1983; 1992; Darmann 2000, 219 ff.). Auch der vorsichtige Kontakt mit eigenen Ängsten im Hinblick auf Krankheit, Behinderung, Einsamkeit, Alter und Tod ist Gegenstand dieser Zieldimension. Der Umgang mit PatientInnen oder Bewohnern, die sich oftmals in existentiellen Notsituationen befinden, löst viele Grundängste aus. Eine Abwehr dieser Ängste erfolgt z.B. durch Entpersonalisierung der PatientInnen („die Leber in Bett 10"), unhinterfragte routinierte Aufgabendurchführung oder Vermeidung von Kontakt mit schwerkranken PatientInnen. Indem sie eigene Ängste wahrnehmen und akzeptieren, werden die Lernenden eher in die Lage versetzt, eine empathische Kommunikation mit schwerkranken und sterbenden PatientInnen zu führen oder eigene Grenzen zu erkennen. Durch das Bewusstwerden der eigenen biographischen Deutungs- und Handlungsmuster sollen die Lernenden außerdem ein Verständnis von der Konstruktivität und Perspektivität von Wahrnehmung und Interpretation erwerben (Siebert 1999, 114; Stemmer 2001). Viele Pflegende ziehen für pflegerische Beobachtungen Standarddeutungen heran oder sie übertragen eigene Vorerfahrungen auf die zu Pflegenden, ohne die Perspektivität ihrer Deutung zu erkennen und in Frage zu stellen. Mittels Differenzerfahrung im Austausch mit anderen Lernenden schält sich für die Lernenden ihr eigenes Vorverständnis heraus. Sie sind dadurch eher in der Lage, sich davon zu distanzieren und sich möglichst offen der Sichtweise des zu Pflegenden anzunähern, sie erwerben so eine „ethnographische Grundhaltung“ (Hanses 2007).

In der Zieldimension des emanzipatorischen Erkenntnisinteresses sollen die verinnerlichten gesellschaftlichen Zwänge und Anforderungen aufgedeckt werden, die dazu beigetragen haben, dass Pflegende ggf. ihren eigenen Bedürfnissen und Interessen nicht den Wert beimessen, den sie verdienen. Die Erkenntnis der Konflikte zwischen den gesellschaftlichen und den eigenen Anforderungen hat somit emanzipatorische Funktion, sie kann dazu führen, dass die Lernenden ihren Wünschen und Phantasien zukünftig stärkere Geltung verschaffen (Darmann 2000, 219 ff.). Ziel des Pflegeunterrichts ist es in dieser Dimension u.a., die inneren Konflikte bewusst zu machen und durch deren Reflexion ein kritisches Verhältnis gegenüber den verinnerlichten sozialen Normen zu gewinnen. Bei diesen Normen kann es sich z.B. um die oft in der Pflegeausbildung formulierten Ansprüche einer allzeit geduldigen, hingebungsvollen, psychisch belastbaren, selbstlosen und freundlichen Pflegekraft handeln.

In beiden Zieldimensionen bietet die Auseinandersetzung mit der eigenen Biographie den Lernenden die Chance, die eigene Autonomie zu erweitern und dabei gesellschaftliche Rahmenbedingungen nicht zu ignorieren.

Neben der auf die Gestaltung beruflicher Situationen bezogenen biographischen Selbstreflexion lässt sich in der Perspektive der Pflegenden außerdem die Fähigkeit zur autobiographischen Selbststeuerung verorten – eine Fähigkeit, die im Zuge gesellschaftlicher Individualisierung und der Notwendigkeit, angesichts einer Vielzahl von Handlungsoptionen einen eigenen Lebensweg entwerfen und dabei eine begründete Wahl treffen zu müssen, zunehmend an Bedeutung gewinnt. Diese Schlüsselkompetenz befähigt die Lernenden, in komplexen und schwierigen Lebenssituationen die eigene Biographie zu bilanzieren, Bedürfnisse und Ressourcen zu ermitteln, alternative Handlungsmöglichkeiten zu antizipieren, Grenzen auszuloten und Handlungsschritte zu planen (Gudjons/Pieper/Wagener 1996; Kirchhof 2008; Arndt/Oechsle o.J.).

Perspektive „PatientInnen/Angehörige“: Im Verstehen des Einzelfalls einer Klientin/eines Klienten in seiner Einzigartigkeit und in der Gestaltung von auf Anerkennung beruhenden Beziehungen besteht ein zentraler Fokus der Pflegeausbildung (Friesacher 2008; Honneth 1992). Die darauf ausgerichteten Ziele sind in der Perspektive „PatientInnen/Angehörige“ und der Zieldimension des praktischen Erkenntnisinteresses der pflegedidaktischen Heuristik aufgehoben. Dass PatientInnen trotz ähnlicher Erkrankungen und Pflegephänomene unterschiedlicher Interventionen bedürfen, lässt sich über das Konzept der Biographie theoretisch fassen und anhand von Ergebnissen der Biographieforschung empirisch belegen. Abhängig von den gemachten Erfahrungen, deren gesellschaftlicher Rahmung und Deutung durch die Biographen kommt es zu einem subjektiven Verständnis und einer individuellen Modellierung des Krankheitsgeschehens und der Pflegebedürftigkeit. Empirisch konnte nachgewiesen werden, dass nicht nur der Umgang mit einer Erkrankung durch biographisch angeeignete Deutungsmuster und Verarbeitungsmechanismen geprägt ist (zur Multiple Sklerose: Griesehop 2003; Griesehop/Holtkotte 1999; zur Epilepsie: Hanses 1996; zum Nutzungshandeln von an HIV erkrankten Personen: Schaeffer 2004), sondern einige Autoren gehen sogar soweit, Krankheiten wie Epilepsie als „biographisches Konstrukt zu formulieren" (Hanses 1996). Objektiv diagnostizierbare Krankheit und subjektiv empfundenes Kranksein stehen demnach in einer untrennbaren Wechselbeziehung und geben sich darüber „ihre gegenseitige Ausprägung" (ebd.). Aufgrund dessen sind beispielsweise standardisierte Pflegekonzepte und Behandlungspfade ohne die Möglichkeit individueller Anpassungen wenig zielführend, weil sie an den individuellen Erfordernissen der Patientin/des Patienten vorbeigehen können. Um zu der Individualität der Patientin/des Patienten gerecht werdenden Interventionen zu gelangen, ist es erforderlich, den Fall in der Sprache des Falls zu verstehen. Mit dem biographieorientierten Lernen in der Facette des Fremdverstehens eignen sich die Lernenden systematische Methoden an, anhand derer sie die zu Pflegenden und damit den Fall „zum Sprechen" bringen, das Erfahrene auswerten und sich ein klinisches Urteil bilden können. Durch die damit verbundene Perspektivenübernahme können Empathie und eine Haltung der Anerkennung der Expertise der Patientin/des Patienten für seine Lebensgeschichte befördert werden.

Ebenso wie die Pflegenden haben auch pflegebedürftige Menschen, die alt, krank und behindert sind, gesellschaftliche Werte und Normen verinnerlicht, die eine konstruktive Verarbeitung ihrer Erkrankung und die Entwicklung für sie angemessener Copingstrategien verhindern können. In dieser Kategorie werden mögliche innere Konflikte der PatientInnen mit dem Ziel erarbeitet, dass Pflegelernende sich die bei der psychischen Verarbeitung von Pflegebedürftigkeit und Krankheit wirksamen gesellschaftlichen Normen bewusst machen und sie nicht noch zusätzlich etwa durch unsensible Kommunikation verstärken und so die Autonomie der zu Pflegenden behindern.

2. Methoden zur Förderung des Selbstverstehens und der biographischen Selbstreflexion

Zwei Methoden zur Förderung des Selbstverstehens stellen das autobiographische und das erfahrungsbezogene Lernen dar. Beim autobiographischen Lernen steht die Entwicklung autobiographischer Handlungskompetenz im Mittelpunkt (z.B. Gudjons/Pieper/Wagener 1996). Mit dem erfahrungsbezogenen Ansatz sollen die mit dem Unterrichtsthema verbundenen Gefühle, Gedanken, Haltungen und Phantasien der Lernenden zum Gegenstand des Unterrichts gemacht und die Identitätsbildung befördert werden (Scheller 1981; 1993). In der Berufsausbildung stehen die Interpretation und Reflexion von beruflichen Situationen aus der Sicht von unterschiedlichen Beteiligten, also z.B. sowohl von Fachkräften als auch von KundInnen/KlientInnen/PatientInnen, im Mittelpunkt (Oelke/Scheller/Ruwe 2000, 27). Oelke/Scheller/Ruwe (2000) haben das szenische Spiel als eine Variante des erfahrungsbezogenen Lernens für die Pflegeausbildung adaptiert. Sie verbinden mit diesem Ansatz vor allem zwei Schwerpunkte, nämlich szenisches Spiel als Arbeit an und mit Haltungen und szenisches Spiel als Einfühlung. Den Fokus der Methode sehen die Autoren vor allem in der Bearbeitung von gesellschaftlichen Tabuthemen, wie Krankheit, Alter und Tod, mit denen Pflegefachkräfte täglich konfrontiert sind. Der Förderung von Selbstverstehen lässt sich der Schwerpunkt „szenisches Spiel als Arbeit an Haltungen" zuordnen.

Konzepte zur Förderung autobiographischer Kompetenz lassen sich weniger im Kontext der Berufsausbildung, als vielmehr im Bereich der außerschulischen Erwachsenenbildung entdecken. Arndt/Oechsle (o.J.) unterscheiden Übungen zu den Themen Bilanzierung, Antizipation und Realisierung, wobei sich Bilanzierung auf die Vergangenheit, Antizipation auf die mögliche Zukunft und Realisierung auf die Gegenwart bezieht. Baacke (1985, zit. nach Gudjons/Pieper/Wagener 1996, 35) hebt zudem das nachvollziehende vom analytischen Verstehen ab. Während das nachvollziehende Verstehen auf unmittelbar dem Bewusstsein zugängliche Erfahrungen gerichtet ist, soll beim analytischen Verstehen die Tiefenstruktur, ggf. unter Einbeziehung theoriegeleiteter Deutungen, herausgearbeitet werden. Des Weiteren lassen sich Übungen nach ihrer „Intensität" und dem jeweiligen Zugang zur Biographie differenzieren. Gudjons/Pieper/Wagener (1996, 39 ff.) nennen handelnde Zugänge (malen, zeichnen, spielen, sich bewegen), meditative, phantasiebetonte, imaginative und eher kognitive Zugänge. Autobiographische Übungen können punktuell beispielsweise im Rahmen einer Unterrichtseinheit zur Biographiearbeit eingesetzt werden. Eine Standardübung der biographischen Selbstreflexion stellt die „Lebenslinie" dar. Dabei fügen die TeilnehmerInnen in die auf einem Blatt Papier quer aufgeschriebenen Lebensjahre wichtige Ereignisse ein und bewerten anhand einer seitlich angebrachten

Skala, wie sie sich damals gefühlt haben (Gudjons/Pieper/Wagener 1996, 311 ff.). Die markierten Punkte werden zu einer Lebenslinie verbunden. An diese Einzelarbeit schließt sich eine Auswertung an. Es lohnt sich darüber hinaus, eine eigene ein- bis zweitägige Unterrichtseinheit zur Förderung autobiographischer Kompetenz vorzusehen (z.B. Arndt/Oechsle o.J.), die vorzugsweise außerhalb der Räumlichkeiten der Schule stattfinden und nicht von Dozenten durchgeführt werden sollte, die notenrelevanten Unterricht erteilen.

Beim erfahrungsbezogenen Lernen wird von der tiefenpsychologischen Grundannahme ausgegangen, dass Wahrnehmungs-, Denk-, Verhaltens- und Beziehungsmuster, die lebensgeschichtlich erworben wurden und zu großen Teilen nicht bewusst sind, sich in Form von „inneren“ und „äußeren“ Haltungen bzw. bezogen auf eine soziale Gruppe als Habitus niederschlagen und das aktuelle Handeln bestimmen (Oelke/Scheller/Ruwe 2000, 29 ff.). Auch wenn die Haltungen in den Situationen, in denen sie angeeignet wurden, durchaus sinnvoll gewesen sein können, sind sie doch oftmals in der aktuellen beruflichen Situation nicht mehr angebracht und können eine Missachtung sowohl eigener als auch der Wünsche und Bedürfnisse der Dienstleistungsempfänger sowie Störungen in der Kommunikation zwischen Dienstleistungsgeber und -empfänger zur Folge haben (Darmann 2000, 195 ff.). Um eigene Erlebnisse, Gefühle und Haltungen, die im Kontext beruflicher Situationen entstehen und sich in Haltungen manifestieren, dem Bewusstsein und einer Reflexion zugänglich zu machen, wird beim erfahrungsbezogenen Lernen in der Einstiegsphase die Methode der Symbolisierung bzw. Vergegenständlichung eingesetzt. Mögliche Symbole sind materielle und symbolische Produkte, wie Texte, Bilder, Körperausdruck, Fotos oder Gegenstände. Da sinnlich-ästhetische Symbolisierungsformen „aufgrund ihrer morphologischen Ähnlichkeit“ (Oelke/Scheller/Ruwe 2000, 36) stärker an unbewussten und halbbewussten Vorstellungen anknüpfen, sind sie besser geeignet als verbalsprachliche Symbolisierungsformen. Beim szenischen Spiel werden die Lernenden beauftragt, Rollen- und Situationsvorgaben in szenische Handlungen umzusetzen, wobei dieser Prozess mit verschiedenen Spielverfahren, etwa Wahrnehmungsübungen, Vorstellungsübungen, Körperübungen, Standbildern oder szenischen Improvisationen, unterstützt wird. Um die Rollen auszugestalten, werden die Lernenden angeregt, vorbewusste Erlebnisse zu aktivieren und auf die Rolle zu übertragen (ebd., 37). Diese Form des Unterrichtseinstiegs bezeichnet Scheller (1981) als Aneignungsphase.

In der zweiten Phase, der „Verarbeitung“ erfolgt eine mehr oder weniger bewusste Analyse der Erfahrungen, mit dem Ziel das Typische und das Untypische (eigene) herauszuarbeiten. Die Analyse kann ausschließlich szenisch durch Erprobung neuer Haltungen erfolgen (Oelke/Scheller/Ruwe 2000, 37) oder sie kann stärker kognitiv ausgerichtet sein, indem die Lernenden mit den Erfahrungen der MitschülerInnen bzw. anderer Personen oder mit wissenschaftlichen Erkenntnissen zum Thema konfrontiert werden. Bei Scheller erfolgt abschließend eine Phase der Veröffentlichung. Alternativ könnte die Phase der Ergebnissicherung auch genutzt werden, um Veränderungsmöglichkeiten und Handlungsalternativen zu entwickeln. Oelke/Scheller/Ruwe (2000) schlagen beispielsweise vor, zu den Themen Krankheit, Schmerzen oder Ausscheidungen in Kleingruppen Standbilder entwickeln zu lassen. Diese werden anschließend im Plenum präsentiert und anhand verschiedener Verfahren reflektiert (z. B. sollen die Beobachter zu den Standbildern Situationen assoziieren oder sie hinsichtlich innerer Haltungen interpretieren). Abschließend wird von allen TeilnehmerInnen gemeinsam eine Statue konstruiert, die die in den Standbildern angesprochenen Themen vereinigt und die TeilnehmerInnen werden aufgefordert, eine „äußere" Haltung zu der Statue einzunehmen und diese zu reflektieren[14]. Im Kontext der Interaktionistischen Pflegedidaktik sollten bei der Reflexion sowohl der Standbilder als auch der „äußeren" Haltungen zu der Statue Impulse gegeben werden, die darauf abheben, innere Konflikte bewusst zu machen. Wahrscheinlich werden bei den Standbildern unterschiedliche innere Ansprüche zum Tragen kommen, etwa beim Thema „Ausscheidungen" Ekel und das Bedürfnis sich abzugrenzen einerseits und Verständnis für und evtl. Mitleid mit dem zu Pflegenden andererseits. Bei der Konstruktion der Statue könnten dann unterschiedliche Formen erprobt werden, diese widersprüchlichen Ansprüche zu integrieren.

Methoden zur Förderung des Selbstverstehens können nur fruchtbar angewandt werden, wenn die Lehrer-Lernende-Interaktion durch Vertrauen und Transparenz geprägt ist. Damit Einsichten über sich selbst entstehen können und nicht aus der Befürchtung, nicht richtig zu sein, zurückgehalten werden, sollte das biographische Lernen zur Förderung des Selbstverstehens bzw. der biographischen Selbstreflexion frei von Benotung sein. LehrerInnen sollten das psychoanalytische Prinzip der Abstinenz wahren (Trescher 1994, 180 ff.) und gegenüber den Äußerungen der Lernenden eine verstehende und akzeptierende Haltung einnehmen.

3. Förderung von Fremdverstehen

Auch das Fremdverstehen lässt sich mit den beiden oben genannten methodischen Großformen, dem biographieorientierten und dem erfahrungsbezogenen

14 Ein erfahrungsorientiertes Seminarkonzept zum Thema „Reflexion der Berufsbiografie" legen Oelke/Ruwe (2007) vor. Eine ebensolche Unterrichtseinheit zum Thema „Umgang mit nach Ansicht der Pflegenden unkooperativen Patienten" entwickelt Darmann (2000, 242 ff.).

Lernen fördern. Beim biographieorientierten Lernen im Sinne der Förderung des Fremdverstehens werden Impulse aus der Biographieforschung aufgegriffen. Der Soziologe Schütze (1983) hat mit dem Ziel der Erforschung der individuellen lebensgeschichtlichen Erfahrungen und deren Deutung sowie der Auswirkungen sozialer Bedingungen und Prozesse auf den Lebenslauf die Methode des narrativen Interviews entwickelt. Er stützt sich bei der Datensammlung auf Erzählungen, weil sie im Unterschied etwa zu Beschreibungen und Argumentationen noch besonders eng mit dem tatsächlichen Handeln verbunden sind (Fischer-Rosenthal/Fischer 1997, 413) und dadurch am ehesten die „lebensgeschichtliche Erfahrungsaufschichtung des Biographieträgers (...) reproduzieren" (Schütze 1983, 285). Kennzeichnend für die Methode ist, dass die Probanden durch eine offene Erzählaufforderung angeregt werden, eine Erzählung ihrer Lebensgeschichte oder bestimmter Lebensphasen zu generieren und während des Erzählens möglichst wenig vom/von der InterviewerIn unterbrochen werden. Durch die so genannte autobiographische Anfangserzählung können die von den ProbandInnen selbst vorgenommenen Strukturierungen, Schwerpunktsetzungen und Auslassungen erfasst und ausgewertet werden. Erst nach Abschluss der Erzählphase richtet der/die InterviewerIn an den Probanden Nachfragen, die sich zunächst noch eng auf das Erzählte beziehen und anschließend stärker auf Abstraktion abheben, indem z.B. nach Begründungen gefragt wird. Bei der Auswertung narrativer Interviews werden zum einen die formale und inhaltliche Struktur der Erzähltexte und zum anderen die erlebte Lebensgeschichte rekonstruiert. Beim Vergleich des Erzählten mit der lebensgeschichtlichen Abfolge gewinnt der/die ForscherIn Interpretationen des Erzählten beispielsweise im Hinblick auf Orientierungs-, Verarbeitungs-, Deutungs- und Legitimationsfunktionen (Schütze 1983, 286 ff.).

Sollen Prozesse des Fremdverstehens gefördert werden, dann besteht der Königsweg darin, dass SchülerInnen selbst narrative Interviews mit z.B. zu Pflegenden führen und diese mit einem vereinfachten Verfahren auswerten (Hinweise s. Richter in diesem Band). Ein bedeutsamer Lerneffekt resultiert bereits daraus, dass die SchülerInnen zur Vorbereitung auf die Interviewführung die Technik des erzählgenerierenden Fragens erwerben müssen, einer Technik, die auch in der alltäglichen Gesprächsführung sinnvoll genutzt werden kann und in der Sozialpädagogik als Grundlage für die Dialogische Biographiearbeit dient (Köttig/Rätz-Heinisch 2005; Rätz-Heinisch/Köttig 2007). In der Pflegewissenschaft wird ein an das narrative Interview angelehntes Assessment empfohlen, um zu einer stärker die Ressourcen der Patientin/des Patienten und ihre/seine subjektive Perspektive berücksichtigenden Pflegediagnose zu gelangen und den PatientInnen zu biographischen Lernprozessen anzuregen (s. Richter in diesem Band). Alternativ können SchülerInnen bereits vorliegende Transkripte von biographischen Interviews etwa hinsichtlich der Fragetechnik reflektieren oder hinsichtlich der biographischen Erzählungen auswerten und daraus Schlussfolgerungen für Pflegeangebote ziehen. Als eine dritte Möglichkeit kann im Unterricht auch mit veröffentlichten Tagebuchaufzeichnungen oder Autobiographien von PatientInnen gearbeitet werden (z.B. Wander 1980)[15]. Die Potenziale eines biographieorientierten Zugangs zum zu Pflegenden liegen darin, dass das autobiographische Erzählen nicht nur einen kognitiven Perspektivenwechsel bewirkt, sondern dadurch, dass der/die ZuhörerIn persönlich ins Vertrauen gezogen wird, auch affektiv zu einer gemeinsamen, geteilten Perspektive führt (Feilke/Ludwig 1998, 16), die enge Bezüge zu der von Friesacher (2008, 301) als „leichte Fürsorge“ charakterisierten Haltung aufweist. Dabei handelt es sich um eine grundlegende Einstellung von Pflegenden, die von dem Bewusstsein der „Nicht-Identität“ und der „Andersheit des Anderen“ geprägt ist. Darüber hinaus können bei der Rekonstruktion der individuellen Deutungsmuster der zu Pflegenden gesellschaftlich geprägte Widersprüche und Einflüsse aufgedeckt werden, indem die vom zu Pflegenden gewählte Form der Krankheitsverarbeitung mit möglichen anderen Formen und Anschlüssen, die gedankenexperimentell entwickelt werden können, kontrastiert wird.

Beim szenischen Spiel als Einfühlung sollen die Lernenden die Rolle bzw. „die äußere und innere Welt und Haltung einer Person“ (Oelke/Scheller/Ruwe 2000, 37) ausgestalten. Wenn die Ausgestaltung der Rolle allein durch die Aktivierung eigener Vorerfahrungen nicht gelingt, wird die Einfühlung in die Rolle durch Nachahmung und Erprobung körperlicher Haltungen und Handlungen erleichtert. Eine sehr komplexe Form des szenischen Spiels stellt das Nachspielen eines Theaterstücks dar. In der von Oelke/Scheller/Ruwe (2000, 123 ff.) konzipierten Unterrichtseinheit zum Thema „Alte Menschen“, die zunächst mit Assoziationen und Körper- und Bewegungsübungen zum Thema „Alte Menschen“ beginnt, werden von den TeilnehmerInnen in Kleingruppen arbeitsteilig verschiedene Szenentexte aus dem Theaterstück „Abendrot“ erarbeitet. Die Erarbeitung wird vom Spielleiter anhand unterschiedlicher Aufgabenstellungen und Impulse zur Reflexion unterstützt. Als eine Möglichkeit, um im Sinne der Interaktionistischen Pflegedidaktik innere Konflikte der Beteiligten transparent zu machen, ist der Vorschlag von Oelke/Scheller/Ruwe (2000, 138) anzusehen, die Darsteller aufzufordern, in ihrer Rolle auf ihr Zimmer im Heim „Abendrot“ zu gehen. Im Zimmer führt dann der Spielleiter mit jedem alten Menschen ein Gespräch zum Thema „Attraktivität, Sexualität und Zärtlichkeit im Alter“. Dabei wird ein „innerer Dialog“ initiiert, bei dem der Spielleiter die Darstellerin an-

15 Weitere methodische Ansatzpunkte liefert Sander (2006).

regt, „auch widersprüchliche und asoziale Gedanken und Gefühle zu artikulieren“ (ebd., 54).

4. Fazit/Ausblick

In diesem Beitrag wurden Ziele und Methoden biographieorientierten Lernens im Pflegeunterricht erörtert. Der Schwerpunkt des Lernorts Schule und der hier beschriebenen Methoden liegt dabei in der handlungsentlasteten expliziten Reflexion. Explizite Reflexion ist zwar eine Voraussetzung für berufliche Handlungsfähigkeit, sie macht sie aber nicht aus. In der Pflege kommen Handlungsentschlüsse durch die widersprüchlichen Operationen der Anwendung verallgemeinerbarer Regeln und des Fallverstehens zustande. Professionelles Fallverstehen bzw. berufliche Könnerschaft bedeutet, in komplexen und einzigartigen Pflegesituationen schnell situations- und fallangemessene Handlungen zu generieren. Der Handlung geht ein meistens unbewusster Prozess der Wahrnehmung und Urteilsbildung voraus (Neuweg 1999, 168 ff.), bei dem auf so genanntes Erfahrungswissen rekurriert wird. Damit die Pflegenden nicht nur schnell zu Handlungen, sondern auch zu angemessenen Lösungen gelangen, muss die Fähigkeit zum Fallverstehen mit der Fähigkeit zur Reflexion und Korrektur der gefundenen Deutungen verknüpft sein („reflexive Könnerschaft“), wobei von der handlungsentlasteten expliziten Reflexion die „Reflexion in der Handlung“ zu unterscheiden ist, bei der während des Handelns eine Alternativinterpretation entwickelt wird, wenn das Gefühl entsteht, „dass etwas nicht stimmt“. Die Aneignung von reflexiver Könnerschaft gelingt am besten, wenn von den Lernenden eben das erwartet wird, was sie lernen sollen, nämlich in komplexen Pflegesituationen angemessene Urteile zu bilden und zu reflektieren. Urteilsbildung und die Fähigkeit zur „Reflexion in der Handlung“ können die Lernenden folglich nur am Lernort Praxis erwerben, am besten in Zusammenarbeit und im Austausch mit Experten, also Fachkräften, die bereits über eben diese Fähigkeiten verfügen (Neuweg 1999, 376 f.). Eine zunehmende Anpassung der Deutung an die Gegebenheiten der Situation erfolgt durch das Wechselspiel von expliziter Analyse bzw. Reflexion (Lernort Schule) und anschließender Reintegration (Lernort Praxis). Das schulische Lernen bereitet dabei praktische Handlung bzw. praktisches Lernen sowohl vor als auch nach. Die in diesem Beitrag beschriebenen Methoden für den Pflegeunterricht müssen folglich durch geeignete Praxisaufträge ergänzt werden.

Biographisches Lernen, das sich auf die Impulse der Biographieforschung stützt, beruht in erster Linie auf verbalsprachlich artikulierten Erzählungen. Eine Beschränkung allein auf verbalsprachliche Methoden ist in einem Berufsfeld nicht sinnvoll, in dem die Professionellen mit ihren KlientInnen im Wesentlichen auf einer leiblichen Ebene in Interaktion treten (Böhnke 2010). Dies gilt insbesondere für PatientInnen, die zu der hochkomplexen kognitiven Leistung des autobiographischen Erzählens (z.B. die Fähigkeit, Ereignisse in einem zeitlichen Ablauf darzustellen) (Lucius-Hoene/Deppermann 2004, 17-45) nicht mehr in der Lage sind. Soll die Fähigkeit zum Fremdverstehen befördert werden, dann müssen außerdem Methoden hinzukommen, anhand derer sich das leibliche Gespür weiterentwickeln lässt (Böhnke 2010). Eine weitere Begründung für den Einsatz nichtsprachlicher Symbolisierungsformen im Unterricht liegt darin, dadurch auch stärker unbewusste oder halbbewusste Vorstellungen aufschließen zu können, wie es mit dem Konzept des erfahrungsbezogenen Lernens intendiert ist.

Bislang kommen die Zieldimensionen der reflexiven Könnerschaft in der Realität des Pflegeunterrichts nur ansatzweise zum Tragen. Darmann-Finck (2010) stellt fest, dass der Pflegeunterricht weitestgehend durch das Bildungskonzept der „Regelorientierung" geprägt ist. Zwar setzen die Lehrenden zum Teil Methoden ein, wie sie hier beschrieben werden, deren Potenziale werden häufig aber nicht genügend ausgeschöpft, indem beispielsweise die in beruflichen Situationen wirksamen Gefühle nur benannt, aber nicht analysiert werden oder indem zu gesellschaftlich relevanten Themen ein Meinungsaustausch stattfindet, ohne dass die Lernenden Kriterien für die Beurteilung der Meinungen an die Hand bekommen. An dieser Stelle wird deutlich, dass die Unterrichtsmethoden ohne eine gründliche fachdidaktische Analyse ins Leere laufen.

Literaturverzeichnis

Arndt, Silke/Oechsle, Mechthild (o.J.): Lebensplanung. Ein Unterrichtsmodul zur Vermittlung von Schlüsselqualifikationen für den Übergang von der Schule in die Arbeitswelt. Bielefeld. URL: http://www.rrbk.de/bruecke/pdf/lebensplanung.pdf (01. 07. 2010)

Böhnke, Ulrike (2010): Dem Leibkörper auf der Spur. Theoretischer Begründungsrahmen professioneller reflexiver Könnerschaft im Berufsfeld Pflege. Diss. Universität Bremen.

Darmann, Ingrid (2000): Kommunikation in der Pflege. Stuttgart: Kohlhammer.

Darmann-Finck, Ingrid (2010): Interaktion im Pflegeunterricht. Begründungslinien einer Interaktionistischen Pflegedidaktik. Frankfurt am Main: Peter Lang.

Feilke, Helmuth/Ludwig, Otto (1998): Autobiographisches Erzählen. In: Praxis Deutsch, 25 (152) 15-25.

Fischer-Rosenthal, Gabriele/Fischer, Wolfram (1997): Warum Biographieanalyse und wie man sie macht. In: Zeitschrift für Sozialisationsforschung und Erziehungspsychologie, 17 (4) 405-427.

Friesacher, Heiner (2008): Theorie und Praxis pflegerischen Handelns. Begründung und Entwurf einer kritischen Theorie der Pflegewissenschaft. Osnabrück: V&R unipress.

Griesehop, Hedwig Rosa (2003): Leben mit Multipler Sklerose, Lebensgestaltung aus biographischer Sicht. Frankfurt am Main: VAS Verlag.

Griesehop, Hedwig Rosa/Holtkotte, Brigitte. (1999): Multiple Sklerose – Multiple Bewältigungsnormen. Werkstattberichte des IBL der Universität Bremen. Bremen.

Gudjons, Herbert/Pieper, Marianne/Wagener, Birgit (1996): Auf meinen Spuren: das Entdecken der eigenen Lebensgeschichte. Hamburg: Bergmann + Helbig Verlag, 4. Auflage.

Hanses, Andreas (2007): Perspektiven forschenden Lernens für die Soziale Arbeit. In: Giebeler, Cornelia/Fischer, Wolfram/Goblirsch, Martina/Miethe, Ingrid/Riemann, Gerhard (Hrsg.): Fallverstehen und Fallstudien. Opladen u.a.: Verlag Barbara Budrich, 141-153.

Hanses, Andreas (1996): Epilepsie als biographische Konstruktion. Bremen: Donat Verlag.

Kirchhof, Steffen (2008): Pädagogische Biografiearbeit zur Förderung von Veränderungskompetenz. In: Kirchhof, Steffen/Schulz, Wolfgang (Hrsg.): Biografisch lernen und lehren. Möglichkeiten und Grenzen zur Entwicklung biografischer Kompetenz. Flensburg: Flensburg University Press, 41-61.

Köttig, Michaela/Rätz-Heinisch, Regina (2005): Potenziale unterstützen, Selbstverstehen fördern. In: SozialExtra, 29 (11) 6-11.

Lucius-Hoene, Gabriele/Deppermann, Arnulf (2004): Rekonstruktion narrativer Identität. Ein Arbeitsbuch zur Analyse narrativer Interviews. Wiesbaden: VS Verlag, 2. Auflage.

Oelke, Uta/Ruwe, Gisela (2007): Reflexion der Berufsbiografie. Konzept und Themen einer szenisch gestalteten Lerneinheit. In: Pflegewissenschaft, 9 (12) 767-772.

Oelke, Uta/Scheller, Ingo/Ruwe, Gisela (2000): Tabuthemen als Gegenstand szenischen Lernens in der Pflege. Bern u.a.: Verlag Hans Huber.

Rätz-Heinisch, Regina/Köttig, Michaela (2007): Die Praxis Dialogischer Biografiearbeit - Rekonstruktives Fallverstehen und Unterstützung von Selbstverstehensprozessen. In: Miethe, Ingrid/Fischer, Wolfram/Giebeler, Cornelia/Goblirsch, Martina/Riemann, Gerhard (Hrsg.): Rekonstruktion und Intervention. Interdisziplinäre Beiträge zur rekonstruktiven Sozialarbeitsforschung. Opladen u.a.: Verlag Barbara Budrich, 239-257.

Sander, Kirsten (2006): Biographiearbeit. Grundlagen der Pflege für die Aus-, Fort- und Weiterbildung, Heft 21. Brake: Prodos-Verlag.

Sander, Kirsten (2005): Biographieforschung und Pflege. In: Schneider, Kordula/Brinker-Meyendriesch, Elfriede/Schneider, Alfred (Hrsg.): Pflegepädagogik. Für Studium und Praxis. Heidelberg u.a.: Springer. 2. Auflage, 37-58.

Schaeffer, Doris (2004): Der Patient als Nutzer. Bern u.a.: Verlag Hans Huber.

Scheller, Ingo (1993): Wir machen unsere Inszenierungen selber (I). Szenische Interpretation von Dramentexten. Oldenburg: Zentrum für pädagogische Berufspraxis der Carl-von-Ossietzky-Universität, 3. Auflage.

Scheller, Ingo (1981): Erfahrungsbezogener Unterricht. Königstein/Ts.: Scriptor.

Schmidbauer, Wolfgang (1992): Hilflose Helfer. Über die seelische Problematik der helfenden Berufe. Reinbek: Rowohlt, Überarbeitete und erweiterte Neuausgabe.

Schmidbauer, Wolfgang (1983): Helfen als Beruf. Die Ware Nächstenliebe. Reinbek: Rowohlt.

Schütze, Fritz (1983): Biographieforschung und narratives Interview. In: Neue Praxis, 13 (3) 283-293.

Schulz von Thun, Friedemann (1989): Miteinander reden. Teil 2. Stile, Werte und Persönlichkeitsentwicklung. Reinbek: Rowohlt.

Siebert, Horst (1999): Pädagogischer Konstruktivismus. Neuwied u.a.: Luchterhand.

Stemmer, Renate (2001): Grenzkonflikte in der Pflege. Frankfurt am Main: Mabuse-Verlag.

Trescher, Hans-Georg (1994): Handlungstheoretische Aspekte der Psychoanalytischen Pädagogik. In: Muck, Mario/Trescher, Hans-Georg (Hrsg.): Grundlagen der Psychoanalytischen Pädagogik. Mainz: Matthias-Grünewald-Verlag, 2. Auflage, 167-201.

Wander, Maxie (1980): Leben wär' eine prima Alternative. Neuwied u.a.: Luchterhand.

Die Bedeutung der Biographie für die pflegerische Diagnostik. Theoretische Grundlagen für die Pflegepraxis und –bildung

Miriam Tariba Richter

„Im Leben geht es nicht nur darum, gute Karten zu haben, sondern auch mit einem schlechten Blatt gut spielen zu können" (Robert Louis Stevenson 1850-1894).

Einleitung

Betrachtet man das Leben als eine Art Spiel, so ist neben der Verteilung der Karten für den Spieler/die Spielerin auch dessen/deren spielerisches Können relevant. Dieses wirkt sich entscheidend auf den Spielverlauf aus und trägt zum Gelingen der Partie bei. Kennzeichnend dafür ist der Spielausdruck: „ein schlechtes Blatt wenden". Im Leben eines Menschen gibt es immer wieder Probleme und Situationen, die einem schlechten Blatt gleichkommen: Arbeitsverlust, Ehekonflikte, Krankheiten oder andere Schicksalsschläge. Wie diese Situationen in unser Leben eingreifen und was wir daraus machen, wird von dem „spielerischen Können", von unserer Bewältigungskompetenz beeinflusst. Braucht es im Kartenspiel eine lange Spielpraxis, entwickeln sich Bewältigungskompetenzen im Laufe eines gelebten Lebens und wachsen mit der gesammelten Erfahrung. Aus diesem Grund ist es im Umgang mit Erkrankungen nicht nur wichtig, die sich zeigende Problematik aufzugreifen, sondern ebenso deren lebensgeschichtliche Bedeutung und die damit im Zusammenhang stehenden Ressourcen zu integrieren.

Eine wesentliche Aufgabe der Pflege ist es, den Unterstützungsbedarf von PatientInnen zu ermitteln und Interventionen abzuleiten, welche dann zum „Erfolg", also zur Lösung von pflegerischen Problemen führen sollen. Im Pflegeprozess geht es deshalb darum, Ressourcen aufzugreifen und Unterstützungs- und Beratungsangebote bereitzustellen sowie die Selbstständigkeit, autonome Entscheidungen und das Wohlbefinden der Patientin/des Patienten zu fördern. In diesem Buchbeitrag wird einerseits der Pflegeprozess als Beitrag zur Professionalisierung und Qualitätsentwicklung der Pflege dargestellt und andererseits werden wesentliche Kritikpunkte, insbesondere in Bezug auf die pflegerische Anamnese und Diagnostik, erörtert (Kap. 1). Den Defiziten einer pflegerischen Diagnostik, welche sich zu wenig an der subjektiven Bedeutung, den individuellen Lebensumständen und den Ressourcen von PatientInnen orientiert, wird ein alternatives Konzept, nämlich das der biographischen Diagnostik, gegenübergestellt und Potentiale für die Pflege werden herausgearbeitet (Kap. 2). Der Artikel „Biographieorientierte Diagnostik im Pflegeunterricht. Anregungen zur methodischen Umsetzung“ in diesem Buch, schließt an diesen Artikel an. Darin werden exemplarisch praktische Vorschläge für eine Vermittlung und Erprobung von biographischen Gesprächs- und Auswertungsmethoden für die Pflegepraxis und -bildung diskutiert.

1. Der Pflegeprozess in seiner Entwicklung und Funktion – Chancen und Grenzen für die Pflege

Nach Roper ging eine „gute Schwester“ schon immer nach einem Pflegeplan vor, nur dass die Vorgehensweise lange nicht systematisch umgesetzt, dokumentiert oder analysiert wurde (Roper/Logan/Tierney 1998, 17). Im Zuge der beginnenden Professionalisierung der Krankenpflege in den USA der 1950er Jahren, wurde der Pflegeprozess als ein Problemlösungsmodell eingeführt. Man hoffte, durch das systematische Lösen von pflegerischen Problemen die Effektivität pflegerischen Handelns zu steigern und damit einen wichtigen Beitrag zur Professionalisierung und Selbstständigkeit der Pflege zu leisten. Die Professionalisierungsbestrebungen lösten einen Wandel der pflegerischen Rolle vom ärztlichen Assistenzpersonal zur eigenständigen Berufsgruppe aus. Vor allem die ANA (American Nurse Association) setzte sich dafür ein, dass das Erkennen und Benennen von Pflegeproblemen sowie die Planung pflegerischer Maßnahmen mit der Methodik des prozesshaften Arbeitens zu den praktischen Aufgaben des Pflegepersonals gerechnet wurden und erreichte somit eine zunehmende Bedeutung des Pflegeprozesses (König 2001, 13-25). Mittlerweile wird dieses Vorgehen in Deutschland im Krankenpflegegesetz, im Altenpflegegesetz und im Pflegeversicherungsgesetz gefordert (Mahler 2007, 19-54) und seit einigen Jahren ansatzweise umgesetzt.

Der Pflegeprozess soll nicht nur in einem klinisch-praktischen Sinn die Frage nach dem Praktizieren (z.B. Problemlösungsprozess und Beziehungsprozess) und der Organisation von Pflege, sondern in einem theoretisch-konzeptionellen Sinn ebenfalls die Frage nach dem Inhalt der Pflege (z.B. Pflegeverständnis) beantworten (Abderhalden 2000, 19-37). Zusätzlich soll er die Entwicklung der Pflege an der Patientin/am Patienten widerspiegeln, einen dynamischen Verlauf zwischen Gesundheit und Krankheit darstellen und die Grundlage für eine individuelle ganzheitliche (personenorientierte) Pflege bilden (Fiechter/Meier 1998, 17-25). Er ist ein systematischer Ansatz, bei dem in logischen Schritten pflegerische Probleme und Ressourcen einer Patientin/eines Patienten erkannt werden, um Probleme zu lösen und/oder zu lindern. Des Weiteren soll der Pflegeprozess auf einer wissenschaftlichen Grundlage beruhen und eine Struktur anbieten, anhand derer die Art der benötigten Hilfe oder Unterstützungsarbeit ermittelt, Wohlbefinden der Patientin/des Patienten verbessert, erhalten oder wiedererlangt werden kann (Brobst/Jürgen/Brock 2007, 25-28).

In den ersten Konzeptionen von Yura und Walsh (1967) war der Pflegeprozess noch in vier Schritte unterteilt (Henke 2006, 17), mittlerweile wird vor allem in Deutschland ein sechs-schrittiger Pflegeprozess favorisiert (Fiechter/Meier 1998, 19; Georg/Frowein 1999; Fafflock/Güttler/Lehmann/Bruns/Wicha 2003). Der erste Schritt, das Pflegeassessment, besteht in der Einschätzung der Ressourcen und Probleme der Patientin/des Patienten. Das Assessment ist entscheidend für die Qualität des Pflegeprozesses, da aus ihm alle weiteren Schritte abgeleitet werden. Der zweite Schritt ist die Pflegediagnose, welche aus einer Analyse der Assessmentbefunde und des Befindens der Patientin/des Patienten resultiert und aus der eine Liste mit aktuellen und potentiellen Gesundheitsproblemen sowie gesundheitlichen Entwicklungspotentialen der Patientin/des Patienten zu erstellen ist. Beim dritten und vierten Schritt werden unter Einbezug der Patientin/des Patienten Ziele und Erwartungen formuliert, die aus der Pflegediagnose abgeleitet werden können, es werden ein Zeitrahmen und Prioritäten zum Erreichen dieser Ziele abgesteckt und pflegerische Interventionen geplant. Bei der Durchführung, dem fünften Schritt, werden die im Pflegeplan festgesetzten Maßnahmen realisiert bzw. delegiert (z.B. an Angehörige oder andere Professionen). Im letzten Schritt, der Evaluation, wird die Pflegewirkung analysiert und evaluiert. Es wird geprüft, bis zu welchem Grad die Pflegeziele erreicht wurden bzw. inwieweit der Pflegeprozess weitergeführt werden muss (Brobst/Jürgen/Brock 2007, 25-28).

Die Struktur des Problemlösungsprozesses an sich basiert auf einer theoretischen Fundierung, welche auf die Systemtheorie, die Kybernetik und die Entscheidungstheorie zurückgeht (Fiechter/Meier 1998, 23-29), der Pflegeprozess definiert anhand unterschiedlicher Pflegetheorien und -ansätze das Ziel pflegerischen Handelns (Abderhalden 2000, 19-37). Zudem spielen kommunikationstheoretische Ansätze eine Rolle, weil der Pflegeprozess erst durch den Einbezug der Patientin/des Patienten in den Prozess und die Qualität der Kommunikation, die zwischen Pflegenden und PatientInnen zustande kommt, wirksam wird. Nur zusammen mit der Patientin/dem Patienten können ihre/seine individuellen Probleme bestimmt und beurteilt werden. Nur sie/er kann mitteilen, wie ihr/sein Befinden und Erleben sich verändern. Dieser Einbezug der Patientin/des Patienten kann in einer auf Verständigung basierenden interaktionistischen Dimension der PatientInnenorientierung verwirklicht werden (Wittneben 2003, 203-209). Professionelles pflegerisches Handeln im Pflegeprozess zeichnet sich vor allem durch Fallverstehen aus, d.h. die Aufgabe des Pflegenden besteht darin, der Patientin/dem Patienten bei der Deutung und Klärung ihres/seines Problems in der autonomen Entscheidungsfindung zu unterstützen (Darmann 2000, 177).

Der Pflegeprozess wird wegen einer Reihe von Gründen als ein wichtiges Instrument der pflegerischen Praxis angesehen. Allgemein betrachtet begründet er, warum Pflegekräfte „etwas tun" und macht klar, was pflegerisches und ärztliches Handeln von der Arbeit anderer Berufe im Gesundheitswesen unterscheidet. Hervorgehoben wird ebenfalls sein Stellenwert bei der Qualitätsentwicklung und Professionalisierung, z.B. der Entwicklung einer gemeinsamen und vereinheitlichen Fachsprache (Gordon 2003, 1-5; Gordon 2001; Höhmann 1999).

Abgesehen von der Kritik an seiner Praxistauglichkeit (Fafflock/Güttler/Lehmann et al. 2003, 39 f.) und der damit im Zusammenhang stehenden geringen Praxisakzeptanz, wird unter anderem in Bezug auf die strukturelle Abfolge des Pflegeprozess kritisiert, dass es sich dabei um einen kybernetischen Kreislauf erster Ordnung handelt, welcher sich an kausalen In- und Output-Reaktionen sowie Ist- und Soll-Werten orientiert. Ein solcher Ansatz ist, so Schrems (2003, 87), zu begrenzt, um für die komplexen und kontextbezogenen Zusammenhänge von Gesundheit und Krankheit Aussagen treffen zu können. Auch beanstandet sie, dass dem Prozess des Verstehens, welcher diesem Instrument zugrunde liegen muss, zu wenig Bedeutung beigemessen wird (Schrems 2007, 218-224). Des Weiteren sind bei der Übertragung des Pflegeprozesses die Unterschiede zwischen dem amerikanischen und deutschen Gesundheitssystem, der amerikanischen und deutschen Pflegekultur, den unterschiedlichen Verantwortungs- und Kompetenzbereichen und den kulturellen Normen kritisch zu reflektieren (Bartholomeyczik 2001, XVII).

Im Folgenden werden nun die beiden initialen Schritte des Pflegeprozesses, die pflegerische Anamnese und die Pflegediagnose, dargestellt und analysiert. Auf der Basis der sich daran anschließenden Kritik werden im Anschluss alternative Erhebungs- und Einschätzungsmethoden vorgeschlagen.

1.1 Das pflegerische Assessment als Fundament der Pflegediagnose

Das Pflegeassessment ist Ausgangspunkt des Pflegeprozesses und dient einer Informationssammlung, um pflegerische Probleme, Ressourcen und Bedürfnisse der Patientin/des Patienten einzuschätzen. Das Assessmentverfahren ist die Voraussetzung für die Realisierung des Pflegeprozesses und stellt das Fundament für eine optimale pflegerische Versorgung dar. Alle folgenden Schritte des Pflegeprozesses basieren auf dieser Einschätzung. Die Einschätzungsfähigkeit hängt wiederum, neben dem nötigen fachlichen und methodischen Hintergrundwissen, von den kommunikativen Fähigkeiten der Pflegenden ab (Stefan/Allmer/Eberl 2003, 15-25).

Die Begriffe Pflegeassessment und Pflegeanamnese werden häufig synonym verwendet. In der Tat ist das Pflegeassessment[16] eine Einschätzung der pflegerischen Probleme und Ressourcen einer Patientin/eines Patienten. Diese kann auf verschiedenen Methoden, wie Beobachtung, Analyse der Krankengeschichte, physische Untersuchung und Anamnese, basieren (Brobst/Jürgen/Brock 2007, 31). Der Begriff Pflegeassessment spiegelt das amerikanische Tätigkeitsprofil der Pflege wider, das im Hinblick auf diagnostische Verfahren nicht immer trennscharf von dem ärztlichen abzugrenzen ist. In Deutschland umfasst das Assessment überwiegend die pflegerische Anamnese, z.B. in einem Aufnahmegespräch. Aus diesem Grund wird der Anamnese im Folgenden eine besondere Rolle zugemessen.

Eine Anamnese sollte sowohl objektive Angaben zur Person, wie die Vorgeschichte, die aktuelle gesundheitliche Situation, kontextuelle Faktoren und eine Sozial- und Psychosozialanamnese, als auch individuelle und subjektive Daten beinhalten (Jaffe/Skidmore-Roth 2000, 23-29). Eine ganzheitliche Betrachtungsweise mit dem Ziel, die gesundheitliche Lage der Patientin/des Patienten und die Auswirkungen der Krankheit und des Krankseins (Benner/Wrubel 1997) auf die Patientin/den Patienten und ihre/seine Familie einzuschätzen, ist dabei die Prämisse. Zusätzlich ist es notwendig, auch den Lern- und Unterstützungsbedarf der PatientInnen zu erfassen. Bei der Datenerhebung werden, je nach pflegerischem Setting, unterschiedliche Schwerpunkte gesetzt. Wenn überhaupt eine pflegetheoretische Orientierung vorhanden ist, richtet sich diese nach pflegerischen Strukturmodellen, wie beispielsweise den ATL (Aktivitäten des täglichen Lebens nach Juchli), LA (Lebensaktivitäten nach Roper et al), AEDL (Aktivitäten und existenziellen Erfahrungen des täglichen Lebens nach Krohwinkel) oder den 14 Grundbedürfnissen (nach Henderson). Nicht die theoretische Unterfütterung der Anamnese, sondern die eingeschränkte theoretische Reichweite dieser Modelle und der Mangel an pflegerischen Teilkonzepten, etwa zu Kognition, Stress und Coping, welche vor allem für die Einschätzung emotionaler Reaktionen und kognitiver Leistungen wichtig sind, stehen dabei in der Beurteilung von Mischo-Kelling (1989) unter Kritik (Brobst/Jürgen/Brock 2007, 25-44, 83).

Ein weiteres Ziel der Anamnese ist es, eine Beziehung zwischen Pflegenden und zu Pflegenden herzustellen. Eine stationäre Aufnahme im Krankenhaus ist mit erheblichen psychischen Belastungen verbunden, welche einen einfühlsa-

16 engl. to assess = einschätzen

men Umgang und die Vermittlung von Sicherheit erfordern. Zusätzlich dient die Anamnese dazu, der Patientin/dem Patienten Gelegenheit zu geben, Informationen über das Umfeld, die Umstände und den weiteren Verlauf des Aufenthaltes und der pflegerischen Tätigkeiten zu erlangen (Backs/Lenz 1998, 24-38).

Die Praxis der pflegerischen Anamnese wird vorrangig wegen einer unzulänglichen Gesprächsführung bemängelt. In der Studie von Walther (2001), in welcher sie eine gesprächsanalytische Betrachtung der Pflegeanamnese vornimmt, wurde festgestellt, dass Defizite in der Gesprächsführung auftraten und insgesamt zu wenig auf die individuellen Probleme der Patientin/des Patienten eingegangen wurde. Der Schwerpunkt der Gespräche lag vor allem auf organisatorischen Fragen und Informationen, die Bedürfnisse der Patientin/des Patienten wurden zu wenig angesprochen. Außerdem war die Beziehung in der Kommunikation häufig asymmetrisch und damit gesprächshemmend (Walther 2001, 113-249). Aufgrund einer solchen Kommunikation konnte die subjektive Bedeutung von Krankheit und Gesundheit nur selten in Erfahrung gebracht werden. Backs und Lenz (1998) belegten ferner, dass nur 16% der befragten PatientInnen das Erleben von Angst, Schmerz und Unsicherheit überhaupt in der Anamnese angaben (Backs/Lenz 1998, 91-121). Gerade aufgrund der bereits erwähnten psychischen Belastungssituation eines Krankenhausaufenthaltes sowie der Erkrankung an sich, welche mit Gefühlen wie Angst, Unsicherheit, Bedrohung bis hin zu Orientierungsverlust einhergeht, sind sowohl eine tragende Beziehungsbasis, der Freiraum zur Äußerung dieser Belastungen als auch das Bewusstmachen von verbleibenden Ressourcen eine wichtige Aufgabe der Anamnese (Richter 2007, 86; Lotz 2000). Ebenso wird die methodische Praxis der Anamnese, beispielsweise die Art der Gesprächsführung, der Sprachkode, das Überhäufen mit Informationen und die ungünstigen Rahmenbedingungen, etwa wenn Gespräche im Mehrbettzimmer geführt werden, bemängelt (Lotz 2000, 39, 58-66).

Wenn ein pflegerisches Aufnahmegespräch durch Fragebögen ersetzt wird, so Scharffenorth (1991), wird nicht nur die Krankheit zu einer Summe von Kennzeichen, sondern auch die Geschichte des Erkrankten mit seiner Erkrankung gerät nicht ins Blickfeld. Außerdem kann die Vertrauensbasis für eine Beziehung nur erschwert geschaffen werden (Backs/Lenz 1998, 36). Die Lebens- und Krankengeschichte eines Menschen, seine Vorstellungen, sein Befinden und Erleben sowie seine Ressourcen sind deshalb beachtenswert, da das angestrebte bzw. angewandte Bewältigungsverhalten der PatientInnen zum Großteil von der individuellen Bewertung der Betroffenen abhängig ist (Lotz 2000, 39; 58-66).

1.2 Die Entwicklung und Funktion von Pflegediagnosen in Theorie und Praxis

Die Pflegediagnose als zweiter Schritt des Pflegeprozesses basiert auf der zuvor durchgeführten Anamnese. Nach Heiner (in Griese/Griesehop 2007) verheißt eine professionelle Diagnose Durchblick. Das griechische Wort „diagnosis" bedeutet, „unterscheiden", „durch und durch erkennen". Die ursprüngliche Bedeutung des Begriffs entwickelte sich aus den Naturwissenschaften, wie der Medizin, Zoologie und Botanik. Diagnosen sollen dabei kurze, genaue und absolut zutreffende Erklärungen (Griese/Griesehop 2007, 81 f.) beinhalten und bestehen aus einer Bewertung, Beurteilung und Evaluation des zu diagnostizierenden Gegenstandes (Friesacher 1999, 54).

Wie bereits erwähnt, wurde im Zuge der beginnenden Professionalisierung der Krankenpflege und der damit im Zusammenhang stehenden Abgrenzung zur ärztlichen Berufsgruppe in den USA der Pflegeprozess eingeführt und infolgedessen dem Erkennen und Benennen von Pflegeproblemen ein hoher Stellenwert beigemessen. Der Begriff „Pflegediagnose" wurde erstmals von Frey 1953 in der Fachliteratur benannt, aber erst in den 1970er Jahren definiert. Das Diagnostizieren, in Anlehnung an die bzw. in Abgrenzung von den DRGs (Diagnosis Related Groups), wurde den Aufgaben des Pflegepersonals zugeordnet und gewann zunehmend an Bedeutung. Die NANDA (North American Nursing Diagnoses Association) entwickelte 1982 ein weit reichendes und professionelles Klassifikationsschema zur Einordnung der Pflegediagnosen, welches sich an den „Human Response Pattern" (Muster menschlicher Reaktionen) orientiert und kontinuierlich von der NANDA überarbeitet, ergänzt und weiterentwickelt wird (König 2001, 13-25). Darauf aufbauend werden Klassifikationen wie NIC (Pflegeinterventionsklassifikation) und NOC (Pflegeergebnisklassifikation) in den unterschiedlichen Bereichen angewendet (van der Bruggen 2002, 65-80). Die NANDA Diagnosen haben sich bisher in der Pflege am häufigsten durchgesetzt (König 2001, 13-25). Aber auch andere Pflegediagnosesysteme, z.B. die Klassifikation ICNP (International Classification for Nursing Practice), eine neuere europäische Entwicklung, werden verwendet (van der Bruggen 2002, 81-94). Die ICNP scheint einen offeneren und individuelleren Blickwinkel auf pflegerische Probleme und Ressourcen zu eröffnen und der Komplexität pflegerischen Handelns eher gerecht zu werden. Allerdings müsste dies in einem detaillierten Vergleich beider Klassifikationssysteme genauer erläutert und kann hier aufgrund des Umfangs nicht dargestellt werden (ICN 2003; Nielsen 2003).

Seit Beginn der 1990er Jahre, nicht zuletzt durch die gesetzliche Verankerung, rufen Pflegediagnosen in Deutschland verstärktes Interesse und zunehmende Diskussionen hervor (König 2001, 13-25). Je nach theoretischer Ausrichtung werden unterschiedliche Definitionen von Pflegediagnosen benannt. Eine Definition, welche sich zwar an der NANDA Definition orientiert, diese aber weiter entwickelt hat, ist die von Margaret Lunney:

> „Pflegediagnosen sind Interpretationen, die Pflegende zusammen mit ihren KlientInnen – Individuen, Gruppen, Familien und soziale Gemeinschaften – vornehmen, um menschliche Reaktionen auf gesundheitliche Probleme … oder Lebensprozesse … festzustellen. Die KlientInnen im Bereich der Pflege reagieren auf eine Art und Weise, die pflegerische Maßnahmen erfordert. … Die pflegerischen Maßnahmen, die Menschen zu einem besseren Gesundheitszustand verhelfen sollen, basieren auf der Interpretation (Pflegediagnose) der Assessment- oder Einschätzungsdaten" (Lunney 2007, 19).

Pflegediagnosen beschreiben Probleme, die primär durch pflegerische Maßnahmen gelöst werden können, für deren Ergebnisse in erster Linie Pflegekräfte verantwortlich sind. Abhängig von dem zur Strukturierung des Pflegeprozesses eingesetzten Pflegemodell können Pflegediagnosen als Selbstpflegedefizite, misslungene Anpassungen, menschliche Reaktionsmuster, Bedürfnisse oder einfach als gestörte funktionelle Verhaltensmuster gesehen werden (Gordon 2003, 1-5). Eine Pflegediagnose besteht im Allgemeinen aus einer diagnostischen Aussage und einem näher bestimmenden Attribut. Darüber hinaus werden ätiologische Einflussfaktoren, wie Umweltfaktoren, physiologische, psychologische, soziokulturelle oder spirituelle Gegebenheiten, formuliert. Jede Diagnose wird einer Kategorie zugeordnet. Die daraus entstandenen aktuellen Pflegediagnosen, Risikopflegediagnosen, Syndrompflegediagnosen und Gesundheitsförderungspflegediagnosen werden wiederum in spezifische Pflegediagnosen oder Verdachtsdiagnosen unterteilt (Brobst/Jürgen/Brock 2007, 109 f.).

Während medizinische Diagnosen die Ursachen und Symptome von Krankheiten beschreiben, beabsichtigen Pflegediagnosen, die Gesamtsituation der Patientin/des Patienten zu erfassen und sich eher mit dem Phänomen und dem Erscheinungsbild in Bezug auf den individuellen Kontext auseinander zu setzen (Bartholomeyczik 2003, 11-26). Allerdings ist diese Differenzierung nicht immer ausreichend in der Aufstellung der Kategoriensysteme ersichtlich. Des Weiteren gibt es über die Genauigkeit von Pflegediagnosen und deren Einfluss auf die Qualität der Pflege noch keine gesicherten Studien (Lunney 2007b, 45-56).

Der Pflegediagnostik sprechen sowohl Protagonisten als auch Gegner einen großen Einfluss auf die weitere Entwicklung der Pflege zu. Im Folgenden werden die wichtigsten Kritikpunkte erörtert und zur Begründung der Integration alternativer Vorgehensweisen genutzt.

1.3 Bewertung der Pflegediagnosen

> „If we cannot name it, we cannot control it, finance it, research it, teach it or put it into public policy" (Lang 1992, in Brobst 2007, 87).

> „Das Fremde zu beschreiben, ist ja an sich ein Paradoxon. Wie kann es gelingen, etwas, das ich nicht kenne, in meine Sprache zu bringen? Denn unsere Sprache, die unser Denken mit bestimmt, beschränkt ja schon unsere Formen des Beobachtens, ja, auch unsere Wahrnehmung" (Geißner 2000, 13).

In dieser Widersprüchlichkeit befindet sich das Erstellen von Pflegediagnosen, denn auf der einen Seite besteht die Notwenigkeit einer sprachlichen Benennung pflegerischer Probleme und Ressourcen, um pflegerische Interventionen entwickeln und den Beitrag der Pflege zur gesundheitlichen Versorgung der Patientin/des Patienten benennen zu können. Auf der anderen Seite wird Kritik aus sowohl theoretischer als auch praktischer Sicht, insbesondere im Hinblick auf die Möglichkeit des Fremdverstehens geäußert.

Für die praktische Umsetzung werden eine Reihe möglicher Fehlerquellen bei der Erhebung der Pflegediagnosen benannt. Angefangen mit einer ungenauen Datenerhebung und Dateninterpretation, fehlendem Fach- aber auch Kontextwissen oder mangelnder Erfahrung, werden Pflegediagnosen häufig sprachlich und inhaltlich nicht eindeutig formuliert, zu wenig analysiert und verifiziert sowie kausale Zusammenhänge nicht erkannt (Brobst/Jürgen/Brock 2007, 117; Georg/Staub 2007, 13 f.). Insgesamt wird in der Praxis zu wenig berücksichtigt, dass Diagnostizieren gelernt sein will und vor allem zeitliche Ressourcen benötigt. Ebenso wird das Potential eines interdisziplinären Nutzens bei der Diagnoseerstellung nicht verwirklicht, weswegen Bartholomeyczik eine so genannte Kerndiagnostik zur Bündelung der unterschiedlichen professionellen Blickwinkel vorschlägt (Bartholomeyczik 2003, 11-26).

Ein weiterer Kritikpunkt zielt auf die Entstehungsgeschichte der Pflegediagnosen in Nordamerika ab. Powers bemängelt dabei hauptsächlich die Vorherrschaft der NANDA und der Pflegeeliten (Powers 2001, 39-58) sowie den Ausschluss der pflegenden Praktiker bei der Bestimmung der zu klassifizierenden Pflegediagnosen. Für eine Anwendung der Pflegediagnosen in Deutschland wird die Übertragbarkeit der amerikanischen Diagnosen auf das deutsche Pflegesystem unzureichend thematisiert (Bartholomeyczik 2000, 53-70).

Die inhaltliche Kritik richtet sich auf eine starke analytische Zergliederung der zu beschreibenden Pflegephänomene. Indem diese einer kausalen Logik, deduktiven Methoden und normiertem Regelwissen entspringen, können sie der Handlungswissenschaft Pflege nicht gerecht werden. Des Weiteren wird beanstandet, dass intuitive Entscheidungen und andere nicht formalisierbare Anteile pflegerischen Handelns nicht in das Diagnostizieren einbezogen und Verständigungsprozesse und kommunikatives Handeln im Sinne von Habermas unterbunden werden (Friesacher 2001, 27-37).

Letztendlich wird vor allem von Powers, basierend auf einer Diskursanalyse im Anschluss an die Machtanalyse Foucaults bemängelt, dass eine ungenügende Reflektion medizinischer, ökonomischer, gesellschaftlicher und ethischer Einflüsse auf Pflegediagnosen vorgenommen wird, was die Gefahr der Normierung und Pathologisierung der Patienten nach sich ziehen kann (Friesacher 1999; Foucault 1987). Durch die Definitionsmacht befürchtet Powers zusätzlich eine Ausweitung des Machtpotentials gegenüber PatientInnen, Ethnien, Kulturen, Frauen, Klassen, der Medizin über die Pflege und der Pflege im Gesundheitswesen. Ihrer Ansicht nach ist die „Stimme des Patienten" nicht genügend präsent und individuelle Unterschiede werden durch standardisierte Beschreibungen zu wenig aufgenommen (Powers 2001, 39-58; Powers 1999).

Lunneys Forderung zielt darauf ab, den Prozess des Denkens wieder stärker zu fokussieren, da menschliche Reaktionen komplexe Vorgänge seien und die Eingruppierung dieser ebenfalls komplexe Denkprozesse benötigt. Sie fordert ein kritisches Denken der Pflege beim Diagnostizieren und eine stärkere inhaltliche Auseinandersetzung, um Fehlinterpretationen zu vermeiden (Lunney 2007a+b, 27–43; 45-56).

Kesselrings (1999) Kritik bezieht sich primär auf die psychosozialen Diagnosen im Hinblick auf die Frage, ob die Angemessenheit einer Reaktion, wie beim Trauern, überhaupt beurteilt werden kann und soll. Sie fordert die Integration psychosozialer Aspekte, insbesondere von Ressourcen in die Diagnostik und die Aufhebung der Trennung von somatischen und psychosomatischen Pflegediagnosen (Kesselring 1999, 223-228).

Insgesamt wird in den letzten Jahren vermehrt das Aufgreifen von Ressourcen diskutiert. Dies gilt für die Neuentwicklung pflegediagnostischer Instrumente, wie beispielsweise der POP-Klassifikation[17], aber auch für theoretische Auseinandersetzungen. Ursprünglich aus dem ökonomischen Umfeld stammend werden Ressourcen vom französischen „source" mit „Quelle" übersetzt. Ressourcen im Gesundheitswesen werden als Fähigkeiten, Fertigkeiten und Potentiale bezeichnet, die helfen, die alltäglichen und besonderen Anforderungen des Lebens zu bewältigen, und dadurch einen Gegenentwurf zur Problemanalyse darstellen. Sie werden als Bewältigungsressourcen in körperliche, seelische, in-

17 Anm. d. Verf.: Die POP-Klassifikation (PraxisOrientierte Pflegediagnostik) ist eine aus den NANDA Diagnosen entwickelte neue Diagnostik, welche explizit körperlich-funktionale, psychische und soziale Ressourcen aufgreift und diese zusammen mit der Ätiologie und den Problemen (z.B. Symptome, Risiken) in die Diagnoseerstellung einfließen lässt (Stefan/Allmer/Eberl/Hansmann/Jedelsky/Michalek/Pandzic/Schalek/Tomacek 2009).

tellektuelle, personale, interpersonelle, soziale, materielle und strukturelle Aspekte eingeteilt. Den Ressourcen wird vor allem hinsichtlich auf Empowerment (Scheichenberger 2009, 51-92), Krankheitsbewältigung und Gesundheitsförderung eine große Rolle eingeräumt. Empirisch sind in erster Linie die positiven gesundheitlichen Auswirkungen sozialer und personaler Unterstützungsressourcen belegt (Geiss 2007, 42-54).

2. Alternative Pflegediagnoseansätze

Aus den zuvor genannten Kritikpunkten lässt sich die Forderung nach alternativen bzw. ergänzenden Konzepten einer pflegerischen Diagnostik ableiten. Friesacher forderte schon früh Ansätze, welche sich von einem mechanistisch-deterministischen und cartesianischen Menschenbild abwenden und sich stärker auf den lebensweltlichen Kontext, die Biographie und die subjektive Bedeutung der Situation für die Patientin/den Patienten beziehen. Er schlägt daher eine phänomenologisch-hermeneutische und interaktionistische Sichtweise vor, welche sich in einer verstehenden, phänomenologisch-biographischen Diagnostik niederschlägt (Friesacher 1999, 54-60).

Einige Pflegewissenschaftlerinnen haben sich mit der Frage einer solchen Art von Diagnostik beschäftigt, Käppeli beispielsweise hat das Integrative Pflegemodell entwickelt (Käppeli 1993, in Just 2003, 27-39). Außerdem ist in diesem Zusammenhang der Ansatz der Verstehenden Diagnostik von Schrems (2008) zu nennen. Sie ist der Auffassung, dass der Prozess des Erkennens, der Auslegung und des Verstehens der individuellen Situation von pflegebedürftigen Menschen in einer Pflegediagnostik, die sich auf einen kybernetischen Kreislauf erster Ordnung stützt, in den Hintergrund rückt. Es sei nicht nur die Frage „was“, sondern vor allem „wie“ diagnostiziert wird (Schrems 2003). Ausgehend von dieser Beurteilung legt sie den Fokus pflegerischer Diagnostik in Anlehnung an die Hermeneutik Gadamers auf den Prozess des Verstehens. Verstehen ist das Auslegen von Worten, Handlungen und Verhalten. Es verschränkt subjektives Erleben und Erinnerung sowie die lebensweltliche Erfahrung von PatientInnen (Beschreibungen ersten Person) mit allgemeinen wissenschaftlichen Erkenntnissen und dem institutionellen Erfahrungswissen von Pflegenden (Beschreibungen dritten Person). In der Integration beider Beschreibungsarten, Schrems nennt dies Beschreibungen der zweiten Person, generiert sich ein völlig neues Wissen. Die Beschreibungen und Verstehensprozesse der ersten Person, die in der subjektiven Bedeutung der PatientInnen gründen, werden in diesem Ansatz durch die psychologische Methode der Introspektion initiiert. Als Möglichkeiten des introspektiven Zugangs schlägt Schrems unter anderem Verfahren in Anlehnung an die „illness narratives“ (Greenhalgh 2005; Lucius-Hoene 2008) aus der narrativen Medizin vor (Schrems 2008, 59-76). Introspektion als „Blick nach Innen“ stellt ein Gegenstück zur „objektiven“ Naturwissenschaft dar, bezieht sich auf Selbstbeobachtung, Wahrnehmungsprozesse und kognitives Metadenken und zielt dabei auf die „subjektiven“ Phänomene und Prozesse des Denkens ab (Ziche 1999, 1-42). Die Introspektion als Methode wird in einer Vielzahl von kritischen Diskussionen aufgegriffen, welche Schrems (2008, 61-63) in ihrem Ansatz differenziert aufzeigt. Der Vorteil einer Introspektion als integrative Methode der Pflegediagnostik liegt m.E. insbesondere in den methodisch angeleiteten Selbstverstehensprozessen. Kritisch ist zu betrachten, dass das Verfahren ausschließlich auf Denkprozesse, wie Assoziationen und Urteilsprozesse, beschränkt bleibt und emotionale und intuitive Erlebensmomente ausgeblendet werden. Da bei der Methode der Introspektion der Fokus außerdem auf der alleinigen Deutung der Patientin/des Patienten liegt und der methodischen Auswertung der introspektiven Daten zu wenig Aufmerksamkeit geschenkt wird, sollten die introspektiven, narrativen Verfahren m.E. mit fallrekonstruktiven Auswertungsverfahren und objektiven Daten sinnvoll ergänzt werden. Auch könnte die Abgrenzung pflegerischer und psychotherapeutischer Interventionen deutlicher hervorgehoben werden.

Biographische Methoden greift Schrems im Rahmen des Kontextwissens auf. Schrems zufolge haben sie vornehmlich Bedeutung für die Rahmung der konkreten Situation. Ihrer Ansicht nach beziehen sich biographische Ansätze nur auf den Aspekt der Vergangenheit. Der gelebte gegenwärtige Lebenslauf kommt dabei zu kurz (Schrems 2003, 216-226). Dieser Einschätzung wird in diesem Beitrag bei der Darstellung der Biographischen Ansätze widersprochen und es wird ersichtlich werden, dass in der Biographieorientierung eine Dialektik der unterschiedlichen Zeitperspektiven gerade elementar ist (Rosenthal 2008).

Auf Basis des Pflegeprozesses, der an ihm bestehenden Kritik und der wertvollen ergänzenden Ansätze soll nun ein diagnostisches Verfahren vorgestellt werden, welches den Fokus auf die biographische „Gewordenheit“ von Krankheit und Gesundheit setzt und bei dem im Rahmen des Pflegeprozesses biographische Methoden zur Anwendung kommen. Zu Beginn wird das Konzept der Biographieorientierung und der biographischen Diagnostik kurz erläutert und im Anschluss daran werden rekonstruktive und biographische Verfahren anderer Professionen vorgestellt, um die für die Pflege notwendigen Aspekte herauszuarbeiten.

2.1 Biographieorientierung als professionelle Ausrichtung

Der Begriff „Biographie“ stammt aus dem Griechischen und bedeutet die Beschreibung (graphia) des Lebens (bios) eines Einzelnen durch diesen selbst (auto) (Misch 1989, in Griese, Griesehop 2007, 7). Im Gegensatz zum Lebenslauf, welcher auf die Abfolge gesellschaftlich objektivierter Verläufe und die damit verbundenen Statuspassagen abzielt, wird hier die Subjektperspektive in den Mittelpunkt gestellt. Eine Biographie ist aber nicht nur als eine individuelle, sondern auch als eine soziale Konstruktion zu verstehen, denn sie wird von gesellschaftlichen und sozialen Einflüssen tangiert. Wir können uns nicht der Tatsache entziehen, dass wir unsere Biographie als Mann oder Frau, als Zugehörige einer sozialen Schicht, eines bestimmten kulturellen Kontextes oder einer spezifischen Generation gestalten. Wiederum können wir auch nicht auf diese Gegebenheit reduziert werden, denn gleichermaßen ist ein Leben auch immer mit biographischem Eigensinn durchsetzt (Hanses 2000, 364). Die Biographie ist darüber hinaus eine narrative Konstruktion, d.h. eine darstellende und bewertende Leistung des Biographen und nicht die Wirklichkeit selbst (Hanses/Richter 2009, 65).

Dausien unterscheidet in der Begrifflichkeit zwischen Biographieorientierung, Biographiearbeit und Biographieforschung. Biographieorientierung wird als grundlegende, konzeptuelle Ausrichtung des professionellen Handelns in sozialen Berufsfeldern zusammengefasst, während sich die Bezeichnung Biographiearbeit auf diejenige Praxis bezieht, die eine interaktive Dimension der Arbeit Professioneller mit ihren Adressaten umschließt (Dausien 2004, 6-11). Bei beiden Ausrichtungen werden die Methodologien und Methoden der Biographieforschung, die dem Paradigma der interpretativen Sozialforschung zugeordnet werden können, in Anwendung gebracht.

Kurz gesagt geht es bei der biographischen Orientierung um die Betrachtung der „lebensgeschichtlichen Gewordenheit“ von Ereignissen. Es wird dabei die Wechselwirkung zwischen Biographien und gesellschaftlichen Einflüssen, Geschlechterverhältnissen, sozialen Milieus, Institutionen etc. und wie diese durch den Biographen strukturiert, aktiv genutzt, gestaltet und verändert werden, beleuchtet (Hanses/Richter 2009). Der Betrachtungsgegenstand innerhalb einer Biographie sind schriftlich fixierte oder verbale Erzählungen. Diese weisen immer auf eine zeitliche Perspektive hin, denn sie sind über die Vergangenheit an die Gegenwart und auch an die Zukunft des Erzählers/der Erzählerin geknüpft. Wird man z.B. von dem/der behandelnden ÄrztIn mit der Diagnose einer chronischen Krankheit konfrontiert, verändert sich nicht nur die gegenwärtige Lebenssituation, sondern auch die Art und Weise, wie man auf die Vergangenheit blickt. Unter dem Wissen der Krankheit werden Erlebnisse und Erinnerungen aus der Zeit vor der Diagnose anders bewertet. Zurückliegende Alltagssituationen werden dann als erste Anzeichen einer Krankheit angesehen oder nicht wahrgenommene und nun nicht mehr zu verwirklichende Möglichkeiten betrauert. Die Erlebnisse werden durch die Diagnose in einen anderen Sinnzusammenhang gebracht. Angesichts einer möglicherweise verkürzten Restlebenszeit oder der Einschränkung von Gestaltungsmöglichkeiten aufgrund einer Erkrankung verändert sich ebenfalls der Blick in die Zukunft. Somit geben biographische Erzählungen sowohl Auskunft über die Bedeutung in der Gegenwart des Erzählenden als auch über dessen Vergangenheits- und Zukunftsperspektive und dies unter den gesellschaftlichen Bedingungen, denen er ausgesetzt ist (Rosenthal 2008).

Die Ausgangsfrage der Biographieorientierung beschäftigt sich mit dem Verstehen der Wirklichkeit des anderen. Der dadurch eingeforderte Fremdverstehensprozess wird in der Forschung anhand der sprachlichen Kommunikation in einem narrativen Interview erhoben (Rosenthal/Fischer-Rosenthal 2005, 456-468). In dieser sehr offenen Interviewform haben die Erzählenden Freiräume, ihre Geschichte auf ihre Art und Weise zu gestalten. Dadurch kommt die Relevanzstruktur der Erzählenden maximal zum Ausdruck.

Erzählungen im Zusammenhang mit Erkrankungen zeigen das Erleben dieser Erfahrung auf:

> „Im Erzählen der Betroffenen thematisiert sich das Erleben der Leiblichkeit in ihrer physischen und sozialen Komponente, die Erfahrungen des „Nicht-mehr-könnens", der Hilfebedürftigkeit, der Abhängigkeit, der Verluste im Alltag und in den Lebensplänen. Hier lässt sich auch ablesen, welche Haltungen die Betroffenen zu der Krankheit oder Behinderung einnehmen: wann sie sich als Opfer eines schicksalhaften Geschehens, und wann als Mitgestalter ihres Lebens fühlen; wie sie die Beeinträchtigungen in ihrer Identität und Wirklichkeitserfahrung verarbeiten und in welche Sinnzusammenhänge sie sie einordnen" (Lucius-Höhne 1998, 111).

Narrative Erzählungen gehen über das objektive Wissen einer Erkrankung hinaus. Sie spiegeln vielmehr das Erleben der Krankheit durch den Betroffenen und seine Konsequenzen hinsichtlich der Lebensgestaltung, welche entscheidend für den Bewältigungsprozess sind, wider. Die Erfahrungen und Erlebnisse im Erzählen in Worte zu fassen, kann sich für den Betroffenen als heilsam erweisen bzw. entlastend wirken (Rosenthal 1995). Dies gilt allerdings nur eingeschränkt für Menschen, die sich noch in einer akuten Belastungssituation befinden und durch ein narratives Interview zu Erinnerungsprozessen angeleitet werden. Hier entspannt sich eine Ambivalenz zwischen der Bedrohlichkeit eines Rückblicks in die Vergangenheit, da stabilisierende Erinnerungen noch nicht gegeben sind, und der Notwendigkeit, das Erlittene und noch gegenwärtige Leid durch hilfreiche Gespräche zu bewältigen. Der/Die InterviewerIn steht vor diesem Hintergrund vor besonderen methodischen Herausforderungen und er/sie muss mit empathischem und selbstreflexivem Geschick erkennen, wie der Schutz der Patientin/des Patienten gewährleitstet werden kann und wo eigene Kompetenzgrenzen erreicht sind (Rosenthal 2002, 204-227; Loch 2002, 233-246).

Institutionen haben Auswirkungen auf die Erzählungen. So ist empirisch belegt, dass Narrationen im institutionellen Setting sozialer Handlungsfelder wesentlich kürzer sind, geringere Erzählanteile aufweisen und häufiger von Symbolisierungen durchwirkt sind als in anderen Settings (Hanses 2000; Goblirsch/Inthorn/Veit 2007). Dies wird auf verschiedene Faktoren zurückgeführt, wie taktische Vorsicht aufgrund der Abhängigkeit von den Mitarbeitern des Gesundheitswesens oder soziale Erwünschtheit (Hanses 2000, 357-397).

In der Biographieforschung erfolgt die Auswertung der erhobenen Interviews mittels unterschiedlicher interpretativer Methoden. Diese sind in der Regel sehr zeitaufwendig und müssen daher für die Pflegepraxis modifiziert werden (Vorschläge dazu s. meinen Beitrag „Biographieorientierte Diagnostik im Pflegeunterricht“ in diesem Buch).

Aus pflegepraktischer und pflegewissenschaftlicher Sicht ist die Biographieorientierung aus folgenden Gesichtspunkten angezeigt: Zum einem, um den Unterstützungsbedarf, welcher stets in seiner lebensgeschichtlichen Bedeutsamkeit zu betrachten ist, der zu Pflegenden bei der Bewältigung ihres Erleidens herauszuarbeiten. Zum anderen zum Erwerb wissenschaftlich fundierter Kenntnisse über die durch Veränderungen im gesundheitlichen Status ausgelösten Ablaufgestalten eines Erlebens- und Erleidensprozesses, um den Betroffenen eine dem jeweiligen Verlaufs- und Bewältigungsstadium angemessenen Hilfe zuteil werden lassen. Und letztendlich, um durch biographische Orientierung den Erkrankten als Subjekt zu rehabilitieren (Remmers 2006, 186 f.).

Der empirische und theoretische Forschungsstand zur Biographieorientierung ist inzwischen schon recht beachtlich. Gerade in den letzten Jahren gab es einige Forschungsvorhaben, die der pflege- und gesundheitswissenschaftlichen Biographieforschung zugerechnet werden können (Hanses 1996; Giebeler/Fischer/Goblirsch/Miethe/Riemann 2007; Miethe/Fischer/Giebeler/Goblirsch/Riemann 2007). Mittlerweile existieren auch Handlungsansätze, wie biographisches Fallverstehen in sozialen Handlungsfeldern (Fesenfeld 2006; Hohn/Hanses 2008; Sander 2005; Richter/Hanses 2009; Schulze 2006), Biographiearbeit z.B. in der Altenpflege (Kollak 2004; Friebe 2004; Sander 2006; Blimlinger/Ertl/; Koch Straube/Wappelshammer 1994) oder in der Bildung (Gieseke 2008; Koppermann/Schuster 2007; Oelke/Ruwe 2007), biographische Beratung bei chronischen Erkrankungen (Darmann-Finck/Sahm 2006) und die biographische Diagnostik, die im Anschluss dargestellt wird.

2.2 Biographische Diagnostik

> „In unserem Verständnis äußert sich eine biographieorientierte Arbeit in erster Linie in der spezifischen Haltung, in einer kontinuierlichen Aufmerksamkeit gegenüber der Geschichte, der Fülle von Erinnerungen und Lebenserfahrungen, die alle Menschen auszeichnet. Sie bestimmt, verändert unseren Umgang, die Art unserer Begegnungen, die Gestaltung unserer Angebote" (Blimlinger/Ertl/Koch-Straube et al. 1994, 77).

Ausgehend von dieser Grundhaltung vereint die biographische Diagnostik unterschiedliche disziplinäre Ansätze der Sozialwissenschaften und gründet methodisch in der Biographieforschung. Im Folgenden werden Ansätze biographischer Diagnostik aus verschiedenen Anwendungsfeldern dargestellt und in Bezug zum pflegerischen Handlungsfeld gesetzt.

Durch fortschreitende Beobachtungen im beruflichen Alltag der Sozialarbeit wurde deutlich, dass die herkömmlichen Diagnosen wenig dazu beigetragen haben, sinnvolle Hilfepläne und Interventionen abzuleiten. Sie führten eher zu sozialen Etikettierungen und gesellschaftlicher Machtausübung. Angesichts dieser Kritik und der seit langem bestehenden Abgrenzungsversuche von einer naturwissenschaftlich geprägten Diagnostik forderten Alice Salomon und Mary Richmond bereits Anfang des 20. Jahrhunderts die Begründung einer „sozialen Diagnose" (Hanses 2000, 357 f.).

In diesen Professionalisierungsbestrebungen der sozialen Arbeit wurde schon recht früh deutlich, dass sich eine solche Diagnose nur mit rekonstruktiven und hermeneutischen Verfahren bewerkstelligen lässt, da sich universelles Regelwissen für den Einzelfall als ungenügend erwiesen hat. Trotz verschiedener diagnostischer Ausrichtungen der sozialen Felder bleibt diese Basis allen Ansätzen gemein. Eine Möglichkeit einer solchen Diagnose in der sozialen Arbeit ist der explizite Einbezug der Biographie der KlientInnen anhand der biographischen Diagnostik. Die Frage, welche Methoden biographischer Diagnostik verwendet werden, hängt vom Problemkontext und den dazugehörigen Hilfsangeboten des jeweiligen Feldes ab (Griese/Griesehop 2007, 81-85).

Diagnostik im Kontext rekonstruktiver Fallanalysen im Allgemeinen und biographischer Methoden im Besonderen wird wie folgt bestimmt:

> „...(Problem-) Sichten der Klienteninnen spielen hier eine besondere Rolle, Ziel ist es, die (Re-)Konstruktion von Ich und Welt aus biographischer Warte in den Blick zu nehmen, vorhandene Ressourcen aufzudecken und zum Ausgangspunkt einer professionellen Unterstützung zu bestimmen" (Griese/Griesehop 2007, 85).

Den reproduzierbaren (z.B. medizinischen und psychologischen) Erhebungen wird das Einmalige von Erzählungen gegenübergestellt (Dern/Hanses 2001, 292). Im Mittelpunkt stehen dabei die

„... Lebensgeschichte der Adressaten der Sozialen Arbeit, ihre erzählten Rekonstruktionen und die Bedeutung des biographischen Erzählens ...“ (Hanses 2000, 359).

Da die biographische Diagnostik als professionelle Ausrichtung noch jung ist, fällt es schwer, eine allgemeine Definition zu finden. Nach Hanses kann zusammenfassend formuliert werden, dass die Biographische Diagnostik als ein bewusstes, nachvollziehendes und besonnenes Fremdverstehen aufgefasst werden kann, welches einen verstehenden Zugang zu den biographischen Selbstthematisierungen voraussetzt. Diese Diagnostik gestaltet sich interaktiv und erarbeitet eine Hilfeplanung entlang der biographischen Sinnsetzung der KlientInnen, deren Lösungspotenziale freigelegt werden. Sie eröffnet damit die Chance, persönliche Sinnsetzung und Ressourcen in die Entscheidungsprozesse einzubeziehen.

Biographische Diagnostik wird in verschiedenen Ausrichtungen in sozialen Handlungsfeldern, etwa der Psychologie, der Behindertenpädagogik und der sozialen Arbeit, angewendet.

In der Psychologie zielt die biographische Diagnostik im Wesentlichen darauf ab, eine Analyse biographischer Daten vorzunehmen, da nach Cassens (1966)

„... das vergangene Erleben und Verhalten (der, d. Verf.) beste Prädikator künftigen Erlebens und Verhaltens ....“(Jäger/Kaiser 1989, 179) ist.

Lebensdaten, wie Geschlecht, Alter, Sozialstatus, Art der Schulbildung, aber auch individuelle Bewertungen, werden in Form von schriftlicher oder mündlicher Befragung, in Eigen- oder Fremdanamnesen, z.B. für Einstellungsverfahren, genutzt (Jäger/Kaiser 1987, 178-202; Jäger 2003). Obwohl die biographische Diagnostik ursprünglich in der Psychologie eingeführt wurde, verbleibt die Idee dieser Diagnostik jedoch entweder ganz in der Tradition der Lebenslaufforschung (z.B. Life-event-inventories) verhaftet oder wird als Sammelbegriff für verschiedene biographieorientierte Verfahren verwendet (Hanses 2000, 365).

In der Behindertenpädagogik wird der Ansatz der „Diagnostik als Rehistorisierung“ aufgegriffen. Dieser Ansatz ist nicht direkt als biographische Methode zu bezeichnen, strebt aber dennoch im hohen Grade eine rekonstruktive Diagnostik an. Durch einen Paradigmenwechsel in der Behindertenpädagogik und eine Wandlung zu einer stärkeren Subjektlogik entstand der diagnostische Ansatz von Jantzen. Sein besonderes Interesse ist es, die Etikettierung von Behinderten durch Kennzeichnungen, wie der „Bildungsunfähigkeit“ (Idiotie), „Unverständlichkeit“ (Psychosen) und „Unerziehbarkeit“ (Psychopathien), welche mit Prozessen des extremen Ausschlusses und der Isolation einhergehen, zu vermeiden. Um Menschen aus ihrem Objektstatus zu befreien, sieht Jantzen, in Anlehnung an Spinonza, Levinas und Vygotzkij, die grundsätzliche theoretische und praktische Anerkennung des Menschen als Voraussetzung jeglichen diagnostischen Prozesses an. Da Behinderung als ein soziales Faktum verstanden wird, fordert Jantzen eine rehistorische Entschlüsselung aller reduktionistisch gedachten Krankheitseinheiten. Neben der Nutzung vorhandenen Beschreibungswissens (z.B. Akten), findet die Entschlüsselung in einem gemeinsamen, nicht bevormundenden Dialog mit den Betroffenen und ihren Angehörigen statt. Dadurch kann es zu einer Neubewertung kommen. Methodisch verwendet Jantzen eine Vorgehensweise, mit deren Hilfe der Übergang vom Erklären zum Verstehen möglich wird. Ein emotionales Einlassen auf den anderen, welches Empathie und moralische Verantwortung beinhaltet, sowie eine reflektierte Haltung auf Seiten der Professionellen sind wesentliche Voraussetzungen der rehistorisierenden Diagnostik (Jantzen 1996, 9-31).

Die Ansätze aus der Psychologie und Behindertenpädagogik können nur bedingt für eine pflegerische Diagnostik verwendet werden. In der Psychologie werden eher Lebenslaufdaten als die tatsächliche Bedeutung der Ereignisse fokussiert und im Ansatz von Jantzen wird zwar die Anerkennung des anderen, die Reflektion der gesellschaftlichen Bedingungen und die Selbstreflektion der Professionellen in den Vordergrund gestellt, aber nicht auf die individuelle Bedeutung in der Selbstdarstellung der BiographInnen eingegangen. Beiden Ansätzen fehlt auch eine Ausrichtung auf anschließende Interventionen, die in jedem sozialen Handlungsfeld unabdingbar sind. Aus diesen Gründen werden im weiteren Verlauf Ansätze einer biographischen Diagnostik in der Sozialen Arbeit hinzugezogen, welche in vielen Aspekten besonders geeignet für die Pflege sind.

In der sozialen Arbeit wird davon ausgegangen, dass in der professionellen Interaktion unterschiedliche lebensweltliche Sinnhorizonte aufeinander treffen, die sich aus vielfältigen Lebenslagen und biographischen Erfahrungen entwickelt haben und sich keineswegs selbstredend gegenseitig erschließen, sondern verstanden werden wollen. Es geht in der Begegnung zwischen den beiden Parteien darum, gemeinsam zu bestimmen, welches die Probleme, die Bedarfe und mögliche Hilfestellungen für die Klientin/den Klienten sind. Dabei wird konstatiert, dass gerade die psychosozialen Problemlagen eng mit der komplexen Lebenswelt verbunden sind. Ein direktes Abfragen einer Problematik erweist sich nur bedingt als sinnvoll, da dem Betreffenden eine reflexive Problemerfassung nur im begrenzten Maße möglich ist. Der Anspruch einer professionellen sozialen Arbeit ist es nun, trotz der Fremdheit des anderen Sinnhorizonte zu erschließen, die Komplexität der Problemlage zu erfassen, die Selbstverborgenheit der KlientInnen zu rekonstruieren und dennoch als Professioneller handlungsfähig zu bleiben. Vor allem die Verschränkung von rekonstruktiven Verfahren und pragmatischen Erfordernissen macht die Herausforderung dieses Ansatzes aus.

Aufgrund der konkreten Arbeitssituation wird, so Schütze, der Klientin/dem Klienten häufig das Expertenwissen übergestülpt, Problemsituationen werden vereinfacht oder verallgemeinert. Dadurch wird der Zugang zu handlungsleitenden Sinnkonstruktionen der KlientInnen erschwert und die Komplexität und Kontextualität der Problemlage eingeschränkt. Die professionelle Praxis droht somit kontraproduktiv an den Problemen und Ressourcen der Betroffenen vorbei zu operieren (Hanses 2000, 360-362).

Fischer/Goblirsch sowie Hanses stellen ein Konzept einer biographischen Diagnostik vor, welches sich von den klassisch-medizinischen Modellen abgrenzt. Während Fischer und Goblirsch neben der Diagnostik insbesondere mögliche Interventionen fokussieren, wird bei Hanses der Vorgang der Diagnosebildung zum Gegenstand der Reflexion. Die zugrunde liegenden gesellschaftlichen und theoretischen Betrachtungen ähneln sich jedoch und finden in der zuvor beschriebenen Biographieforschung ihre theoretische Begründung (Griese/Griesehop 2007, 85 f.). In beiden Ansätzen wird davon ausgegangen, dass die gesellschaftliche Moderne eine besondere Art der biographischen Strukturierung hervorbringt (Fischer/Goblirsch 2004, 71 f.). Sie verlangt eine Aneignungsleistung des Subjekts, ein Wissens über sich selbst. Biographisches Wissen wird somit zur notwendigen Ressource bei der Bewältigung von Lebenswelten in komplexen Gesellschaften (Hanses/Richter 2009, 66 f.).

Methodisch integrieren Fischer und Goblirsch sowohl einen deutenden Ansatz, wie den der Objektiven Hermeneutik, als auch einen narrationsanalytischen Ansatz, welcher stärker auf die Erzählstrukturen abhebt. Strukturen der unterschiedlichen Zeitperspektiven des gelebten und erlebten Lebens werden mithilfe hermeneutischer Verfahren „entziffert". Zusätzlich interpretieren sie die objektiven Daten des Lebens und legen einen Fokus auf Interaktionszusammenhänge. Im Anschluss daran werden zusammen mit der Klientin/dem Klienten Probleme und Ressourcen bestimmt. Die Diagnostik wird als ein interaktiver Prozess begriffen, bei dem die/der Professionelle eine Vermittlungs- und Interpretationsrolle übernimmt (Fischer/Goblirsch 2004, 71 f.). Fischer und Goblirsch gehen davon aus, dass Fallrekonstruktionen Strukturhypothesen über den Prozess des Gewordenseins ermöglichen, also dass

> „...Menschen im Laufe ihres Lebens durch das, was sie erleben, Orientierungsstrukturen aufbauen, die sowohl Kontinuität als auch flexibles Eingehen auf Neues ermöglichen" (Fischer/Goblirsch 2004, 77).

Hanses verwendet einen narrationsanalytischen Ansatz in der Auswertung der Erzählstrukturen mit dem Ziel, zu den Orientierungsstrukturen vergangenen Handelns und Erleidens vorzudringen. Er legt den Fokus in der Analyse stärker auf die Rekonstruktion der leitenden biographischen Themen, um bei der Hilfeplanung die biographischen und lebensweltlichen Sinnhorizonte sowie die Ressourcen der KlientInnen aufgreifen zu können. In seinem Ansatz wird mit Blick auf die Praxis betont, dass es sinnvoll ist, die (psycho-)sozialen Problemlagen der KlientInnen nicht losgelöst von deren Lebensweltbezügen, biographischen Erfahrungen und Sinnkonstruktionen zu betrachten (Hanses 2000, 361). Diagnostik wird als ein kommunikativer Prozess begriffen, bei dem nicht nur etwas über die biographischen Erfahrungen und Sinnkonstruktionen erfahren wird, sondern auch

> „... über die *Prozesse des Erleidens*, deren *Ereignisverkettungen und Lösungen* ... sowie über das *'ungelebte Leben'*, ... also über die Teile in der Lebensgeschichte, die nie Wirklichkeit werden konnten. .... für die professionelle Praxis (werden, d. Verf.) ... wichtige Kategorien wie *Handlung, Erleiden, Erfahrung, Eigentheorie, Selbstevaluation und soziale Rahmung* zugänglich" (Hanses 2000, 365, Hervorh. Verf.).

Bei Hanses ist insbesondere die Ressourcenorientierung in der biographischen Diagnostik hervorzuheben. Ressourcen schlagen sich ihm zufolge in „Empowermentgeschichten" nieder, also in Erzählungen, in denen sich gelungene Lebensstrategien und Erfahrungen finden lassen, welche als „Gegenerfahrungen" zu problematischen Situationen betrachtet werden können. Für das methodische Vorgehen bedeutet dies, dass bei der Analyse der Erzähltexte eine doppelte Perspektive einzunehmen ist, zum einen erfolgt eine Problemanalyse und zum anderen eine Suche nach Bewältigungsressourcen, da sich beide Perspektiven in den Erzählungen auf derselben Ebene verschränken (Griese/Griesehopp 2007, 89 f.; Hanses 2000 357 f.). Zusätzlich wird die Analyse bei Hanses, im Gegensatz zu der von Fischer und Goblirsch, durch ihre praxisorientierte Ausrichtung und den Fokus auf die Bedingungen der institutionellen Alltagswelt erweitert (Hanses 2000, 359).

Als Ergänzung zu den beiden Ansätzen von Fischer/Goblirsch und Hanses kann das Verfahren der Dialogischen Biographiearbeit nach Köttig und Rätz-Heinisch (2005) angesehen werden, welches sich an die Biographische Fallrekonstruktion von Rosenthal anlehnt und im Rahmen der sozialen Arbeit mit Jugendlichen entwickelt wurde. In der Biographischen Fallrekonstruktion nach Rosenthal werden verschiedene methodische Ansätze, wie die objektive Hermeneutik, die thematische Feldanalyse und die Narrationanalyse, miteinander verknüpft (Schütze 2007; Oevermann 2002; Gurwitsch 1979; Fischer 1982, in Rosenthal 2008) und insbesondere die Zusammenhänge der beiden Ebenen der objektiven (erlebten) und der subjektiven (erzählten) Daten rekonstruiert. Beide werden zunächst getrennt analysiert und dann aufeinander bezogen. Die getrennte Analyse der beiden Ebenen ermöglicht eine noch größere Perspektivenvielfalt und unterstützt die Suche nach unterschiedlichen Lesarten. In ihrem Ansatz werden nicht nur Fremdverstehensprozesse initiiert, sondern auch Selbstverstehensprozesse fokussiert (Rosenthal 2008). Auch bei der Dialogischen Biographiearbeit steht die Förderung von Selbstverstehensprozessen der KlientInnen und damit verbunden die Erweiterung innerer Autonomie, welche Ausgangspunkt für die Veränderung der eigenen Lebensführung ist, im Vordergrund (Köttig/Rosenthal 2006, 189-221). Die Voraussetzung von Selbstverstehensprozessen sind Erkenntnisse über die Genese der gegenwärtigen Situation (Köttig 2007, 79-92). In der narrativen Erzählaufforderung werden KlientInnen dazu motiviert, sich auf Erinnerungsprozesse einzulassen und kommen auf diese Weise mit ihrem früheren Erleben in Kontakt. Durch den Erinnerungsfluss im Erzählen tauchen Gedanken, Bilder und Erlebnisse auf, die zuvor durch den Eindruck der Gegenwart in den Hintergrund getreten sind. Angesichts der zunehmenden Nähe zur Vergangenheit wird sich der/die ErzählerIn der biographischen Relevanz derselben für die Gegenwart gewahr, wird zu Reinterpretationen veranlasst und entwickelt ein Bewusstsein des „So-Geworden-Seins" der eigenen Situation (Köttig/Rätz-Heinisch 2005, 16-20). Die Interventionen der sozialen Praxis stützen sich auf eine besonders sensible und konsequente narrative Gesprächsführung, kombiniert mit den Grundsätzen des „Aktiven Zuhörens" (Rogers 2007). Die Gesprächsführung orientiert sich an den eingebrachten Themen der Jugendlichen. Die Jugendlichen werden als Experten bzw. Autoren ihrer Lebensgeschichte angesehen und dadurch vormalige negative institutionelle Erfahrungen durchbrochen. Ziel der Dialogischen Biographiearbeit ist die Entwicklung eines „gelingenderen Alltags"[18].

In ihrer professionellen Ausrichtung gibt es vielfältige Parallelen zwischen der sozialen Arbeit und der Pflege. Beide Felder zielen auf einen gemeinsamen, in einem interaktiven Beziehungsprozess entwickelten Problemlösungsprozess ab, beide bewegen sich im institutionellen Feld und fordern eine Subjekt- und Lebensweltorientierung. Während der Fokus der sozialen Arbeit auf den psychosozialen Problemlagen und ihren lebensweltlichen Bezügen liegt (Hanses 2000, 360), kommt im pflegerischen Kontext eine krankheitsbezogene, wie auch eine fürsorgende und dadurch ganzheitliche Perspektive in existentiell belasteten Lebenssituationen hinzu, welche sich gleichermaßen auf körperliche, geistige, soziale, seelische und emotionale Belange bezieht. Diese umfassende Perspekti-

18 Anm d. Verf.: Hier wird das Anliegen der Lebensweltorientierung der Kinder- und Jugendhilfe angesprochen, das auf eine Verbesserung der Bewältigung des Alltags mit all seinen Anforderungen abzielt. Den potentiell ausgegrenzten Menschen soll zur Teilhabe, zu Recht und Emanzipation verholfen werden; es soll auf die Stärken und Ressourcen der Menschen bei der alltäglichen Lebensbewältigung gesetzt werden, um diese zu stärken und zu unterstützen (Köttig/Rätz-Heinisch 2005).

ve kann mit einer Orientierung an der Leiblichkeit der PatientInnen (Wettreck 2001, 260) gleichgesetzt und als eine

> „…an den Grundbedürfnissen ansetzende Beziehungsarbeit in existenziellen, die Integrität bedrohenden Lebenssituationen …" (Friesacher 2008, 333)

bezeichnet werden.

Ziel der professionellen Hilfeleistung in der Pflege ist es, für diese kritischen Lebenssituationen und krisenhaften Erfahrungen eine einzelfallspezifische Unterstützungsarbeit mit dem Ziel der Rückgewinnung der Autonomie der Patientin/des Patienten zu leisten. Krisenhafte Situationen bergen dabei nicht nur gesundheitliche Risiken, sondern enthalten je nach Bewältigungserfolg auch entwicklungsfördernde Potentiale. Solche Verarbeitungsleistungen sind nur erfolgreich zu bewältigen, wenn die kritischen Lebensereignisse, welche eingebettet in die Lebensgeschichte des Betroffenen sind, von der Patientin/vom Patienten und vom professionellen Helfer sinngeladen verstanden werden (Remmers 2006, 183-191).

Zusammenfassend sind für eine pflegerische, biographische Diagnostik zwei Ansätze im Besonderen geeignet: die biographische Diagnostik von Hanses und der Ansatz der Dialogischen Biographiearbeit. Der Ansatz Hanses wird aufgrund seines ressourcenorientierten Fokus, die Dialogische Biographiearbeit wegen der Ausrichtung auf eine praxisorientierte, konsequente und methodische Gesprächsführung und der dadurch ausgelösten Fremd- und Selbstverstehensprozesse herangezogen. In dem Artikel „Biographieorientierte Diagnostik im Pflegeunterricht" in diesem Buch werden anhand dieser Ansätze Vorschläge und Anregungen für eine methodische Umsetzung in Pflegepraxis und -ausbildung entwickelt.

3. Schlussbetrachtung

In diesem Beitrag wurde die Relevanz der Biograhieorientierung für eine pflegerische Diagnostik dargestellt. Die biographische Diagnostik versteht sich dabei als eine Orientierung an den lebensgeschichtlichen Strukturen in den Erzählungen der Akteure und integriert inhaltlich sowohl Aspekte von Krankheit als auch von Kranksein (Benner/Wrubel 1997, 29). Dies muss als eine wesentliche Erweiterung herkömmlicher diagnostischer Verfahren angesehen werden. Anhand einer offenen Gesprächsführung werden im Erzählen Fremd- und Selbstverstehensprozesse initiiert; es wird eine kommunikativ ausgehandelte Diagnose gefunden. Eine so gefundene Diagnose schafft damit nicht nur Raum für die Äußerung individueller leiblich-biographischer Erfahrungen, sondern setzt an den Forderungen nach Unterstützung der Autonomie und Partizipation von PatientInnen und der Wiederherstellung der körperlich-seelischen (leiblichen) Integrität an. Auf Grund dieses Vorgehens kann der für das Handlungsfeld der Pflege notwendige einzelfallspezifische Unterstützungsbedarf entworfen werden.

Die Bewältigung einer Erkrankung ist von den individuellen Bedeutungszuschreibungen und Situationsbewertungen und damit der biographischen Einbettung der Patientin/des Patienten abhängig (Schrems 2003, 187 f.; Lotz 2000, 39 f.). Sollen PatientInnen bei der Bewältigungsarbeit unterstützt werden, ist es wichtig, die individuellen Bewertungen und Leistungen der PatientInnen anzuerkennen und zu erfassen. Im heutigen Gesundheitssystem besteht die Tendenz, Ressourcen und Bewältigungsbemühungen von PatientInnen zu verkennen, diese durch asymmetrische Kommunikation u.a. in der Anamnese zu untergraben und dazu beizutragen, dass PatientInnen als „VerliererInnen des Spiels" dastehen.

Literaturverzeichnis

Abderhalden, Christoph (2000): Pflegediagnostik – sinnvolles Instrument für die Pflege? In: Pflegediagnosen und die Internationale Klassifikation Pflegerischer Praxis (ICNP Beta-Version). Entwicklung in der Diskussion. Stuttgart u.a.: Kohlhammer, 19-37.

Altenpflegegesetz (2009): URL: http://bundesrecht.juris.de/bundesrecht/altpflg/gesamt.pdf (12.06.09).

Backs, Stephan/Lenz, Reinhard (1998): Kommunikation und Pflege. Eine Untersuchung von Aufnahmegesprächen in der Pflegepraxis. Wiesbaden: Ullstein Medical Verlag.

Bartholomeyczik, Sabine (2003) : Pflegediagnostik als Prinzip. In: Etzel, Birgit S.(Hrsg.): Pflegediagnostik und Pflegeklassifikationssysteme. Entwicklung und Anwendung. Stuttgart u.a.: Kohlhammer, 11-26.

Bartholomeyczik, Sabine (2001): Einführung in die deutschsprachige Ausgabe. In: Gordon, Marjory/Bartholomeyczik, Sabine: Pflegediagnosen. Theoretische Grundlagen. München u.a.: Urban und Fischer, XIII-XXV.

Bartholomeyczik, Sabine (2000): Pflegediagnosen aus einer Perspektive der Pflegewissenschaft. In: Pflegediagnosen und die Internationale Klassifikation Pflegerischer Praxis (ICNP Beta-Version). Entwicklung in der Diskussion. Stuttgart u.a.: Kohlhammer, 53 -70.

Benner, Patrizia/Wrubel, Judith (1997): Pflege, Streß und Bewältigung. Gelebte Erfahrung von Gesundheit und Krankheit. Bern u.a.: Verlag Hans Huber.

Blimlinger, Eva/Ertl, Angelika/Koch -Straube, Ursula/Wappelshammer, Elisabeth (1994): „Lebensgeschichten". Biographiearbeit mit alten Menschen. Hannover: Vincentz Verlag.

Brobst, Ruth A./Jürgen, Georg/Brock, Elisabeth (2007): Der Pflegeprozess in der Praxis. Bern u.a.: Verlag Hans Huber.

Bruggen, Harry van der (2002): Pflegeklassifikationen. Bern u.a.: Verlag Hans Huber.

Bundesgesetzblatt Jahrgang 2003 Teil I Nr. 36 ausgegeben zu Bonn am 21.07.2003: Gesetz über die Berufe in der Krankenpflege und zur Änderung anderer Gesetze. URL: www99.mh-hannover.de/gleichst/downloads/krankenpflegegesetzfassung2004.pdf (19.11.2009).

Darmann-Finck, Ingrid/Sahm Martina (2006): Biographieorientierte Diagnostik in der Beratung von Patienten mit chronischen Erkrankungen. In: Pflege, 19 (5) 287-293.

Darmann, Ingrid (2000): Kommunikative Kompetenz in der Pflege. Ein pflegedidaktisches Konzept auf der Basis einer qualitativen Analyse der pflegerischen Kommunikation. Stuttgart u.a.: Kohlhammer.

Dausien, Bettina (2004): Biographieorientierung in der Sozialen Arbeit – Überlegungen zur Professionalisierung pädagogischen Handelns. In: Sozial-Extra, 28 (11) 6-11.

Dern, Wolfgang/Hanses, Andreas (2001): Berufsfindung und Biografie - Biographische Diagnostik als Zugang zu den Sinnhorizonten und Ressourcen der Menschen in der beruflichen Rehabilitation. In: Rehabilitation, 40, 289-303.

Doenges, Marilynn E./Moorhouse, Mary Frances/Geissler-Murr, Alice C. (2002): Pflegediagnosen und Maßnahmen. Bern u.a.: Verlag Hans Huber.

Fafflock, Heike/Güttler, Karen/Lehmann, Almut/Bruns, Thomas/Wicha, Ilka (2003): Pflegeprozess – Standardisierung und Qualität in der Pflege. Aachen: Wissenschaftsverlag.

Fesenfeld, Anke (2006): Brustverlust. Zum Leib-Erleben von Frauen mit einer Brustamputation. Marburg: Tectum.

Fiechter, Verena/Meier, Martha (1998): Pflegeplanung. Eine Anleitung für die Praxis. Fritzlar: Recom.

Fischer, Wolfram/Goblirsch, Martina (2004): Fallrekonstruktion und Intervention in der Sozialen Arbeit. Narrativ-biographische Diagnostik im professionellen Handeln. In: psychosozial, 27 (96) 71-90.

Foucault, Michel (1987): Das Subjekt und die Macht. In: Dreyfus, Hubert L./Rabinow, Paul: Michel Foucault. Jenseits von Strukturalismus und Hermeneutik. Frankfurt am Main: Beltz, 241-261.

Friebe, Jens (2004): Der biographische Ansatz in der Pflege. In: Pflege & Gesellschaft, 9 (1) 3-5.

Friesacher, Heiner (2008): Theorie und Praxis pflegerischen Handelns. Begründung und Entwurf einer kritischen Theorie der Pflegewissenschaft. Göttingen: unipress.

Friesacher, Heiner (2001): Bedeutung und Möglichkeit von Diagnostik und Klassifikation in einer praktischen Wissenschaft. In: Kollak, Ingrid/Georg, Margret (Hrsg.): Pflegediagnosen: Was leisten sie – was leisten sie nicht? Frankfurt am Main: Mabuse-Verlag, 27–37.

Friesacher, Heiner (1999): Verstehende, phänomenologisch-biographische Diagnostik. Eine Alternative zu „traditionellen" Klassifikations- und Diagnosesystemen in der Pflege? In: Dr. med. Mabuse, (120) 54-60.

Geiss, Gerlinde (2007): Soziale Ressourcen in der Begegnung mit Sterben und Tod. URL: http://deposit.d-nb.de/cgi-bin/dokserv?idn=985494425 (29.07.09)

Geißner, Ursula (2000): Dichte Beschreibungen. In: Pflegediagnosen und die Internationale Klassifikation Pflegerischer Praxis (ICNP Beta-Version). Entwicklung in der Diskussion. Stuttgart u.a.: Kohlhammer, 9-18.

Georg, Jürgen/Müller Staub, Maria (2007): Geleitwort zur deutschsprachigen Ausgabe. In: Lunney, Margaret: Arbeitsbuch Pflegediagnostik. Pflegerische Entscheidungsfindung, kritisches Denken und diagnostischer Prozess – Fallstudien und –analysen. Bern u.a.: Verlag Hans Huber, 13-15.

Georg, Jürgen/Frowein, Michael (Hrsg.) (1999): Pflege Lexikon. Wiesbaden: Ullstein Medical.

Gieseke, Wiltrud (2008): Bildung, Biographie und Pflege. In: Pflegewissenschaft, 10 (7-8) 421-428.

Giebeler, Cornelia/Fischer, Wolfram/Goblirsch, Martina/Miethe, Ingrid/ Riemann, Gerhard (Hrsg.) (2007): Fallverstehen und Fallstudien. Interdisziplinäre Beiträge zur rekonstruktiven Sozialarbeitsforschung. Opladen u.a.: Verlag Barbara Budrich.

Goblirsch, Martina/Inthorn, Daniela/Veit, Monika (2007): Professionalisierung und Diagnostik in der Sozialen Arbeit. In: Miethe, Ingrid/Fischer, Wolfram/Giebeler, Cornelia/Goblirsch, Martina/Riemann, Gerhard (Hrsg.): Rekonstruktion und Intervention. Interdisziplinäre Beiträge zur rekonstruktiven Sozialarbeitsforschung. Rekonstruktive Forschung in der Sozialen Arbeit. Opladen u.a.: Verlag Barbara Budrich, 227-138.

Gordon, Marjory (2003): Handbuch Pflegediagnosen. Das Buch zur Praxis. München u.a.: Urban und Fischer.

Gordon, Marjory/Bartholomeyczik, Sabine (2001): Pflegediagnosen. Theoretische Grundlagen. München u.a.: Urban und Fischer.

Greenhalgh, Trisha (2005): Sprechende Medizin in einer evidenzbasierten Welt. In: Greenhalgh, Trisha/Hurwitz, Brian: Narrative-based Medicine – Sprechende Medizin. Dialog und Diskurs im klinischen Alltag. Bern u.a.: Verlag Hans Huber, 295-318.

Griese, Birgit/Griesehop, Hedwig Rosa (2007): Biographische Fallarbeit. Theorie, Methode und Praxisrelevanz. Wiesbaden: VS Verlag.

Hanses, Andreas/Richter, Petra (2009): Biographieforschung. In: Darmann-Finck, Ingrid/Böhnke Ulrike/Straß, Katharina (Hrsg.): Fallrekonstruktives Lernen. Ein Beitrag zur Professionalisierung in den Berufsfeldern Pflege und Gesundheit. Frankfurt am Main: Mabuse-Verlag, 63-82.

Hanses, Andreas (2000): Biographische Diagnostik in der Sozialen Arbeit. Über die Notwendigkeit und Möglichkeit eines hermeneutischen Fallverstehens im institutionellen Kontext. In: Neue Praxis, 30 (4) 357-397.

Hanses, Andreas (1996): Epilepsie als biographische Konstruktion. Eine Analyse von Erkrankungs- und Gesundheitsprozessen anfallskranker Menschen anhand erzählter Lebensgeschichten. Bremen: Donat Verlag.

Henke, Friedhelm (2006): Pflegeplanung nach dem Pflegeprozess: individuell – prägnant – praktikabel. Stuttgart u.a.: Kohlhammer.

Hohn, Kerstin/Hanses, Andreas (2008): Zur Konstruktion von Wissen im Kontext biographischer Krankheitsdeutungen. Professionelle Interventionen und kollektive therapeutische Prozesse bei psychosomatisch erkrankten Frauen. Forum Qualitative Sozialforschung, 9, 1, 48: 1-14. URL: http://www.qualitative-research.net/index.php/fqs/article/view/316/694 (06.02.09).

Höhmann, Ulrike (1999): Pflegediagnosen: Instrumente zur Professionalisierung der Pflege. In: Pflege & Gesellschaft, 4 (1) 8-13.

International Council of Nurses (ICN) (2003): ICNP®. Internationale Klassifikation für die Pflegepraxis. Teil II. Bern u.a.: Verlag Hans Huber.

Jäger, Reinhold S. (2003): Biographisches Inventar. In: Kubinger, Klaus/Jäger, Reinhold (Hrsg.). Schlüsselbegriffe der Psychologischen Diagnostik. Weinheim: Beltz, 61-67.

Jäger, Reinhold S./Kaiser, A. (1987): Biographische Analyse und Biographische Diagnostik. In: Biographie und Psychologie. Jüttemann, G./Thomae, H. (Hrsg.): Heidelberg u.a.: Springer, 178–202.

Jantzen, Wolfgang (1996): Diagnostik, Dialog und Rehistorisierung. Methodologische Bemerkungen zum Zusammenhang von Erklären und Verstehen im dialogischen Prozeß. In: Jantzen, Wolfgang/Lanwer-Koppelin, Willehad (Hrsg.): Diagnostik als Rehistorisierung. Methodologie und Praxis einer verstehenden Diagnostik am Beispiel schwer behinderter Menschen. Berlin: Edition Marhold, 9–31.

Jaffe, Marie S./Skidmore-Roth, Linda (2000): Pflegeassessment, Pflegediagnosen und Interventionen in der ambulanten Pflege. Bern u.a.: Verlag Hans Huber.

Just, Alexandra (2003): Phänomenologische Ansätze in der Pflegediagnostik. In: Etzel, Birgit S. (Hrsg.): Pflegediagnostik und Pflegeklassifikationssysteme. Entwicklung und Anwendung. Stuttgart u.a.: Kohlhammer, 27-39.

Kesselring, Annemarie (1999): Psychosoziale Pflegediagnostik: Eine interpretativ-phänomenologische Perspektive. In: Pflege, 12 (4) 223-228.

König, Peter (2001): Entstehung, Entwicklung und Aufbau von Pflegediagnosen. In: Kollack, Ingrid/Georg, Jürgen (Hrsg.): Pflegediagnosen: Was leisten sie – was leisten sie nicht? Frankfurt am Main: Mabuse-Verlag, 13-25.

Köttig, Michaela (2007): Zwischen Handlungsdruck im Interaktionsgeschehen und Fallverstehen. Zur Übersetzung rekonstruktiven Vorgehens aus dem Forschungsprozess in die offene Jugendarbeit. In: Giebeler, Cornelia/Fischer, Wolfram/Goblirsch, Martina/Miethe, Ingrid/Riemann, Gerhard; (Hrsg.): Fallverstehen und Fallstudien. Interdisziplinäre Beiträge zur rekonstruktiven Sozialarbeitsforschung. Opladen u.a.: Verlag Barbara Budrich, 79–92.

Köttig, Michaela/Rosenthal, Gabriele (2006): Können sozial benachteiligte und problembelastete Jugendliche ihre Lebensgeschichte erzählen? Anleitungen zu einer konsequenten und sensiblen narrativen Gesprächsführung. In: Rosenthal, Gabriele/Köttig, Michaela/Witte, Nicole/Blenzinger, Anne (Hrsg.): Biographisch-narrative Gespräche mit Jugendlichen. Opladen u.a.: Verlag Barbara Budrich, 189–221.

Köttig, Michaela/Rätz-Heinisch, Regina (2005): „Potenziale unterstützen, Selbstvertrauen fördern“. Dialogische Biographiearbeit in der Kinder- und Jugendhilfe. In: SozialExtra, 29 (11) 16-20.

Kollak, Ingrid (2004): Lebensläufe sichtbar machen. Biographisches Arbeiten mit Mitteln der optischen Veranschaulichung. In: Pflege & Gesellschaft, 9 (1) 12-14.

Koppermann, Carola/Schuster, Sabine (2007): „Neue Aspekte in der Biografiearbeit“ oder „Braucht es Krisen zur Entwicklung“. Theoretische Anregungen und Methoden aus verschiedenen Arbeitsbereichen. In: Pflegewissenschaft, 9 (12) 758-766.

Lotz, Markus (2000): Zur Sprache der Angst. Eine Studie zur Interaktion im pflegerischen Aufnahmegespräch. Frankfurt am Main: Mabuse-Verlag.

Loch, Ulrike (2002): Grenzen und Chancen der narrativen Gesprächsführung bei Menschen mit traumatischen Erlebnissen in der Kindheit. In: Schaeffer, Doris/Müller-Mundt, Gabriele; (Hrsg.): Qualitative Gesundheits- und Pflegeforschung. Bern u.a.: Verlag Hans Huber, 233-246.

Lucius-Hoene, Gabriele (2008): Krankheitserzählungen und die narrative Medizin. Illness Narratives ans Narrative Medicine. In: Rehabilitation, 47(2) 90-97.

Lucius-Hoene, Gabriele (1998): Erzählen von Krankheit und Behinderung. In: Psychotherapie, Psychosomatik, Medizinische Psychologie, 48, 108-113.

Lunney, Margaret (2007a): Pflegediagnostik, Denken und kritisches Denken. In: Lunney, Margaret: Arbeitsbuch Pflegediagnostik. Pflegerische Entscheidungsfindung, kritisches Denken und diagnostischer Prozess – Fallstudien und –analysen. Bern u.a.: Verlag Hans Huber, 27–43.

Lunney, Margaret (2007b): Genauigkeit bei der Diagnose menschlicher Reaktionen: die Bedeutung des kritischen Denkens. In: Lunney, Margaret: Arbeitsbuch Pflegediagnostik. Pflegerische Entscheidungsfindung, kritisches Denken und diagnostischer Prozess – Fallstudien und –analysen. Bern u.a.: Verlag Hans Huber, 45–56.

Mahler, Arne (2007): Der Pflegeprozess in der Praxis – Theoretische Grundlagen und Beispiel zur Umsetzung für das Stationsmanagement und die Praxisausbildung. München u.a.: GRIN Verlag.

Miethe, Ingrid/Fischer, Wolfram/Giebeler, Cornelia/Goblirsch, Martina, Riemann, Gerhard (Hrsg.) (2007): Rekonstruktion und Intervention. Interdisziplinäre Beiträge zur rekonstruktiven Sozialarbeitsforschung. Rekonstruktive Forschung in der Sozialen Arbeit. Opladen u.a.: Verlag Barbara Budrich.

Nielsen, Gunnar Haase (2003): ICNP-Architektur und Systematik. In: ICN International Council of Nurses (Hrsg.): ICNP Internationale Klassifikation für die Pflegepraxis. Bern u.a.: Verlag Hans Huber, 23-41.

Oelke, Uta/Ruwe, Gisela (2007): Reflexion der Berufsbiografie. Konzept und Themen einer szenisch gestalteten Lerneinheit. In: Pflegewissenschaft, 9 (12) 767-772.

Oevermann, Ulrich (2002): Klinische Soziologie auf der Basis der Methodologie der objektiven Hermeneutik. Manifest der objektiv hermeneutischen Sozialforschung. URL: http://publikationen.ub.uni-frankfurt.de/volltexte/2005/540/pdf/ManifestWord.pdf (06.02.09).

Powers, Penny (2001): Pflegediagnosen aus diskurstheoretischer Sicht. In: Kollak, Ingrid/Georg, Margret (Hrsg.) Pflegediagnosen: Was leisten sie – was leisten sie nicht? Frankfurt am Main: Mabuse-Verlag, 39 -58.

Powers, Penny (1999): Der Diskurs der Pflegediagnosen. Bern u.a.: Verlag Hans Huber.

Remmers, Hartmut (2006): Zur Bedeutung biographischer Ansätze in der Pflegewissenschaft. In: Zeitschrift für Gerontologie und Geriatrie, 3 (39) 183-191.

Richter, Petra/Hanses, Andreas (2009): Biographische Konstruktionen von Brustkrebs – Auswertungen narrativer Interviews am Beispiel eines Forschungsprojektes. In: Darmann-Finck, Ingrid/Böhnke Ulrike/Straß, Katharina (Hrsg.): Fallrekonstruktives Lernen. Ein Beitrag zur Professionalisierung in den Berufsfeldern Pflege und Gesundheit. Frankfurt am Main: Mabuse-Verlag.

Richter, Miriam T. (2007): Angst im Krankenhaus. Angst in ihrer individuellen Erlebnisqualität und Möglichkeiten der Bewältigung. Saarbrücken: VDM Verlag Dr. Müller.

Rogers, Carl R. (2007): Therapeut und Klient: Grundlagen der Gesprächspsychotherapie. Frankfurt am Main: Fischer.

Roper, Nancy/Logan, Winifred W./Tierney, Alison J. (1998): Die Elemente der Krankenpflege: ein Pflegemodell, das auf einem Lebensmodell beruht. Basel: Recom-Verlag.

Rosenthal, Gabriele (1995): Erlebte und erzählte Lebensgeschichte: Gestalt und Struktur biographischer Selbstbeschreibung. Frankfurt am Main u.a.: Campus.

Rosenthal, Gabriele (2002): Biographisch-narrative Gesprächsführung: Zu den Bedingungen heilsamen Erzählens im Forschungs- und Beratungskontext. In: Zeitschrift für Psychotherapie und Sozialwissenschaft, 4 (3) 204 -227.

Rosenthal, Gabriele (2008): Interpretative Sozialforschung. Weinheim u.a.: Juventa.

Rosenthal, Gabriele/Fischer-Rosenthal, Wolfram (2005): Analyse narrativ-biographischer Interviews. In: Flick, Uwe/von Kardorff, Ernst/Steinke, Ines (Hrsg.): Qualitative Forschung. Ein Handbuch. Reinbek: Rowohlt, 456-468.

Sander, Kirsten (2006): Biographiearbeit. Erste Überlegungen für ein konzeptionelles Verständnis. In: Unterricht Pflege, 11 (1) 2-7.

Sander, Kirsten (2005): Biographieforschung und Pflege. In: Schneider, Kordula/Brinker-Meyendriesch, Elfriede/Schneider, Alfred (Hrsg.). Pflegepädagogik. Für Studium und Praxis. Heidelberg u.a.: Springer, 37-58.

Scheichenberger, Sonja (2009): Ressourcenorientierte Interaktion in der Pflege. Schau auf die Flügel, die dich tragen. Wien: Facultas Verlag.

Schütze, Fritz (2007): Biography analysis on the Empirical Base of Autobiographical Narratives: How to Analyse Autobiographical Narrative Interviews – Part I + II. In: Betts, Sandra/Griffiths, Aled/Schütze, Fritz/Straus, Peter (Hrsg.): INVITE – Biographical Counselling in Rehabilitative Vocational Training – Futher Education Curriculum, 1–64. URL: http://www.biographicalcounselling.com/download/B.2.1.pdf (30.01.09).

Stefan, Harald/Allmer, Franz/Eberl, Josef (2003): Praxis der Pflegediagnosen. Heidelberg u.a.: Springer.

Stefan, Harald/Allmer, Franz/Eberl, Josef/Hansmann, Renate/Jedelsky, Elisabeth/Michalek, Anneliese/Pandzic, Ruza/Schalek, Kurt/Tomacek, Dagmar (2009): POP - PraxisOrientierte Pflegediagnostik - Pflegediagnosen - Ziele – Maßnahmen. Heidelberg u.a.: Springer.

Schrems, Berta (2008): Verstehende Diagnostik. Wien: Facultas Universitätsverlag.

Schrems, Berta (2007): Standardisierte Assessmentinstrumente im Lichte der Hermeneutik. In: Pflege, 20 (4) 218-224.

Schrems, Berta (2003): Der Prozess des Diagnostizierens in der Pflege. Wien: Facultas Universitätsverlag.

Schulze, Heidrun (2006): Migrieren – Arbeiten – Krankwerden. Eine biographietheoretische Untersuchung. Bielefeld: transcript.

Walther, Sabine (2001): Abgefragt? Pflegerisches Erstgespräch im Krankenhausalltag: Eine linguistische Untersuchung von Erstgesprächen zwischen Pflegepersonal und Patienten. Bern u.a.: Verlag Hans Huber.

Wettreck, Rainer (2001): „Am Bett ist alles anders“ – Perspektiven professioneller Pflegeethik. Berlin u.a.: LIT.

Wittneben, Karin (2003): Pflegekonzepte in der Weiterbildung für Pflegelehrerinnen und Pflegelehrer. Leitlinien einer kritisch-konstruktiven Pflegelernfelddidaktik. Frankfurt am Main: Peter Lang.

Ziche, Paul (1999): Introspektion. Texte zur Selbstwahrnehmung des Ichs. Heidelberg u.a.: Springer.

II Biographisches Lernen als biographische Selbstreflexion der Pflegenden

Biographische Selbstreflexion im Pflegeunterricht

Steffen Kirchhof

Einleitung

Angesichts der Anforderung an den modernen Menschen, sich in einer immer dynamischer wandelnden Welt und einer offenen Zukunft zurechtzufinden, wird der Anspruch, den Blick auf die eigene Biographie einzuüben, so wie es Peter Alheit (2008) beschreibt, zur Schlüsselkompetenz der Moderne. Vielfältige Publikationen haben mittlerweile diesen Anspruch für die berufliche Bildung aufgegriffen und die Notwendigkeit proaktiver Orientierung und Selbstverantwortung in Konzepte einer „berufsbiographischen Gestaltungsfähigkeit“ (Munz 2007) oder „Veränderungskompetenz“ (Wittwer 2001) übersetzt. Während mit diesen Konzepten solche biographischen Aneignungsmodelle favorisiert werden, die den Verlust der beruflichen Sicherheit mit der persönlichen Orientierung an eigenen Interessen, Wünschen und Ressourcen zu beantworten suchen, kommen der (Wieder-)Entdeckung und Reflexion der persönlichen biographischen Spur im Pflegeunterricht noch weitere Perspektiven zu. Gemeint ist die Förderung beruflicher Identität, die Reflexion beruflicher Sozialisationsprozesse, die Exploration informell erworbener Kompetenzen sowie die Entwicklung psychosozialer Kompetenzen von Pflegenden und damit einhergehend eine Bewusstheit für eigene Werte, Motive und Gefühle, so wie sie sich in der individuellen biographischen Entwicklung bei der Berufswahl und beim beruflichen Erleben als leitend und handlungsrelevant zeigen.

Die Beschäftigung mit der eigenen Lebensgeschichte stellt sowohl für die Lernenden als auch für die Lehrenden eine besondere Herausforderung dar. So gehört es keineswegs zu den Selbstverständlichkeiten des Alltags, sich im Hinblick auf das eigene Gewordensein zu hinterfragen und das eigene Handeln in Bezug zur Biographie zu setzen. Der Chance, die individuelle Lebensgeschichte als Lernort ureigener Erfahrungen, Fähigkeiten, Einstellungen und Werthaltungen und damit Kompetenzen zu reflektieren, steht in Lerngruppen oftmals die Angst vor einer biographischen „Nabelschau“, Selbsterfahrung und Therapeutisierung gegenüber. Insofern erfordert Biographiearbeit im Pflegeunterricht von den Lehrenden spezifische Kompetenzen. Der vorliegende Beitrag liefert zwar keinen vollständigen Theorieentwurf, möchte aber mit der Erläuterung und pädagogisch-didaktischen Fokussierung des Konzeptes biographischer Selbstreflexion zur Integration biographischer Arbeit in der Pflegebildung anregen und Praxisbeispiele aufzeigen.

1. Begriff und Gegenstand biographischer Selbstreflexion

Grundlegend lässt sich mit biographischer Selbstreflexion die Aufarbeitung der eigenen Lebensgeschichte beschreiben. Wenn auch nicht explizit unter diesem Anspruch, so entspricht es doch typischem und oftmals spontanem menschlichen Handeln, dass z.B. gegenseitig Geschichten aus dem Leben erzählt werden, über besondere (kritische) Lebensereignisse gesprochen wird, dass sich die Menschen mit existenziellen Sinnfragen beschäftigen oder aus anderen Gründen über ihr Leben nachdenken. In Abgrenzung zu dieser Form alltagsgebundener, nahezu „intuitiver biographischer Selbstreflexion" (Hölzle/Jansen 2009, 32) erfüllt das Konzept professioneller biographischer Selbstreflexion (z.B. Gudjons/Pieper/Wagener 1992; Ruhe 2003) den Anspruch einer angeleiteten Erinnerungsarbeit, die einen vertieften Zugang zur eigenen Lebensgeschichte ermöglichen will. Hierbei geht es um die Reflexion seiner selbst und das eigene Gewordensein:

- Wie bin ich dahin gekommen, wo ich jetzt stehe?
- Wer bin ich meinen Begabungen und Fähigkeiten nach?
- Welche Interessen leiten mich?
- Wie hat mich mein Leben geprägt?
- Wie soll mein (berufliches) Leben weitergehen?

Solche und ähnliche Fragen nehmen – methodisch angeleitet – das gelebte Leben in den (Rück-)Blick und dienen der identitätsstärkenden Reflexion und Integration von Erinnerungen und Erfahrungen sowie der weiteren Ausrichtung des eigenen Lebens. In diesem Fall handelt es sich um ein erfahrungsorientiertes, intensives Lernen, welches dezidiert auf die Stärkung der Person und den Erwerb von Sozial- und Persönlichkeitskompetenz ausgerichtet ist. So zielt „die Wiederaneignung der eigenen Lebensgeschichte (...) vor allem auf Subjektwerdung, auf Selbstentfaltung des Menschen, auf seine Persönlichkeitsbildung" (Gudjons/Pieper/Wagener 1992, 49).

2. Funktionsfelder und Zielbereiche biographischer Selbstreflexion im Pflegeunterricht

Biographische Arbeit in der Pflegebildung entspricht einer Orientierung am Subjekt der Pflegenden selbst und lässt sich m.E. gut als ein fachdidaktisch begründetes Instrument eines kritisch–konstruktiven Pflegeunterrichtes verorten. Fachliche Unterrichtsinhalte können mit biographischen Bezügen der SchülerInnen verknüpft und reflektiert werden, sodass sich das angestrebte Ziel einer patientInnenorientierten Ausbildungsperspektive mit einer schülerInnenorientierten Lebens- und Erfahrungsperspektive verbindet und damit auf ganzheitlicher Ebene ermöglicht wird. Biographiearbeit wird dabei jedoch nicht auf das Eigene begrenzt, sondern immer wieder in den beruflichen Erfahrungszusammenhang gestellt. Eine gelingende berufliche Integration und eine Professionalisierung des Berufsbildes sind weitere Facetten, welche durch eine berufsbiographische Selbstreflexion ermöglicht werden. Folgende, hier analytisch differenziert dargestellte Funktionsfelder und Zielbereiche könnten dafür leitend sein:

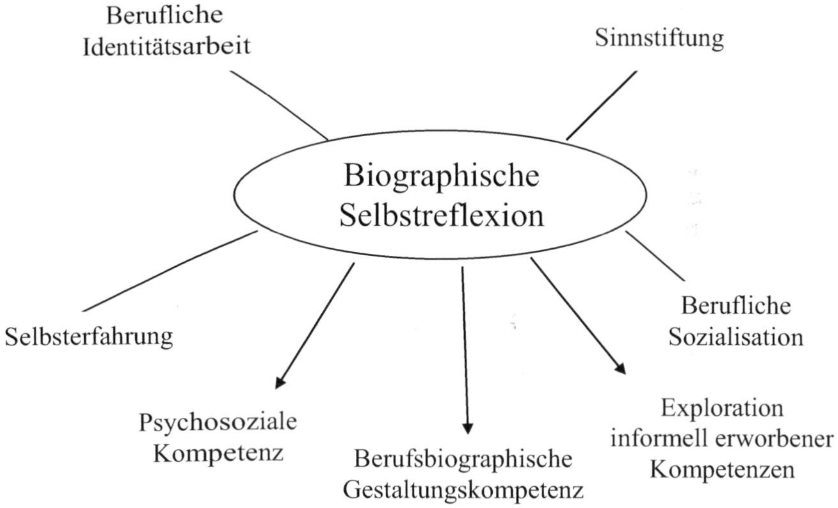

Abb. 1: Funktions- und Zielbereiche biographischer Selbstreflexion

2.1 Funktionsfelder

2.1.1 Berufliche Identitätsarbeit

Identität und Beruf stehen bekanntermaßen in einem wechselseitigen Zusammenhang. Das eigene Selbstverständnis „Wer bin ich?“ oder „Wer möchte ich sein“ nimmt Einfluss auf das berufliche Handeln und umgekehrt. Und auch eine weitere Parallele scheint auf, denn wie die persönliche Identität ihre Kontur durch bestimmte prägende Faktoren erhält, so gilt dies gleichermaßen für den Beruf selbst. Anregende Fragen, z.B. „Was hat mich in meiner Entwicklung besonders geprägt, was ist typisch für mich? und „Was hat das Berufsbild Pflege besonders geprägt, was ist typisch für den Beruf?“, könnten auf persönlich interessante und aufschlussreiche Verbindungen und Wechselbeziehungen zwischen der Berufsmotivation und dem Erleben im Beruf auf der einen und den Besonderheiten der Entstehung des Pflegeberufs auf der anderen Seite verweisen. Die Suche nach den eigenen Wurzeln, dem eigenen „Kern“ und dem des Berufes unterstützen eine Selbstvergewisserung, die in der Auseinandersetzung mit den eigenen Erwartungen und denen der Gesellschaft sowie den vorhandenen Bedingungen zu reflektieren ist. Hierbei wird Gemeinsames und Trennendes sichtbar und persönliche Orientierung vermittelt. Es liegt auf der Hand, dass dieserart die Grundlagen für eine bewusste persönliche Entwicklungsarbeit gelegt werden, die wiederum die Basis für eine Weiterentwicklung des Berufsbildes selbst bilden können.

Grundsätzlich gelten Ausbildung, Berufstätigkeit und Zugehörigkeit als die zentralen identitätsstiftenden Merkmale einer Persönlichkeit. Eine biographische Arbeit, die sich auf dieser Ebene zum Ziel setzt, bereits Auszubildende in der Entwicklung ihres Selbstbildes, ihrer Ziele und Wünsche zu fördern und im Hinblick auf berufliche Erwartungen und Erfahrungen zu begleiten, leistet einen entscheidenden Beitrag für eine gelingende berufliche Integration und die Entfaltung von Ich-Stärke im und für den Beruf.

2.1.2 (Berufliche) Sinnstiftung

Folgt man Ruhe (2003, 145 f.), dann konzentriert sich biographisches Arbeiten fasst immer auf Sinngebung, Sinnklärung und Sinnsuche. Diesen Anspruch bewusst aufzugreifen, wird mehr und mehr ein Thema der beruflichen Bildung. Ging man früher mit Erickson (1968) noch davon aus, dass die Identitätsentwicklung und die Suche nach Sinn einem inneren Plan folgt, der auf der beruflichen Ebene zu einem eigenem „Karrierepfad“ führt, ist heute angesichts der Lebensbedingungen einer „verschärften Moderne“ (Gruber 2001) das Individuum immer wieder neu herausgefordert, seine (berufliche) Identität zu erarbeiten und zu definieren. So beschreibt Wittwer (2008) mit Blick auf die zunehmende Flexibilisierung in der Arbeitswelt bereits die Tendenz, dass ein Ausbildungsberuf heute nur noch auf Zeit ausgeübt wird. Tätigkeits-, Arbeitsplatz-, Qualifikations- und Berufswechsel sind an der Tagesordnung. Damit verliert das Berufskonzept seine Funktion als Strukturierungsprinzip und sozial-kulturelles Orientierungsmuster für Aus- und Weiterbildung sowie den eigenen Karriereweg. Die „Last" der Orientierung liegt jetzt bei dem/der einzelnen Erwerbsfähigen. Er/sie muss die unterschiedlichen Qualifikationen in seine/ihre (Berufs-)Biographie integrieren und einen beruflichen Sinnleitfaden entwickeln. Biographisches Arbeiten, welches genau diese Aufgabe in den Blick nimmt und die eigene Spur an Interessen, Wünschen und Ressourcen verfolgt, mag integriert in Aus- und Weiterbildung dafür sensibilisieren und eine Hilfestellung geben, die Entwicklung der eigenen Beruflichkeit bei allem äußeren Wandel immer wieder am eigenen Sinn und dem Ziel einer Selbstverwirklichung auszurichten (Kirchhof 2008; 2010).

2.1.3 Biographische Selbsterfahrung

Eigene biographische Erfahrungen im Umgang mit Pflege, Fürsorge, Krankheit und Tod haben einen hohen Einfluss auf das Handeln beruflich Pflegender, ohne dass dies ihnen immer bewusst ist. Die Erfahrungen beziehen sich möglicherweise auf das Miterleben in der Familie, die Orientierung an Vorbildern, vielleicht auch auf einen delegierten und unbewussten Auftrag zum Helfen oder die eigene „Ohnmachtserfahrung" gegenüber Krankheit, die nunmehr in der Rolle der/des Professionellen geheilt wird. Das Aufspüren dieser Erfahrungen kann im Kontext der Reflexion beruflichen Handelns ein wertvoller Schlüssel zum Verstehen der eigenen Motive und Werte sein (Hölzle/Jansen 2009, 51). Integriert in die künftige berufliche Rolle, trägt diese Erkenntnis zur Professionalisierung des professionellen Selbst als auch des Berufes insgesamt bei.

2.1.4 Berufliche Sozialisation

Der Habitus eines/einer beruflich Pflegenden lässt sich hinsichtlich seiner Genese als Ausdruck einer geteilten Berufskultur erklären, die gleichsam den Handlungsrahmen für alle Beteiligten darstellt und bewusst oder unbewusst die Konstruktion der Wirklichkeit ebenso steuert wie die Organisation der beruflichen Praxis. Insoweit kommt der biographischen Reflexion in der Auseinandersetzung mit der eigenen beruflichen Sozialisation eine besondere Bedeutung zu. Sie schafft den Raum, das Hineinwachsen in die berufliche Rolle und den pflegerischen Alltag mit seinen oftmals unhinterfragten Deutungs- und Handlungsmustern im Hinblick auf das Eigene zu reflektieren. „Was zieht mich besonders in diesem Beruf an?", „Welche Berufssituationen habe ich als besonders bedeutsam erlebt?“, „Wer und/oder was hat mich in diesem Beruf besonders geprägt?“, „Was fällt mir in meinem Beruf schwer?“, „Welches Berufsethos nehme ich wahr und wie stehe ich dazu?“ könnten Leitfragen einer berufsbiographischen Rollenreflexion sein. Ihre Ergebnisse in einer Lerngruppe zu reflektieren, beinhaltet die Chance einer selbstkritischen und distanzierten Betrachtung normierter Deutungs- und Handlungsmuster in der Berufskultur Pflege und damit einer autonomen, bewussten und selbstkritischen und selbstverantworteten Steuerung beruflicher Sozialisation.

2.2 Zielbereiche

2.2.1 Psychosoziale Kompetenz

Ein Bewusstsein für das eigene Gewordensein zu haben, aus der eigenen Geschichte heraus zu wissen, wer man ist, mit anderen Worten, die eigene Identität im wahrsten Sinne des Wortes wahrnehmen zu können, kann als eine Grundvoraussetzung für die Aufnahme emotionaler Beziehungen beschrieben werden (Hölzle/Jansen 2009, 36). Mit Blick auf die professionelle Kommunikation und Interaktion von Pflegenden und PatientInnen kommt diesem Anspruch eine besondere Bedeutung zu. So ist die Förderung psychosozialer Kompetenzen – hier zusammenfassend verstanden als ein Bündel personaler und sozialer Fähigkeiten, die helfen, berufliche Beziehungen in ihren Anforderungen und Belastungen bewusst, d.h. (selbst-)reflexiv zu gestalten und zu bewältigen – in der Pflegebildung ein schon seit langem diskutiertes Thema (Meifort 1991; Bischoff 1997; Napiwotzky 1998). Dies gilt umso mehr, weil die Pflege als ein typischer Frauenberuf schon traditionell psychosoziale Fähigkeiten, wie z.B. Einfühlungsvermögen, als geschlechtstypisch gegebenes Merkmal vorausgesetzt und sie lange nicht in Ausbildungsprozesse integriert hat (Badura/Feuerstein 1991, 49). Oelke (2005) fordert, dieses alte Erbe endlich abzuschütteln und sich in einer zeitgemäßen Form der Aus- und Weiterbildung von Selbst- und Sozialkompetenzen zu widmen. Biographische Arbeit ist in diesem Zusammenhang gut geeignet, bereits in der Ausbildung selbstreflexive Fähigkeiten der Identitätsfindung zu unterstützen. Darüber hinaus mag die Erfahrung biographischer Selbstreflexion auch helfen, Pflegende dazu zu befähigen, in der Interaktion mit den PatientInnen „einen sinnverstehenden deutenden Zugang zu den lebenspraktischen Bedürfnissen zu finden, die angesichts der Krankheitsbedrohung in der biographischen Entwicklung durchaus auch verschüttet sein können“ (Stratmeyer 2002, 85).

2.2.2 Berufsbiographische Gestaltungskompetenz

Inwieweit der Pflegeberuf persönlich zu einem Lebensberuf oder einem Übergangsberuf wird, ist mit Aufnahme einer entsprechenden Ausbildung nicht zu kalkulieren. Äußere und innere Bedingungen werden zu gegebener Zeit eine Antwort verlangen und möglicherweise berufliche Veränderungen einfordern. Eine Antwort der Berufsbildung auf diesen Prozess der Unsicherheit und des Übergangs besteht in der biographieorientierten Vorbereitung und Entwicklung einer berufsbiographischen Gestaltungskompetenz (Munz 2007). Auszubildende sollen diesbezüglich in der Lage sein, selbstverantwortlich und mit Blick für den Eigensinn nach Wegen zu suchen, Beschäftigungsfähigkeit zu sichern und dies mit eigenen Plänen und Zielen abzustimmen. Dabei kommt es auf die Entwicklung eines biographischen Bewusstseins, einer Sensibilität für eigene Interessen und Wünsche und eines wandlungsbezogenen Sinnverstehens an (ebd.).

2.2.3 Exploration informeller Kompetenzen

Dass im Zusammenhang mit der beruflichen Arbeit Pflege eine Vielfalt an Kompetenzen nicht nur im schulischen Rahmen, sondern vor allem im beiläufigen oder erfahrungsorientierten Lernen innerhalb von Arbeitsprozessen erworben wird, ist bereits mehrfach belegt (Bauer/Brater 2004; Kirchhof 2007). Dass es sich hierbei um sehr intensive und nachhaltig wirksame Lernvorgänge handelt, macht Kirchhöfer (2004) deutlich, wenn er schreibt, „dass in Pflegeberufen die aus informellen Lernprozessen resultierenden Kompetenzen beispielsweise denen aus der akademischen Bildung weit überlegen sind“ (ebd., 113). Da die meisten dieser informell erworbenen Kompetenzen dem Individuum oftmals gar nicht bewusst sind, stellt sich die Frage, wie diese Kompetenzen überhaupt identifiziert und zum Gegenstand beruflicher Aus- und Weiterbildung werden können. Kirchhof (2007) knüpft in seiner Untersuchung an das Konzept biographischer Selbstreflexion an. Er sieht darin eine Förderungsmöglichkeit reflexiver Verarbeitungsformen, die hilfreich sind, Erfahrungen bewusst zu machen und grundsätzlich bewusster wahrzunehmen. Mit diesem Konzept kann der Erfahrungsschatz beruflichen Könnens in ganz neuer, überraschender Weise wahrgenommen und einer Systematisierung und fachlichen Reflexion zugeführt werden.

3. Methoden biographischer Selbstreflexion

Zwischenzeitlich wurden eine ganze Anzahl schon recht elaborierter Konzepte zur biographischen Selbstreflexion entwickelt (u.a. Gudjons/Pieper/Wagener 1992; Ruhe 1998; Rogal 2003). Auch im Feld der Pflegeberufe finden sich spezifische Publikationen mit konzeptionellen Beiträgen zur Integration biographischer Arbeit in die Ausbildung von Pflegekräften (u.a. Kopperman/Schuster 2007; Oelke/Ruwe 2007). Wenngleich die wissenschaftliche Untersuchung ihrer Wirkung und Anwendung im Berufsfeld wenig ausgeprägt ist, so bieten die Konzepte doch eine Vielzahl von Ideen, die auf den eigenen Arbeitsbereich transferiert werden können.

Bei der biographischen Selbstreflexion gibt es nicht die Methode. Vielmehr werden Anregungen gegeben, die eine gezielte Selbstreflexion ermöglichen und helfen, Erinnerungen nicht nur auf einer kognitiven, sondern auch auf einer emotionalen Ebene wiederzubeleben. Durch das Erzählen und den Austausch über eigene Erfahrungen soll das implizite Wissen bewusst gemacht werden. Gut geeignet ist die Arbeit mit persönlichen Erinnerungsstücken, z. B. alten Fotos, Ton- und Filmdokumenten, Tagebüchern, Poesiealben, Briefen, Zeugnissen oder dem Lieblingsspielzeug und dem Lieblingsbuch aus der Kindheit. Derartige „Fundstücke" können helfen, die Erinnerung zu fokussieren und Erzählungen zu strukturieren. Ebenso tragen sie zur Veranschaulichung des Erlebten bei, binden und fördern die Aufmerksamkeit der ZuhörerInnen und sind so geeignet, als bildhafte Unterstützer für das Verständnis der biographischen Erzählung des anderen zu dienen (Gudjons/Pieper/Wagener 1992). Auch das autobiographische Schreiben, das Theaterspiel, das Inszenieren alter (Schul-)Erfahrungen, biographische Lesungen oder das „Erzählcafe" (s.u.) wirken erinnerungsstimulierend. Letztlich steht aber nicht die einzelne Methode im Vordergrund, vielmehr der Reflexionsprozess. Es geht darum, das Neue an sich selbst zu entdecken, das, was in der eigenen Lebensgeschichte noch nicht aufgefallen ist.

Je nach TeilnehmerIn gibt es dafür unterschiedliche Zugänge. Einige TeilnehmerInnen können sich eher auf handelnde Elemente (Malen, Spielen, Agieren) einlassen, während anderen meditative, phantasiebetonte Zugänge näherliegen und wiederum andere mit Nachdenken am besten weiterkommen. Deshalb hat es sich in der Praxis bewährt, immer unterschiedliche Zugangswege in eine Übung zu integrieren. Dabei ist vor jedem Einsatz im Sinne der gegebenen Fragestellung und Arbeitsdynamik zu überlegen, ob die Themenfelder sachorientiert erschlossen werden müssen, auf die Förderung von Kommunikation in der Gruppe ausgerichtet sein sollen, oder – im Interesse tiefer Besinnung – mehr Einzel- und/oder Kleingruppenarbeit benötigt wird. Gleichwohl kann es nicht um einen rein systematischen Zugang zur eigenen Lebensgeschichte gehen, sondern allenfalls um ein offenes Konzept, das für den Entwicklungsgang jeder/s einzelnen Teilnehmerin/Teilnehmers und für den Prozess der Gruppe entsprechende Angebote macht.

Prinzipiell ist es möglich und durchaus sinnvoll, Übungen auch allein und für sich selbst durchzuführen. Dennoch wird eine solche Selbsterforschung nach einiger Zeit bei den TeilnehmerInnen das Bedürfnis wecken, sich mit anderen auszutauschen, über Unverstandenes zu sprechen, sich Fragen stellen zu lassen, Unsicherheiten der eigenen Deutungen ins Gespräch zu bringen und Anregungen zur weiteren Spurensuche zu erhalten (Gudjons/Pieper/Wagener 1992, 41).

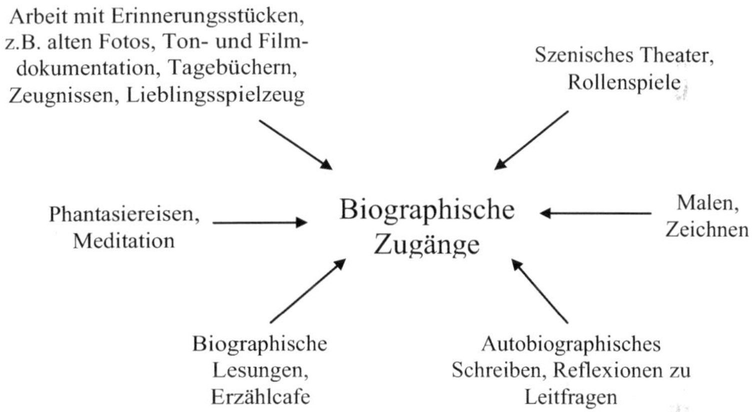

Abb. 2: Biographische Methoden

3.1 Praktische Beispiele

Gudjons/Pieper/Wagener (1992) haben in ihrem Buch „Auf meinen Spuren" eine Vielzahl von praktischen Übungen dargestellt, die als erfolgreich erprobt bezeichnet werden können. Die Autoren unterscheiden zwischen einführenden, weiterführenden und vertiefenden Übungen. Aus meiner Erfahrung sind für die Phase der Berufsausbildung insbesondere einführende und weiterführende Übungen hilfreich. Zur Illustration sei im Folgenden ein praktisches Beispiel (Gudjons/Pieper/Wagener 1992, 189) skizziert:

Ausbildungs-/Berufsentscheidung

1. **Ziel:** Herausfinden, welche Personen oder Faktoren Einfluss auf meine Ausbildungs- oder Berufsentscheidung hatten und wie wichtig diese im Einzelnen waren.

2. **Durchführung:** Die TeilnehmerInnen zeichnen in die Mitte eines DIN-A3-Blattes einen Kreis, in den sie ihren Beruf eintragen. Um diesen Kreis herum verteilen sie acht weitere Kreise, in die sie Folgendes eintragen:

a. Familientradition: Meine Eltern sagten…
b. Kinderträume: Als Kind wollte ich immer werden…
c. Verbotene Berufe: Das durfte ich auf keinen Fall werden…
d. Lebensumstände, die hinderten oder förderten…
e. Vorbild: So wie die/der wollte ich gerne sein…
f. Meine Clique, Gleichaltrige, Freunde…
g. Schule, LehrerInnen
h. Ein Kreis bleibt

Die TeilnehmerInnen erhalten folgende Anweisung:

„Versetze Dich in Gedanken zurück in die Zeit, als Du die ersten Entscheidungen getroffen hast, in Deinen Beruf oder Deine derzeitige Ausbildung zu gehen. Trage neben die Kreise ein, was Dir zu den einzelnen Bereichen einfällt. Wenn etwas Wichtiges fehlt, hast du einen freien Kreis zur Verfügung.

Zeichne dann Pfeile von den Kreisen ausgehend zur Mitte – zu Deinem Beruf/ Deiner Ausbildung hin. Zeige durch die Dicke der Pfeile an, wie wichtig die einzelnen Bereiche für Deine Entscheidung waren. (15 Min. Zeit geben.)

Nimm Dir nun Zeit, das zu betrachten, was du gezeichnet hast. Decke jetzt mit der Hand der Reihe nach jeden Bereich einmal zu und stell Dir vor, was gewesen wäre, wenn dieser Einfluss nicht vorhanden gewesen wäre. Was wäre dann aus Dir geworden?“

Für die in Kleingruppen stattfindende Auswertung können folgende Fragen von Bedeutung sein:

- Wenn ich heute nochmals in der damaligen Situation wäre, wie würde ich mich dann entscheiden?
- Was gefällt mir an meinem Beruf/meiner Ausbildung?
- Wie soll meine berufliche Entwicklung weitergehen? Wovon hängt das ab?

Diese Übung kann methodisch auch verändert werden. So ist es z.B. möglich, die TeilnehmerInnen mittels einer Phantasiereise in die Zeit der Berufsfindung zurückzuführen oder auch die Anzahl und den Inhalt der Kreise zu variieren.

Auswertung der Berufsausbildung

1. **Ziel:** Herausarbeiten, welche Erfahrungen in der Berufsausbildung „Pflege" gemacht wurden und welche Bedeutung diese für das künftige Berufsleben haben.

2. **Durchführung:** Die TeilnehmerInnen erhalten schrittweise folgenden Arbeitsauftrag:

Sammeln: *„Gehe in Gedanken die gesamte Zeit Deiner Berufsausbildung durch. Beginne beim Eintritt in die Pflegeschule und denke an die einzelnen Ausbildungsabschnitte. Lasse vor Deinem geistigen Auge alle Bilder entstehen, die Dir in den Sinn kommen."*

Notieren: *„Schreibe spontan alles, was Dir eingefallen ist, in kurzen Stichworten auf: Gedanken, Erinnerungen, Gefühle, Hoffnungen, Frust, Fakten – ganz egal, wie unpassend es Dir möglicherweise auch vorkommt."*

Bewerten: *„Überlege zu jedem Stichwort, ob es für Dich etwas Positives, Negatives oder Neutrales darstellt. Versuche mit einer Farbe oder einem Symbol Deine Bewertung auszudrücken. Schaue Dir Dein Bild an."*

Eingrenzen: *„Welche Deiner Stichworte haben für Dich am meisten Gewicht? Schränke Dich auf drei Stichwörter ein und hebe sie optisch hervor."*

3. **Auswertung:** Je nach Anzahl der TeilnehmerInnen wird in Kleingruppen oder im Plenum das jeweilige Bild vorgestellt und hinsichtlich folgender Fragen diskutiert:

- Was war für mich in meiner Ausbildung bedeutungsvoll und warum eigentlich?
- Was ist gut gelaufen, was ist weniger gut gelaufen?
- Was macht mir Mut, was ängstigt mich?
- Wie stelle ich mir mein zukünftiges Berufsleben vor?

Solche und andere biographische Übungen lassen sich vielfältig weiterentwickeln. Ihre Integration in die Berufsausbildung gelingt entweder spontan, beispielsweise als Bestandteil einer Unterrichtssequenz, oder in geplanten Projekten. Aus der eigenen Praxis heraus hat sich die Einrichtung biographisch orientierter Projekttage als auch die Durchführung eines mehrtägigen Biographieseminars zur persönlichen Standortbestimmung und Rollenreflexion sowie für einen perspektivischen Ausblick sehr bewährt. Im Rahmen einer solchen längeren Unterrichtseinheit besteht die Möglichkeit, berufliche Orientierungsfragen im Zusammenhang mit biographischer Vergangenheit, Gegenwart und antizipierter Zukunft zu bearbeiten.

3.2 Zur Rolle und Aufgabenstellung der Lehrenden

Grundsätzlich erfordert Biographiearbeit eine weitreichende TeilnehmerInnenorientierung, d.h., die TeilnehmerInnen sind absolute ExpertenInnen darin, ihre Lebenswelt zu betrachten. Für die Lehrenden bedeutet dies die konsequente Einnahme einer ModeratorInnenrolle, in der vor allem eine hohe Deutungskompetenz gefragt ist. Dabei geht es prinzipiell nicht um das Erkennen von Richtigem, sondern um eine Erweiterung und Vermehrung von Sichtweisen. Man kann gut darauf vertrauen, dass die Erzählenden durch das, was sie berichten, selbst zu neuen Einsichten über sich und ihre Lebenswelt gelangen und auf dieser Basis Zukunftsperspektiven entwickeln. Die impulsgebende, moderierende und interpretierende Haltung der Lehrenden wie auch der subjektorientierte Anspruch biographischer Übungen erfordern eine große didaktische Offenheit: Das mögliche Aufbrechen unerwarteter Themen oder der methodisch an wechselnde TeilnehmerInnenbedürfnisse anzupassende Zugang etwa stehen einer curricular geplanten Veranstaltung entgegen.

Und nicht zuletzt braucht biographisches Arbeiten den sorgsamen Umgang aller miteinander. Dieser betrifft beispielsweise das richtige Verhältnis von Nähe und Distanz. Manches wird erst aus dem engen Kontakt heraus verständlich, anderes wiederum durch den distanzierten Blick. Sowohl Erzählende als auch Zuhörende müssen den für sie angemessenen Abstand herstellen, was in der konkreten Interaktion ein Balanceakt ist, der immer wieder neu austariert werden will und der vom Lehrenden ein gutes Gespür hierfür und ggf. Interventionen erfordert, wenn Grenzen überschritten zu werden drohen (s. Beitrag von Tolle/Zündel in diesem Band).

3.3 Zur Lernkultur als Voraussetzung für eine erfolgreiche Biographiearbeit

Biographiearbeit braucht zur Umsetzung und Wirkung einen geeigneten Rahmen an Lernkultur. Dabei sollte das lebendig spielerische Element ebenso einen Platz erhalten, wie eine gute Portion an Humor, Lust und Neugier. Biographiearbeit setzt grundsätzlich das Prinzip der Freiwilligkeit voraus. Erfahrungsgemäß bedarf es zunächst der Motivationsfähigkeit der Lehrenden, um Interesse zu entwickeln, Neugier zu wecken und mögliche Ängste zu reduzieren. Mit anderen Worten: Niemand sollte mit der Biographiearbeit überrumpelt werden. Eine vorherige kurze Beschreibung dessen, was vorgesehen ist, sollte jeder Person die Möglichkeit geben, für sich selbst zu entscheiden, ob sie sich dieser Erfahrung aussetzen will. Hilfreich ist es oftmals, mit einer leichten Übung zu beginnen, die einen ersten Erkenntnisgewinn vermittelt und Lust auf mehr macht.

Darüber hinaus braucht es in der Lerngruppe selbst ein Klima von gegenseitigem Vertrauen und Respekt. Wichtig ist die Fähigkeit zum Dialog und zu symmetrischer Kommunikation. Erzählende geben ihre Erfahrungen preis und erwarten zu Recht, dass diese so ernsthaft aufgenommen werden, wie sie erzählt wurden. Insoweit muss die Qualität des Hörens und Erzählens gleich sein. Es verbieten sich Ratschlag-Haltungen ebenso wie die opportunistische Zustimmung zu jeder Meinung oder Selbstinterpretation. Gefragt ist eine Haltung von Gleichrangigkeit und das verlangt von allen die Bereitschaft zur Ich-Zurücknahme unter Achtung eigener Geduld und Kraft (Heinzelmann 2001, 18f.).

Persönlich habe ich diesbezüglich gute Erfahrungen damit gemacht, die Postulate der Themenzentrierten Interaktion von Ruth Cohn einzuführen und eine Vereinbarung zur Schweigepflicht abzuschließen.

3.4 Risiken

Der biographische Ansatz birgt einige potentielle Risiken und Grenzen in sich. So kann Biographiearbeit starke Emotionen auslösen, die von Freude und Dankbarkeit bis hin zu Trauer, Wut und Zorn reichen. Wo möglicherweise Lebenserfahrungen schmerzlich waren, kann es zum Aufbrechen von bisher verdrängten Anteilen kommen. Wenngleich sich der bildungsbiographische Ansatz deutlich von Therapie und Beratung abgrenzt, besteht für die TeilnehmerInnen aber die Chance, innere Konflikte deutlicher wahrzunehmen und sich vielleicht an eine gründlichere Aufarbeitung in einer Beratung und/oder Therapie heranzutasten, so empfehlen es zumindest Gudjons/Pieper/Wagener (1992, 36.f.). Für Menschen, die diese Arbeit anleiten und begleiten, gilt deshalb besonders, was im Grunde für alle gruppendynamischen Erfahrungen unerlässlich ist: die eigene Auseinandersetzung mit den Themen, ein Zugang zu sich selbst und Sensibilität für den anderen.

Beim biographischen Lernen können in der Gruppe durch unliebsame oder schwierige Biographien Probleme der Diffamierung und Ausgrenzung entstehen, was die schützende Intervention seitens der Lehrenden erfordert. Grenzen werden zudem da deutlich, wo es in der Gruppe zu einer Art individualistischer Anekdotenschau kommt oder in einem undialogischen Nebeneinander der Meinungen nebst einem individuellen Beharren auf die eigene Sichtweise das Hauptziel biographischer Arbeit verfehlt wird (Seiter 2001, 57). Diese Risiken verweisen nochmals auf die Bedeutung der Lernkultur und der Vereinbarungen für gemeinsames biographisches Arbeiten.

4. Zusammenfassung

Biographische Selbstreflexion ist eine Lernarbeit des Selbst. Gelernt werden kann die bewusste Verbindung der eigenen Geschichte mit beruflichen Zielvorstellungen und Perspektiven, aber auch die Orientierung am inneren Kern und eigenen Weg. Gefördert wird die Generierung einer im wahrsten Sinne des Wortes selbstbewussten Identität, die in der Lage ist, mit Blick auf die eigenen Grenzen (berufliche) Beziehungen zu gestalten. Eine Integration dieser Arbeit in die Pflegebildung kann als ein wirksamer Weg der Humanisierung und Professionalisierung der Pflegeberufe verstanden werden.

Literaturverzeichnis

Alheit, Peter (2008): Biografizität als Schlüsselkompetenz der Moderne. In: Kirchhof, Steffen/Schulz, Wolfgang (Hrsg.): Biografisch lernen und lehren. Möglichkeiten und Grenzen zur Entwicklung biografischer Kompetenz. Flensburg: UNIVERSITY Press, 15-28.

Badura, Bernhard/Feuerstein, Günter (1991): Systemgestaltung im Gesundheitswesen. Weinheim u.a.: Juventa.

Bauer, Hans G./Brater, Michael/Büchele, Ute/Dahlem, Hilmar/Maurus, Anna/Munz, Claudia (2004): Lernen im Arbeitsalltag. Bielefeld: W. Bertelsmann Verlag.

Bischoff, Claudia (1997) Frauen in der Krankenpflege. Frankfurt am Main u.a.: Campus.

Erikson, Erik H. (1966): Identität und Lebenszyklus. Frankfurt am Main: Suhrkamp.

Gudjons, Herbert/Pieper, Marianne/Wagener, Birgit (1992): Auf meinen Spuren. Das Entdecken der eigenen Lebensgeschichte. Vorschläge und Übungen für Pädagogische Arbeit und Selbsterfahrung. Hamburg: Bergmann + Helbig, 2. Auflage.

Gruber, Elke (2001). Beruf und Bildung (k)ein Widerspruch? Innsbruck u.a.: StudienVerlag.

Heinzelmann, Gisela (2001): Biografisches Lernen im Erzählcafe. In: Forschungs- und Literaturarbeit 2. Bielefeld: W. Bertelsmann Verlag, 61-63.

Hölzle, Christina/Jansen, Irma (2009) (Hrsg.): Ressourcenorientierte Biografiearbeit. Grundlagen – Zielgruppen – Kreative Medien. Wiesbaden: VS Verlag.

Kirchhof, Steffen (2007): Informelles Lernen und Kompetenzentwicklung für und in beruflichen Werdegängen. Münster u.a.: Waxmann.

Kirchhof, Steffen (2008): Pädagogische Biografiearbeit zur Förderung von Veränderungskompetenz. In: Kirchhof, Steffen/Schulz, Wolfgang (Hrsg.): Biografisch lernen und Lehren. Möglichkeiten und Grenzen zur Entwicklung biografischer Kompetenz. Flensburg: UNIVERSITY PRESS, 41-61.

Kirchhof, Steffen (2010): Biografisches Erfahrungswissen aneignen: Berufsbiografie mit Eigensinn gestalten. In: Wittwer, Wolfgang/Cramer, G. (Hrsg.). Ausbilderhandbuch. 117 EL, 69-92.

Kirchhöfer, Dieter (2004):Entgrenzungen des Lernens – das soziale Umfeld als neues Lernfeld. In: Brödel, Rainer/Kreimeyer, Julia (Hrsg.): Lebensbegleitendes Lernen als Kompetenzentwicklung. Bielefeld: W. Bertelsmann Verlag, 103-122.

Koppermann, Carola/Schuster, Sabine (2007): „Neue Aspekte in der Biografiearbeit." oder „Braucht es Krisen zur Entwicklung?" Theoretische Anregungen und Methoden aus verschiedenen Arbeitsbereichen. In: PrInterNet, 9 (12) 758-766.

Meifort, Barbara (1995): Gesundheits- und sozialpflegerische Berufe im Umbruch. In: Meifort, Barbara/Becker, Wolfgang (Hrsg.): Berufliche Bildung für Pflege und Erziehungsberufe. Bielefeld: W. Bertelsmann Verlag,

Munz, Claudia (2007): Berufsbiografie selbst gestalten. Wie sich Kompetenzen für die Berufslaufbahn entwickeln lassen. Bielefeld: W. Bertelsmann Verlag.

Napiwotzky, Anne-Dorothea (1998): Selbstbewusst verantwortlich pflegen. Ein Weg zur Professionalisierung mütterlicher Kompetenzen. Bern u.a.: Verlag Hans Huber.

Oelke, Ute/Menke, Marion (2005): Gemeinsame Ausbildung. Modellversuch und Curriculum für die theoretische Ausbildung in der Alten-, Kranken- und Kinderkrankenpflege. Bern u.a.: Verlag Hans Huber.

Oelke, Uta/Ruwe, Gisela (2007): Reflexion der Berufsbiografie. Konzept und Themen einer szenisch gestalteten Lerneinheit. In: PrInterNet, 9 (12) 767-772.

Rogal, Stefan (2003): Biografikum. Donauwörth: Auer Verlag.

Ruhe, Hans Georg (1998): Methoden der Biographiearbeit. Lebensgeschichte und Lebensbilanz in Therapie, Altenhilfe und Erwachsenenbildung. Weinheim: Beltz.

Ruhe, Hans Georg (2003): Methoden der Biografiearbeit. Lebensspuren entdecken und verstehen. Weinheim u.a.: Juventa.

Seitter, Walter (2001): Der biographische Ansatz in der Erwachsenenbildung/ Weiterbildung. In: Literatur- und Forschungsreport 2/2001. Bielefeld: W. Bertelsmann Verlag, 55-58.

Stratmeyer, Peter (2002): Anforderungen an die Krankenpflegeausbildung im Zeitalter demografischen und epidemischen Wandels. In: Kritische Medizin im Argument, 19 (37) 80-95.

Wittwer, Wolfgang (2001): Berufliche Weiterbildung. In: Schanz, Heinrich (Hrsg.): Berufs- und wirtschaftspädagogische Grundprobleme. Hohengehren: Schneider, 229 - 247.

Wittwer, Wolfgang (2008): Kontinuität und Diskontinuität als Leitprinzip beruflicher Bildung: In: Kirchhof, Steffen/Schulz, Wolfgang (Hrsg.): Biografisch Lehren und Lernen. Möglichkeiten und Grenzen zur Entwicklung biografischer Kompetenz. Flensburg: UNIVERSITY PRESS, 29-38.

„Mit sich selbst auseinander zu setzen ist auch nicht so einfach, aber ich fand es trotzdem schön mal so zu arbeiten." - Wirkungen biographieorientierten Lernens aus Sicht von LehrerInnen und SchülerInnen

Birte Luther und Miriam Tariba Richter

Einleitung

Private wie berufliche Erfahrungen und deren Deutung prägen in erheblichem Maße berufliches Handeln. Aus diesem Grund werden in der beruflichen Bildung berufliche Handlungsmuster anhand des Konzepts des biographieorientierten Lernens unter der lebensgeschichtlichen Perspektive der Lernenden untersucht und reflektiert. Im Rahmen der Tagung „Lernwelten 2007", die unter dem Motto „Bildung und Biographie" stand, regte das Team der Abteilung Qualifikations- und Curriculumforschung am Institut für Public Health und Pflegeforschung die in Bremen und Bremerhaven angesiedelten Altenpflege-, Kinderkranken- und Krankenpflegeschulen sowie die Hebammenschule an, jeweils eine Unterrichtseinheit zu entwickeln und durchzuführen, in der biographieorientiertes Lernen in der Facette der biographischen Selbstreflexion im Mittelpunkt stand. Insgesamt nahmen acht Schulen an dem Vorhaben teil und wurden bei der Konzeption ihrer Unterrichtseinheiten seitens der KollegInnen von der Universität Bremen begleitet. Im Vorfeld handelten die beteiligten LehrerInnen ein gemeinsames Verständnis des Konzepts und ein dreiphasiges Artikulationsschema aus, das den methodischen Aufbau der Unterrichtseinheiten strukturieren sollte.

Die Intention des biographischen Lernens sollte demzufolge darin bestehen, dass die Lernenden sich ihren individuellen Umgang mit ausgewählten beruflichen Anforderungen bewusst machen und ihn als Ergebnis aufgeschichteter außerberuflicher und beruflicher biographischer Erfahrungen verstehen sowie reflektieren sollten. Außerdem sollten die Lernenden Schlussfolgerungen hinsichtlich der Veränderung von beruflichen Handlungsmustern ziehen und über das Verstehen der eigenen Biographie hinaus auch ein Verständnis für die Biographie anderer und Sensibilität für Heterogenität erlangen.

Das folgende Artikulationsschema[19] lag den Unterrichtseinheiten zugrunde:

Tab. 1: Artikulationsschema „Biographieorientiertes Lernen"

Phasen	Ziele	Methodische Anregungen
I	Verstehen und Nachvollziehen der eigenen Erfahrungen	wichtige Ereignisse im Umfang mit professionellen Anforderungen wachrufen, z.B. durch das Schreiben von Texten, Herstellen von Fotos, Stellen von Standbildern, Erzählen von Geschichten
II	Analytisches Verstehen/Reflexion mit Herausarbeitung des Typischen und Untypischen	z.B. Austausch mit MitschülerInnen, Auseinandersetzung mit wissenschaftlichen Erkenntnissen etwa anhand von Texten
III	Entwicklung von Veränderungsmöglichkeiten und Handlungsperspektiven	z.B. Diskussion im Plenum oder in Kleingruppen, Portfolio, Herstellung ästhetischer Produkte, Erörterung von Handlungsalternativen mit examinierten Pflegenden

Im Anschluss an die Durchführung der Unterrichtseinheiten und der Präsentation sowohl der Konzeption als auch der Ergebnisse der SchülerInnen auf den Lernwelten im Rahmen von Workshops, wurden die Unterrichtsvorhaben von den Autorinnen hinsichtlich ihrer Durchführung und ihrer Wirkungen evaluiert. Zu diesem Zweck wurden an fünf der beteiligten Schulen leitfadenstrukturierte Interviews sowohl mit LehrerInnen als auch mit SchülerInnen geführt und ausgewertet. Erstmalig liegen damit empirische Erkenntnisse zum didaktischen Ansatz des biographieorientierten Lernens in der Facette der biographischen Selbstreflexion aus der Pflegepädagogik vor, auch wenn es sich vorerst nur um einen explorativen Zugang handelt.

Im folgenden Beitrag werden zunächst die fünf ausgewählten Projekte, dann die Methoden der Datenerhebung und –auswertung und schließlich die Ergebnisse der Evaluation dargestellt.

19 Der Konzeption des Artikulationsschemas orientierte sich an den drei Ebenen des Verstehens von Baacke (1985, zit. nach Gudjons/Pieper/Wagener 1996, 35), Nachvollziehendes Verstehen, Analytisches Verstehen und Entwerfendes Verstehen, und an dem Phasenschema erfahrungsbezogenen Lernens von Scheller (1981).

1. Vorstellung der Projekte

Die Schulen widmeten sich in ihren biographieorientierten Unterrichtsprojekten unterschiedlichen Themen. In die Darstellung einbezogen werden fünf Projekte, davon fanden zwei an Altenpflegeschulen, eines an einer Hebammenschule und zwei an Gesundheitsschulen statt.

In einer Altenpflegeschule wählte die Klasse der AltenpflegehelferInnen das Thema „Nähe und Distanz im richtigen Leben und in der pflegerischen Interaktion". In der ersten Unterrichtsphase wurden im Anschluss an eine Partnerübung die gemeinsamen, aber auch differierenden subjektiven Eindrücke sowie das von außen zu beobachtende Verhalten gesammelt und thematisiert. Anhand von Standbildern aus Alltagssituationen (z.B. Begrüßung der Mutter) und Situationen im Kontext von Pflegehandlungen (Begrüßung einer fremden Person), welche auch im Hinblick auf inter- und intrakulturelle Eigenheiten betrachtet wurden, stellten die Auszubildenden einen biographischen Bezug über das Sammeln von Fremd- und Selbstwahrnehmungen her, die den Ausgangspunkt einer strukturierten Reflexion bildeten. Dies wurde in der zweiten und dritten Phase auf die Berufsrolle bezogen und im Anschluss um Variationen von Verhaltensmöglichkeiten erweitert.

Eine Klasse einer weiteren Altenpflegeschule beschäftigte sich mit dem Themenkomplex „Gesundheit und Wohlbefinden". Die Auszubildenden im zweiten Ausbildungsjahr stellten für die erste Projektphase auf einer Zeitschiene ihr persönliches Gesundheitserleben im bisherigen Ausbildungsverlauf dar, verbalisierten positive sowie negative Erfahrungen und tauschten sich anschließend im Plenum über gemeinsame und unterschiedliche Stressoren und Ressourcen aus. In der zweiten Phase wurden die subjektiven Erlebnisse anhand der Theorie der Salutogenese von Antonovsky und des Anforderungs- und Ressourcenmodells von Becker bearbeitet. Die dritte Phase war dadurch gekennzeichnet, dass verschiedene Verhaltensebenen der persönlichen Gesundheitsförderung mit den Verhältnisbereichen der unterschiedlichen Ebenen verglichen wurden. Das Projekt endete mit einer Lernprozessreflexion mittels eines Portfolios.

Der „Umgang mit Schmerz im Pflegealltag – biographische Einflüsse und berufliche Sozialisation" war das Thema eines Kurses einer Gesundheits- und Krankenpflegeschule im zweiten Ausbildungsjahr. Ausgehend von der Fragestellung, wie die Biographie der Pflegenden den Umgang mit Schmerzen in der Berufsausübung beeinflusst, tauschten sich die SchülerInnen in der ersten Projektphase über ihre eigenen Schmerzerfahrungen aus. In einer Partnerarbeit wurden anschließend die wichtigsten Schmerzerlebnisse anhand eines Körperbildes beschrieben und Strategien der damaligen Bewältigung dokumentiert. Diese wurden im Plenum vorgetragen und in Bezug zu den Erfahrungen im pflegerischen Alltag gesetzt. Die Schmerzbewältigungsstrategien wurden kritisch diskutiert. Im Anschluss wurden in Kleingruppenarbeit typische Situationen aus dem Berufsalltag ausgewählt und in Bezug zu eigenen Haltungen, Erfahrungen und Strategien im Berufsalltag gesetzt. Hierzu wurden anschließend ebenfalls in Kleingruppen ästhetische Produkte erarbeitet (Film, Kartenspiel, Schmerzraum etc.), welche die möglichen Handlungsstrategien und Lösungsansätze für die berufliche Praxis aufzeigten und zum Teil kritisch darstellten.

Die Hebammenschule bearbeitete das Thema „Der frühe Tod". SchülerInnen im zweiten Ausbildungsjahr begaben sich zur thematischen Einstimmung zwei Tage in ein Seminarhaus, in dem sie sich mit externen Dozentinnen (Bestatterin, Psychologin, Hebamme) und hauptamtlichen Lehrerinnen verschiedenen rechtlichen, ethischen, gesellschaftlichen und psychosozialen Aspekten des Themas „früher Tod" widmeten. Über einen biographieorientierten Einstieg wurden zunächst persönliche und berufliche Todes- und Sterbeerfahrungen im Allgemeinen thematisiert. Anschließend nahmen die Auszubildenden die Todeserlebnisse mit neu- und ungeborenen Kindern besonders in den Blick. Diskutiert wurden hierbei unter anderem die Grenzen der individuellen Belastbarkeit und mögliche Handlungsalternativen im Berufsalltag (z.B. die Möglichkeit des Abgebens an Kolleginnen oder die Team- und Einzelsupervision).

In einer Gesundheits- und Krankenpflegeschule befassten sich die zukünftig Pflegenden mit „Ekel in der Pflege". Der Einstieg ins Thema erfolgte über Assoziationen zu ekelauslösenden Situationen im Berufsalltag. In der anschließenden Betrachtung auch privater Ekelerfahrungen wurden neben Gemeinsamkeiten auch Unterschiede im Empfinden und im Umgang mit Ekel herausgearbeitet. Die Lernenden führten im Verlauf des Projektes Praxisbeobachtungen im Pflegealltag durch, um den professionellen Umgang mit ekelauslösenden Situationen aufzuspüren. Sie identifizierten dabei sowohl Stärken als auch Schwächen und entwickelten für Situationen, die durch eine starke Ekelbelastung gekennzeichnet sind und in der Praxis oft tabuisiert werden, Handlungsalternativen. Diese versuchten sie dann umzusetzen. Die Lernenden gelangten abschließend zu der These, dass ein entlastender Umgang mit Ekelsituationen zu einer verbesserten Stimmungslage auf den Stationen führt.

2. Beschreibung der Rahmenbedingungen

Die Lehrkräfte und die Lerngruppen, ihr Vorwissen in Bezug auf das biographieorientierte Lernen sowie ihr kultureller Hintergrund, werden im Folgenden grob skizziert.

2.1 Rahmenbedingungen der Lerngruppe

Die Ausbildungsberufe in den evaluierten Projekten umfassten AltenpflegehelferInnen, AltenpflegerInnen, Gesundheits- und KrankenpflegerInnen sowie Hebammen. Die SchülerInnen, die an den Projekten zum biographieorientierten Lernen teilnahmen, befanden sich zwischen dem ersten und zweiten Ausbildungsjahr. Die Klassengrößen variierten von 13 – 20 Auszubildenden mit einer Altersspanne von 19 – 53 Jahren, wobei die Altersheterogenität in den Altenpflegeschulen am größten war. Drei Ausbildungsklassen setzten sich ausschließlich aus weiblichen Auszubildenden zusammen. Die beiden anderen Klassen wiesen die für Pflegeberufe typische Geschlechterzusammensetzung auf. Die AltenpflegehelferInnenklasse bestand vollständig aus Auszubildenden mit Migrationshintergrund. Die Besonderheiten dieser Gruppe waren in vielerlei Hinsicht interessant und vor allem im Hinblick auf die Reflexionen der inter- und intrakulturellen Selbst- und Fremdwahrnehmung bemerkenswert, können aber hier nicht im Detail mit einfließen. Alle Lernenden verfügten bei Projektbeginn über wenig bis keine Erfahrungen mit dem biographieorientierten Lernen.

2.2 Rahmenbedingungen der Lehrenden

Bis auf eine Lehrkraft hatten alle Lehrenden wenig praktische Vorerfahrung mit dem biographischen Lernen. Bei den meisten Schulen überstieg der Stundenumfang des Projektes die curricularen Rahmenvorgaben. Dies konnte aber im Jahreslehrplan ausgeglichen werden. Der Vorbereitungsaufwand für die Unterrichtseinheit entsprach bei allen Lehrenden dem üblichen Aufwandsrahmen. Allerdings mussten sich die meisten LehrerInnen noch einmal gesondert in die Thematik des biographischen Lernens einarbeiten. Die Begleitung durch die Mitarbeiterinnen der Universität Bremen empfanden alle Lehrenden als hilfreich und unterstützend. Der Anteil der Fremddozenten (z.B. „Painnurse" oder „Bestatterin") im Verhältnis zu den hauptamtlich Lehrenden differierte aufgrund der thematischen Schwerpunkte zum Teil erheblich.

3. Darstellung der Forschungsmethode

Bei der Evaluation der Unterrichtsprojekte wurde als Erhebungsmethode ein problemzentriertes Interview mit einem relativierten Offenheitsprinzip konzipiert (Witzel 2000). Insgesamt wurden fünf LehrerInnen und vier Auszubildendengruppen befragt. Die hauptverantwortlichen Lehrkräfte wurden einzeln, die Auszubildenden in Gruppen zu je 6 – 10 Personen interviewt. Der Interviewleitfaden beinhaltete drei Fragenkomplexe mit den jeweiligen Unterfragen: (1) Planung und Durchführung der Unterrichtseinheiten, (2) Wirkung und Effekte des biographischen Lernens, (3) zukünftiger Einsatz des biographischen Lernens. Die Interviews wurden ca. ein halbes Jahr nach der Durchführung der Unterrichtsprojekte erhoben. Dieser zeitliche Abstand zu den Unterrichtsprojekten sollte den Lehrenden und Lernenden die Möglichkeit eröffnen, aus einer Distanz heraus noch einmal über das Unterrichtsgeschehen reflektieren zu können. Die Interviewlänge betrug, in Abhängigkeit von der Befragungsgruppe, etwa 30 – 45 Minuten. Die Interviews wurden digital aufgenommen und im Anschluss transkribiert. Die Auswertung erfolgte über eine Kategorisierung mittels der zusammenfassenden qualitativen Inhaltsanalyse nach Mayring (2003).

4. Darstellung der Ergebnisse

Im Ergebnis können Chancen und Grenzen des biographieorientierten Lernens sowie Verbesserungsvorschläge für die Unterrichtspraxis aus Sicht der Befragten gekennzeichnet werden. Es werden zunächst die Ergebnisse aus den Interviews mit den Lerngruppen und im Anschluss die Befragungsergebnisse der LehrerInnen dargestellt.

4.1 Ergebnisse auf Seiten der Auszubildenden

Insgesamt bewerteten die Auszubildenden das biographieorientierte Lernen als überwiegend positiv. Sie würden sich jederzeit wieder auf diese Art von Unterricht einlassen. Darüber hinaus waren die Auszubildenden auch in der Lage, den Unterricht kritisch zu reflektieren, und zeigten bedeutsame Wirkungen, aber auch Grenzüberschreitungen und Schwierigkeiten auf, für die sie teilweise Änderungsvorschläge machten.

4.1.1 Durchführung des biographieorientierten Lernens

Die Grundmotivation bei der Durchführung des Projekts war positiv. Häufig wurde Neugierde als erster Eindruck genannt. Eine der Auszubildenden beschrieb ihre Motivation wie folgt: „ich fand das toll, (...) jetzt mal ein Thema [zu bearbeiten, d. Verf.], wo man aus dem Eigenen schöpfen konnte“ (S3). Auch Spaß wurde als motivierender Faktor angeführt: „ich fand es auch lustig und hatte Spaß dabei das anzugehen“ (S2). Als durchweg profitabel wurde vor allem der Perspektivenwechsel in der Auseinandersetzung mit dem Thema angesehen:

„dieses Auseinandersetzen damit lässt einen die Sache aus einem anderen Blickwinkel sehen“, und es „war interessant, weil die Patienten ja auch anders damit [mit Schmerz, d. Verf.] umgehen“ (S2).

Ebenso wurde die selbstbestimmte Wahl der Thematik und die Möglichkeit einer selbstorganisierten und kreativen Bearbeitungsmöglichkeit als motivationsfördernd hervorgehoben: „wir hatten auch total Spaß, das war irgendwie richtig gut, auch mal voll schön (...) kreativ (...) zu sein“ (S2). Die SchülerInnen sahen darin u.a. auch Vorteile für das Lernklima: „[man, d. Verf.] konnte das Lern- und Arbeitstempo quasi selbst bestimmen (...), teilweise [hab ich, d. Verf.] ein bisschen Luft geholt (...), teilweise auch wieder (...) angezogen“ (S2) und „man [hat, d. Verf.] eigentlich erst mitten drin gemerkt, dass man doch eine ganze Menge aus sich selbst raus holen muss (...) und am Ende sogar zu Ergebnissen kommt“ (S3). In der Bearbeitung der Thematik wurden vor allem die sozialen Faktoren, wie die Zusammenarbeit in den einzelnen Projektgruppen, oder die Art des Austauschs im Plenum, besonders hervorgehoben. Die Lernenden fanden es erstaunlich, „wie nah man sich kommen kann“ (S1), und man konnte sich auch „viel offener austauschen“ (S4).

Als besonders positiv wurde von den Lernenden die öffentliche Präsentation im Rahmen des Lernweltenkongress empfunden, welche für sie mit einer hohen Anerkennung und Bestätigung ihrer Leistungen einherging.

Die Frage nach der Differenz zu anderem Ausbildungsunterricht wurde unterschiedlich beantwortet. Hervorgehoben wurde das kreative und selbstorganisierte Lernen: „dass wir ganz selbständig arbeiten konnten (...) und wie man das Thema nun ausweidet (...) ist uns völlig allein überlassen geblieben“ (S3) und es wurde als hilfreich angesehen den praktischen Handlungsablauf besser nachvollziehen zu können: „das hilft mir teilweise mehr, als wenn sich vorne einer hinstellt und sagt, so und so müsst ihr das machen“ (S2). Zudem knüpfte es an das eigene Interesse an: „ich fand das toll, weil bisher [hatten wir, d. Verf.] (...) immer Lernstoff (...) für den man lernen, büffeln, lesen musste (...) jetzt [gab es, d. Verf.] mal ein Thema wo man aus dem Eigenen schöpfen konnte“ (S3).

Im Hinblick auf negative Eindrücke und Schwierigkeiten wurden das Vertrauen und die Offenheit von Seiten der Lehrenden und MitschülerInnen thematisiert, die es in der Auseinandersetzung mit den eigenen Erfahrungen braucht. Vor allem eine Auszubildende, die eine persönliche Öffnung im Unterricht zuvor noch nie erlebt hatte, äußerte: „bei mir war es schwieriger (...) ich muss der Person mir gegenüber vertrauen können“ (S1). Aber nicht nur das Vertrauen in die Umwelt, auch die Betroffenheit durch das Anknüpfen an die eigenen Erfahrungen war für einige zum Teil schwierig. Ein Auszubildender sprach von einer: „Betroffenheit oder irgendwie so einem intimen Bereich, (...) der vielleicht gar nicht da so hingehört" und der Befürchtung, zu viel von sich preiszugeben, denn: „das ist so eine Sache, ob man das jetzt zulässt oder halt nicht" (S4).

Als schwerwiegendstes Problem wurde von allen SchülerInnen das Preisgeben dieser Erfahrungen vor dem Klassenplenum, insbesondere vor den LehrerInnen, angesehen. Zum einem, weil die Erfahrungen der MitschülerInnen unterschiedliche Emotionen auslösten und die Beziehung untereinander veränderte: „schwierig, weil ich dachte, oh, ich kann jetzt irgendwie nicht nach dem Unterricht so tun, als wäre nix gewesen" (S2). Zum anderen waren die Auszubildenden der Ansicht, dass persönliche Grenzen nicht genügend geschützt wurden und stellten die Fähigkeit des Umgangs mit belastenden Erlebnissen in Frage: „ich hatte bei einer Schülerin den Eindruck, dass sie (...) deutlich drüber hinausgegangen ist (...), dachte, das ist ganz schön heftig (...), als Kurs können wir eigentlich gar nicht darauf eingehen" (S2).

Die Rolle der Lehrkräfte wurde in diesem Zusammenhang kritisiert, da das Erzählen der eigenen Erfahrungen nach Wahrnehmung der SchülerInnen einseitig war: „halt so unausgewogen (…), man öffnet sich da und die Lehrer sagen keinen Ton dazu (...), total unangenehm so was" (S2). Einer der Auszubildenden erlebte dies als so unangenehm, dass er sich weigerte, von seinen Erfahrungen zu berichten: „ich hatte (...) einen Fragebogen (...), wo wir sehr persönliche Fragen beantworten mussten (...). Ich [habe, d. Verf.] hingeschrieben (…), das geht Sie nichts an (...), das ist was Persönliches, da kann man eigentlich niemanden zu zwingen, das freiwillig zu sagen" (S3). Der Lernende hat sich erst bereit erklärt, von seinen persönlichen Erfahrungen zu berichten, als die Lehrperson auch ihrerseits bereit war, von sich zu erzählen: „ich habe mit dem Lehrer (...) einen Deal gemacht, dass (...), er mir das auch erzählt, (...) was ich ihm erzählt habe" (S3).

Die Auszubildenden beklagten außerdem eine mangelnde Transparenz in Bezug auf das Lehrkonzept des biographieorientierten Lernens: „[als ob, d. Verf.] die Lehrer selbst keinen Plan hätten" (S2). Hilfreich wäre es gewesen, wenn das Unterrichtskonzept im Voraus bekannt gewesen wäre: „das (...) ist eben Bestandteil des Lernkonzeptes, (...) das hat er irgendwann im Nachhinein (...) erzählt" (S4). Betont wurde in diesem Zusammenhang auch, dass die Unterrichtsmethoden sich mehr abwechseln müssten: „ich finde es (…) gut (…), dass experimentiert wird, also dass verschiedene Formen gewählt werden (...), aber wenn ich in der siebten Gruppe bin, dann reicht mir das mit den Gruppenarbeiten, dann will ich wieder Frontalunterricht [d. Verf.] haben" (S2). Einige SchülerInnen beschrieben gar eine Infantilisierung durch manche der Methoden des Unterrichts: „mein erster Eindruck, als wir dann angefangen haben, uns gegenseitig auf die Plakate (...) abzumalen (...), oh Gott, oh Gott (...), das hab ich das letzte Mal im Kindergarten gemacht (…) und jetzt fängt das halt wieder an"

(S2). Ebenfalls Langeweile durch mehrmaliges Wiederholen individueller Erfahrungen im Unterricht wurde als negativ angesehen: „wir haben stundenlang (...) wiederholt (...), dass alles individuell ist, das haben wir ja mittlerweile mitgekriegt" (S2).

4.1.2 Wirkungen des biographieorientierten Lernens

Bei den Wirkungen des biographieorientierten Lernens wurden positive Lerneffekte und Besonderheiten für die private und berufliche Lebenswelt geäußert. Ein wichtiger Aspekt war dabei das Erkennen der Unterschiede zwischen Fremd- und Selbstwahrnehmung, einmal in Bezug auf die eigene Berufsgruppe: „Kursteilnehmer (...) hatten unterschiedliche Wahrnehmungen (...) oder andere Schmerzerlebnisse" (S2), als auch im Hinblick auf die Patientin/den Patienten: „weil Schmerz wirklich sehr individuell ist und so unterschiedlich wahrgenommen wird (...), es ist eigentlich was Bewegliches, nichts Starres" (S2).

Als hilfreich wurden unter anderem die Selbsterfahrungsprozesse im Unterricht erlebt: „Ich finde, dadurch, dass wir das selbst erarbeitet haben, haben wir es eigentlich besser gelernt, als wenn man uns einen Vortrag gehalten hätte (…), weil man sich ja mit sich mehr beschäftigen musste, um herauszufinden, warum (…) finde ich das eklig?" (S4). Die Lernenden erkannten die Bedeutsamkeit von Selbstreflexionsprozessen der Pflegenden für deren berufliches Handeln: „wenn jemand zum Beispiel nicht äußern darf, dass er sich ekelt, denke ich mal, kann das auch sehr schnell in Wut umschlagen. Und da muss letzten Endes ja der Patient da drunter leiden" (S4).

Es wurden nicht nur berufliches Handeln, sondern auch Verhaltensweisen im privaten Umfeld reflektiert: „wir predigen jeden Tag gesund essen, genügend trinken (...) und machen es selber nicht. (…) wie unbewusst man (...) mit sich selbst umgeht und seiner Gesundheit (...), das ist mir (...) klar geworden, (…) bestimmte Dinge, wo man sich überlegt (...), doch noch mal was zu ändern, gerade wenn man in dem Beruf länger arbeiten möchte" (S3).

Die Möglichkeit des Austausches und der Reflexion empfanden die Lernenden emotional entlastend: „wenn man jetzt weiß, ich stehe da mit meinem Ekel so ganz alleine da und kann es niemandem mitteilen, dann ist der Druck ein ganz anderer und für mich vom Empfinden her (…) wesentlich höher, als wenn ich wirklich zu jemand hingehen kann (…), also, kannst du mir da vielleicht einen Rat geben oder wie machst du das denn?" (S4). Dies führte dazu, dass zumindest ansatzweise auch Handlungsoptionen für die Praxis erkennbar wurden. Die SchülerInnen gelangten etwa zu der Erkenntnis, dass die Zusammenarbeit durch das „Offen-Reden-Können" über eigene Empfindungen und „Zugeben-

Können“ eigener Schwächen „verbessert (…) [werden kann, d. Verf.], das ist dann eine ganz andere Stimmung und ein anderes Empfinden“ (S4).

Einig waren sich alle Lernenden, dass das Arbeiten an den eigenen Erfahrungen „berührt“ (S1). Die Empfindungen beim Erinnern an Emotionen bereiteten den SchülerInnen zum Teil Schwierigkeiten und wurden unterschiedlich bewertet. Einem Teil der Auszubildenden fiel der Umgang mit den eigenen Erfahrungen relativ leicht, denn: „das konnte ich ja selber entscheiden, wie weit ich gehe“ (S2). Anderen fiel der Umgang damit schwer und das Erinnern war mit unangenehmen Emotionen behaftet. Sie hatten Probleme, sich zu öffnen und überlegten, wie sie ihre Erfahrungen einem nicht privaten Umfeld mitteilten sollten: „was will ich jetzt eigentlich den Klassenkameraden von meinem Leben erzählen oder was ist mir jetzt zu privat?“ (S3).

Einige Auszubildende entwickelten Strategien des Selbstschutzes und haben ihre Erfahrungen: „einfach so ein bisschen runtergespielt manchmal“ (S2). Sie merkten, dass sie „eigentlich (...) auch gar nicht so in die Tiefe gehen“ (S2) wollten, denn: „manche Sachen waren unangenehm sich damit auseinander zu setzen (...), das waren so Dinge, die hätte ich eigentlich lieber verdrängt und hätte die so gelassen, wie sie waren“ (S3). In diesem Zusammenhang wird von den Lernenden auch vereinzelt eine umfassendere Betreuung seitens der Lehrkräfte eingefordert, dann hätte „es vielleicht (...) positiver laufen können (...), wenn man sich (…) besser betreut“ (S2) gefühlt hätte.

Als einen besonders relevanten, aber auch schwierigen Aspekt im Umgang mit der Patientin/dem Patienten beschrieben die SchülerInnen, das richtige Maß zu finden zwischen „Nähe und Distanz (...), dass man einer Person nicht zu nah kommt (…)“ (S1).

4.1.3 Zukünftiger Einsatz des biographieorientierten Lernens

Der zukünftige Einsatz von Unterrichtseinheiten im Sinne des biographieorientierten Lernens wurde von den SchülerInnen durchgehend begrüßt. Als mögliche Themen weiterer biographieorientierter Unterrichtseinheiten nannten die Auszubildenden Bereiche, wie Interkulturalität, Umgang mit älteren und dementen Menschen, Leben, Sterben und Tod, Gesprächsführung und Konfliktlösung, Sucht und Stressbewältigung. Ausdrücklich ausgeschlossen haben die Lernenden Themen mit sog. „Hardfact-Informationen“ beispielsweise Anatomie. Themen wie Gewalt in der Pflege oder Sexualität im Alter, wurden als kritisch angesehen, denn: „ich glaub nicht, dass ich das alles biographisch aufarbeiten möchte (...), das ist mir vielleicht doch ein bisschen zu persönlich, zu intim“ (S2).

Als eine wesentliche Voraussetzung für weitere biographieorientierte Unterrichte forderten die Auszubildenden ein wechselseitiges Austauschverhältnis bei der Darlegung eigener Erfahrungen. Sie wünschten sich, dass „die Lehrer sich, wenn sie schon unsere Biographien haben wollen, ihre eigenen da auch mit reinbringen sollten, also das ist dann einfach auch authentischer und ehrlicher“ (S2). Vorschläge für die weitere Modifikation bei künftigem Einsatz waren zum einem die Beschränkung der Anzahl der Ereignisse bei der Darlegung eigener Erfahrungen im Klassenverband: „wenn man (...) sich auf zwei Ereignisse beschränken würde, würde mir das reichen, weil es gab manche, die haben zehn Schmerzereignisse erzählt und das war einfach zu viel“ (S2). Zum anderen wünschten sich die Lernenden mehr Transparenz hinsichtlich des Konzeptes und einen geschützten Rahmen sowie kleinere Gruppen für den Austausch der Erfahrungen und die Zusammenarbeit: „ein kleinerer Kreis wäre mir lieber gewesen, so wo man auch mehr in die Tiefe gehen kann, (...) in einer kleineren Gruppe wäre ich da vielleicht offener gewesen, (...) das möchte man ja auch vielleicht nicht immer so zugeben vor dem Lehrer“ (S2).

Nach dem Unterrichtsprojekt zum biographieorientierten Lernen hatten die Auszubildenden eine differenziertere Vorstellung von diesem didaktischen Konzept. Gefragt zu ihrer Begriffsdefinition, antworteten sie beispielsweise wie folgt:

> „Ich denke, das ist das, was wir im Laufe unseres Lebens vorgelebt bekommen haben und aus Erfahrung für uns verwertet und in Erinnerung behalten haben. (…) das sind gute und schlechte Erfahrungen, die haben wir denn in unsere Schubladen verpackt“ (S4).
>
> „Dass das ja eben halt auch unterschiedlich sein kann in Bezug auf die gleichen Situationen. Weil der eine hat damit gute und der andere hat damit schlechte Erfahrungen gemacht oder hat andere Werte vermittelt bekommen und dadurch sind die Reaktionen halt auch so unterschiedlich“ (S3).
>
> „Biographisch ist (...), dass auch unangenehme Erinnerungen [auftreten, d. Verf.] (...), dass Türen sich öffnen, wo man vielleicht gar nicht weiter in die Tiefe geht und vielleicht mit sich selbst so ein bisschen (...) in den Dialog geht“ (S3).

Die Lernenden waren sehr zufrieden mit dem Projekt. Überwiegend teilten sie die Ansicht, dass die Unterrichtseinheit „eine der schönsten Arbeiten [war, d. Verf.], die wir gemacht haben oder der entspannendsten Arbeiten“ (S2).

4.2 Ergebnisse auf Seiten der Lehrerinnen und Lehrer

Die Lehrkräfte waren ebenfalls sehr zufrieden mit den Projektverläufen. Sie hatten selbst Spaß daran, gemeinsam mit den SchülerInnen die jeweiligen Themen biographieorientiert zu bearbeiten. Sie beobachteten eine Reihe von Wirkungen, die sie als äußerst positiv bewerteten und zum Teil erstaunten, beispielsweise die große Sensibilität, die die Lernenden im Umgang miteinander an den Tag legten. Ähnlich wie die Lernenden empfanden auch sie einige Aspekte als schwierig, z.B. den Umgang mit tabuisierten Bereichen.

4.2.1 Durchführung des biographieorientierten Lernens

Die Lehrenden der unterschiedlichen Schulen beschrieben durchweg positive Ersteindrücke: „also ich fand, dass sie eine hohe Motivation hatten" (L2), „sehr positiv" (L1).

Einhellig überrascht waren alle Lehrkräfte über den Zusammenhalt und die gegenseitige Unterstützung in den Klassen: „(...) obwohl es eine sehr heterogene Gruppe war, ist mir aufgefallen, dass sie sehr sensibel waren im Umgang mit dem Thema und unter sich gesagt haben: wenn es Dich zu sehr trifft, dann hör' einfach auf" (L4). „(...) bei der einen oder anderen kam dann richtig was hoch und man sah auch manchmal Tränchen glitzern, aber das wurde von den Kurskolleginnen (...) wunderbar aufgefangen (...)" (L5). Zudem nahmen alle Lehrenden eine große Bereitschaft und Motivation der SchülerInnen wahr, sich mit den biographischen Aspekten der jeweiligen Themenkomplexe auseinander zu setzen: Wir „waren eher erstaunt darüber, wie bereitwillig und wie viel sie erzählt haben" (L2).

Förderliche methodische Impulse flossen z.B. über einzelne Elemente des selbstgesteuerten Lernens („Lerntagebuch" oder „Film drehen") ein: „(...) also, was hat ihnen das Thema gebracht oder nicht gebracht in ein eigenes Lerntagebuch einzutragen, was wir auch nicht eingesammelt haben, sondern wo sie selber noch mal sich eine Antwort gegeben haben zu diesem Thema" (L2), „wenn man einen Film macht, muss man ja noch mal viel mehr sich mit dem Thema auseinander setzen" (L2). Zwei Lehrerinnen beschrieben das „Teamteaching" als sehr hilfreich bei der Durchführung: „Ich fand es auch gut, dass man teilweise das zu zweit gemacht hat, gerade wo es um diese Reflexionsgeschichten ging" (L2).

Inhaltliche Impulse bestanden in der Fokussierung biographischer Erfahrungen bezogen auf bestimmte Themen. In einem Unterricht war „(...) das Biographische Lernen sozusagen in doppelter Weise angelegt, weil einmal die eigene Biographie zu betrachten war und als wir dann das Trauerseminar bei den Verwaisten Eltern hatten, haben sich die Schülerinnen mit den Biographien der betroffenen Frauen beschäftigt“ (L5). Außerdem wurden institutionelle Grenzen sowie gesellschaftliche Einflüsse im Hinblick auf das jeweilige Thema diskutiert: „(…) in jedem sozialen Lernen ist (...) Gesellschaft mit drin“ (L1). „(…) wo sie ganz stark an ihre Grenzen stoßen, dass sie es vielleicht auch gerne verändern möchten, aber es auf Station anders gehandhabt wird, weil denn der Chefarzt sagt, das und das“ (L2).

Als schwierig beschrieben die Lehrenden den Umgang mit einem Tabu: „(...) und denn hab ich da was angetickert, wo ich dachte, ja, so und dann (...) weiß ich auch nicht wirklich weiter, so bezogen auf einen Schutzraum“ (L2). Des Weiteren weil die Lehrkräfte nicht einschätzen konnten, ob sich Auszubildende im Kurs befinden, die in irgendeiner Weise selbst negative Extremerfahrungen mit einem Thema gemacht haben: „(…) möglicherweise ist ja auch eine Frau mit Fehlgeburt oder mit einem Schwangerschaftsabbruch in unserem Kurs, das wissen wir ja so im Detail nicht“ (L5). Hinzu kam, dass der Austausch über so persönliche Erfahrungen im Rahmen von Unterrichtssituationen für die Lernenden unüblich und neu war und sonst eher selten erfolgt: „(…), dass es dieses Tabu gibt, dass (...) meine persönlichen Erfahrungen (...) ganz tief im Inneren eingeschlossen und geschützt werden müssen (...) nach außen“ (L1). Dies löste zum Teil Ängste aus und erforderte Mut auf Seiten aller Beteiligten: „ (…) das war für die SchülerInnen mit einer großen Angst besetzt, dem zu begegnen“ (L5). Die Lehrenden bemerkten, dass die SchülerInnen teilweise mit für sie sehr belastenden Gefühlen konfrontiert wurden und sahen da ihre professionellen Grenzen erreicht: „(...) das beinhaltet auch die Gefahr dieses biographischen Arbeitens, dass wir unter Umständen (...) wirklich ganz innige und intensive Übertragungsphänomene bekommen“ (L1). „Bekomme ich keinen Zugang (…), insistiere ich an der Stelle auch nicht (...), weil ich merke, das würde sie so aus der Bahn werfen (...), ich glaube das wäre fast schon ein therapeutisches Angebot“ (L1).

Andere SchülerInnen nahmen das biographische Lernen zum Anlass für exponierte Selbstdarstellungen. Hier den richtigen Zeitpunkt auszumachen, um solche Selbstpräsentationen zu beenden, ohne den emotionalen (Gedanken-) Fluss der Lernenden zu unterbrechen, beschrieben die Lehrkräfte als schwierig: „Es uferte manchmal aus mit diesen persönlichen Darstellungen, da musste ich dann manchmal einhaken, das war nicht immer einfach“ (L4).

Hinsichtlich der Wahrung der Integrität der SchülerInnen gab es zum Teil Fragen, die die Lehrenden stark beschäftigten: „was ich mir vielleicht noch mal wünschen würde, [wären Hilfestellungen bei dem Thema, d. Verf.] (…) wo gibt es Schutzbarrieren (...), das würde mich interessieren, weil das finde ich immer für mich ein ganz heikles Thema (…)“ (L2) „(…) das ist ja immer so eine Frage, wie tief man wirklich eindringt (…) oder auf welcher Ebene man bleibt in der Reflexion. Dass man Dinge auftut, (…) die Gefahr ist nicht unwesentlich“ (L3).

Den Weg des biographischen Lernens bis zur dritten Phase – Entwicklung von Veränderungsmöglichkeiten und Handlungsperspektiven – konsequent zu verfolgen, empfanden die Lehrenden schwierig: „Was nicht so durchführbar gewesen ist, (…) [war, d. Verf.] dieser dritte Schritt“ (L3). Da die Lehrenden noch geringe Erfahrungen mit dem biographischen Lernen hatten, wurde diese letzte Phase von vornherein weniger in den Fokus genommen. Zwei Schulen versuchten diesen Schritt zusammen mit ihren KursteilnehmerInnen zu gehen und machten dabei unterschiedliche Erfahrungen: „Diese Stufen für die Schüler besser hinzukriegen (…), also ich fand, dass das so ein Part war, wo wir sehr stark (...) gesteuert haben (...), dass es dann vielleicht eher auch noch mal an so einen Punkt gelangen würde, wo Schüler das selber für sich hinkriegen (…). Aber da, finde ich, ist das manchmal schwierig, weil man bohrt denn immer so“ (L2). „Ich glaube, in diesem dritten Schritt, da sind sie sehr unterschiedlich, in dem was sie für Fortschritte gemacht haben“ (L1).

4.2.2 Wirkungen des biographieorientierten Lernens

Alle Lehrkräfte berichteten davon, dass die Unterrichtseinheit zum biographischen Lernen bei ihren SchülerInnen einen tiefen Eindruck hinterlassen hat: “Fand ich absolut beeindruckend im Nachhinein (...), dass die Schüler eine sehr hohe Zufriedenheit haben, dass sie was mitgenommen haben, und für sie da auch eine hohe Sinnhaftigkeit hinter stand“ (L2). Lerneffekte waren u.a., dass die Auszubildenden es „das erste Mal geschafft [haben, d. Verf.] (...) eine Idee davon zu bekommen, wie andere sie wahrnehmen, also aus ihrer Selbstwahrnehmung auszusteigen (…)“ (L1) und die Erkenntnis, dass „ (…) bestimmte Rahmenbedingungen mit ihnen selber auch zu tun haben“ (L3). Als bereichernd empfanden die Lehrenden zudem den Akt der Bewusstmachung: „(…), dass unsere Biographie ja doch einen großen Einfluss auf unser [berufliches, d. Verf.] Dasein (…) hat (…)“ (L5). Zudem hatten sie den Eindruck, dass der Projektverlauf gut gelungen war: „Ich fand es bei diesem Projekt jetzt einfach hinterher auch wirklich so befriedigend (…) für die Schüler und für uns auch (…), dass die Schüler da ganz viel mitgenommen haben und so eine Grundzufriedenheit hatten und das, fand ich, ist schon gelungen in dem Projekt“ (L2).

Den meisten Lehrkräften fiel die besonders große Motivation ihrer Auszubildenden in Bezug auf das biographische Lernen auf: „mein erster Eindruck war, dass sie unwahrscheinlich neugierig und experimentierfreudig sind“ (L1). Der Umgang mit den zum Teil sehr emotionsgeladenen Themen war jedoch unterschiedlich. So planten die Hebammenschülerinnen beispielsweise während des Trauerseminars ein Grillfest, was die Lehrenden zunächst einmal irritierte: „(…) die [Schülerinnen, d. Verf.] haben im Vorfeld schon zum (…) eigenen Auffangen eine Grillfete geplant, nach dem ersten Tag des Seminars. Wir [Lehrerinnen, d. Verf.] haben ein bisschen komisch geguckt zu Anfang, als wir das mitbekommen haben (…), so ein bisschen peinlich angerührt waren wir da (…), aber dann haben wir hinterher gesehen, dass das für die eine gute Möglichkeit war, noch mal dieses Seminar zu besprechen und auch die Begegnung mit den Frauen zu verarbeiten“ (L5).

Die Lerneffekte wiesen in unterschiedliche Richtungen. Immer ging es hierbei aber um ein Stück Selbsterkenntnis: „(…), dass das letztendlich dann für sie selber ein freierer Umgang mit den Frauen wird, wenn sie den Frauen auch mitteilen können (…), ich bin mit dir traurig.“ (L5). „(…), dass was letztendlich dabei raus gekommen ist, das war (…) ich glaub' das Schwerste im Umgang mit Menschen … nämlich die Authentizität“ (L5). Unklar blieb allerdings, ob das Gelernte in die Praxis transferiert wurde: „Ob sie jetzt in der Praxis was anders machen als vorher, das weiß ich nicht, das kann ich nicht sagen“ (L1).

Nicht nur die SchülerInnen profitierten von der Unterrichtseinheit zum biographischen Lernen. Auch die Lehrkräfte selbst sahen manches als gewinnbringend an: „Also, dass ich mir das selber mal gegönnt habe, das so ausführlich zu machen“ (L3). „Das hat ja so viel Freude gemacht. Ja also, ich denke, den größten Gewinn hatten S. [die Kollegin, d. Verf.] und ich, wenn ich ehrlich bin“ (L1).

4.2.3 Zukünftiger Einsatz des biographieorientierten Lernens

Alle Lehrerinnen und Lehrer würden das biographische Lernen gerne öfter in ihrer Schule einsetzen. Als mögliche Themen könnten sie sich folgende vorstellen: Wahrnehmung, Stressbewältigung, Nähe und Distanz, Sexualität oder Scham. Die Durchführung einer Unterrichtseinheit mit größeren projektartigen Anteilen scheitert aber häufig an den Rahmenbedingungen: „Leider gibt es in dieser Form kein nächstes Mal, weil uns die Stunden fehlen“ (L2).

Reflexiv betrachtet, gab es einige Aspekte, die die Lehrenden beim nächsten Einsatz dieser Unterrichtseinheit verändern würden: „Ich würde heute den Einstieg anders wählen (…), das haben die Schülerinnen auch ganz klar gesagt im Nachgespräch“ (L5). „Ich glaube, die Methoden selber waren sinnvoll gewählt, ich würde manchmal den Arbeitsauftrag ein bisschen überarbeiten“ (L2). „Was mir so ein bisschen gefehlt hat, ist nachher wirklich noch mal so eine Sicherungsphase: Was hat sich verändert von jetzt bis hier?“ (L2).

Eine weitere Zusammenarbeit mit der Universität Bremen können sich alle Lehrenden vorstellen: „Ja gerne, ich find das einfach schön, das bereichert mich" (L1). „Kann ich mir vorstellen. Also, ich fand das sehr lehrreich" (L2). Hinzu kommt, dass die Lehrkräfte diese Zusammenarbeit nicht nur sinnvoll finden, sondern auch als notwendig erachten: „Es gibt keinen lebendigen Austausch in der Praxis. Andererseits gibt es Entwicklungen, die werden von den Wissenschaften überhaupt nicht zur Kenntnis genommen (...), das ist aber die eigentliche Aufgabe, finde ich, von Menschen, die in der Bildungsarbeit arbeiten, diese beiden Sprachen zu sprechen und da auch zu vermitteln" (L1).

5. Zusammenfassung der Ergebnisse

Sowohl die Lehrenden als auch die Lernenden waren sehr zufrieden mit der Methode des biographieorientierten Lernens.

Als besonders gewinnbringend werteten die SchülerInnen die Auseinandersetzung mit der Selbst- und der Fremdwahrnehmung, den Perspektivwechsel und den Austausch mit den Kurskolleginnen und -kollegen, den sie als sehr einfühlsam und rücksichtsvoll beschrieben. Bezogen auf das Arbeiten im Projekt gefiel den SchülerInnen, dass sie das Lern- und Arbeitstempo weitestgehend selbst bestimmen konnten. Dies förderte u.a. die eigene Kreativität und das selbstständige Arbeiten. Ein besonderer Höhepunkt war für die SchülerInnen die Projektpräsentation auf dem Bremer Lernweltenkongress. Alle Befragten konnten sich vorstellen, auch zukünftig hin und wieder einen Lerninhalt biographisch zu bearbeiten. Die Themen ähnelten denen, die die Lehrkräfte nannten. Auffallend war aber, dass die SchülerInnen darüber hinaus explizit Themen nannten, die sie nicht biographisch bearbeiten möchten, wie Gewalt in der Pflege und Sexualität im Alter.

Die Lehrkräfte würden das biographische Lernen ebenfalls gerne öfter an ihrer Schule einsetzen. Eine weitere Zusammenarbeit mit den Mitarbeiterinnen und Mitarbeitern der Universität Bremen würden die Interviewten dabei als hilfreich und sinnvoll ansehen. Als besonderes Highlight empfanden sie die hohe Motivation und die Zufriedenheit auf Seiten der SchülerInnen. Positiv überrascht waren die LehrerInnen darüber, mit welcher hohen Sensibilität und Zugewandtheit die Lernenden auf unvorhergesehene Ereignisse (z.B. Weinen von KlassenkameradInnen) reagierten. Besonders einträglich fanden die Lehrkräfte die biographieorientierte Projektarbeit, weil institutionelle Einflüsse sowie gesellschaftliche Grenzen diskutiert wurden[20]. Auch der eigene Gewinn war durch das „Ausprobieren" eines für viele Lehrende noch relativ unbekannten

20 Aus den Interviews wurde allerdings nicht ersichtlich, ob diese Aspekte in anderen Unterrichten in ähnlicher Weise zum Tragen kommen oder es sich hier um eine Besonderheit im Zusammenhang mit dem biographischen Lernen handelte.

Unterrichtskonzeptes hoch. Die LehrerInnen zweier Schulen schätzten das Teamteaching als besonders hilfreich ein.

Als schwierig erlebten die Auszubildenden es, im Rahmen von Unterricht einen Weg zu finden, mit einem Lerninhalt adäquat umzugehen, welcher darauf ausgelegt war, eigene emotionale Berührungspunkte zu identifizieren. Sie empfanden das Offenlegen oder Preisgeben eigener biographischer Erfahrungen im Klassenverband und vor den LehrerInnen zum Teil als kritisch. Manche wehrten die an sie gestellten emotionalen Anforderungen auch ab oder machten sich zumindest bewusst, dass hier ein Bereich berührt wird, der für sie beunruhigend ist. Des Weiteren fehlte den Lernenden Transparenz in Bezug auf das Lehr-/Lernkonzept und sie hätten sich ein breiteres, manchmal auch anspruchsvolleres Methodenrepertoire erhofft. Für einen zukünftigen Einsatz wünschten sich die Lernenden mehr Transparenz im Hinblick auf das Vorgehen sowie ein Lernen und Arbeiten in kleineren Gruppen, in denen sich partiell auch Austauschgelegenheiten ohne Anwesenheit der Lehrkräfte ergeben könnten.

Problematisch war für die LehrerInnen der Umgang mit überbordenden Selbstdarstellungen seitens der Lernenden. Knifflig empfanden sie auch die Handhabung mit einem Tabubereich im Hinblick auf das Umfeld (Institution Schule) und die Situation (Unterricht). Übergänge zur Psychotherapie erschienen teilweise fließend. Dies empfanden einige LehrerInnen als besonders schwierig. Den Lehrkräften fehlte hier zum Teil das Know-how bezüglich des Aufbaus von Schutzräumen und des Auffangens von SchülerInnen, die durch die individuelle Auseinandersetzung besonders berührt waren. In einigen Schulen wurden hierzu externe DozentInnen eingesetzt (z.B. die Psychologin, die das Trauerseminar mit den Hebammenschülerinnen begleitete).

Die Umsetzung der dritten Ebene (Entwicklung von Veränderungsmöglichkeiten und Handlungsperspektiven) scheiterte zum Teil an der Ausbildungsrealität oder wurde im Unterricht nicht weiter verfolgt. Dort, wo die Entwicklung von Handlungsperspektiven angestrebt war, musste das Unterrichtsgespräch stark gesteuert werden. Inwieweit die Lernenden durch die Unterrichtseinheit ihr Handlungsrepertoire erweiterten, konnte im Rahmen dieser Studie nicht ermittelt werden.

6. Theoretische Einbettung der dargelegten Ergebnisse

Während der Begriff Biographie in der Alltagssprache ausschließlich als Bezeichnung für die Bewusstmachung des persönlichen lebensgeschichtlichen Gewordenseins eines Menschen dient, wird er in der Wissenschaft überwiegend genutzt, um das dialektische Verhältnis von Individuum und Gesellschaft und dessen Wechselwirkungen zu verdeutlichen. Das Erzählen der eigenen Biographie ist immer zugleich Reformulierung und Neugestaltung (u.a. Fischer/Kohli 1987; Dausien 2005). Vergangenheits- und Gegenwartsperspektive verbinden sich zu einer eigenen Sinnkonstruktion (ebd.).

Vor allem in den Disziplinen Sozialarbeit, Erziehungswissenschaft und Gesundheitswissenschaften ist Biographiearbeit heute ein anerkanntes Verfahren, um unbewusst ablaufende Handlungskaskaden zu verstehen und darauf aufbauend neue Handlungsperspektiven entwickeln zu können (u.a. Hanses 2003; Dausien 2005; Sander 2006; 2008). In Lehr-/Lernverhältnissen kommt dieser Zusammenhang besonders zum Tragen. Er ist Ausgangspunkt aller biographieorientierten Lernansätze.

In allen untersuchten Schulen wurden biographische Sinnkonstruktionen anhand der drei Lernschritte nachvollzogen. Dies beschränkte sich nicht nur auf das Arbeiten an der eigenen Biographie, sondern schloss – unter Berücksichtigung gesellschaftlicher sowie institutioneller Dimensionen – das Lernen an anderen Biographien mit ein (z.B. von MitschülerInnen oder Frauen, die eine Fehlgeburt hatten).

Die Planung von individuell und situativ angepassten Maßnahmen, aber auch ein „Sich-einlassen-können“ auf den anderen, stellen zentrale Kompetenzen in den Pflegeberufen sowie im Hebammenberuf dar. Hierfür bildet die Reflexion eigener Erfahrungen, Einstellungen und Emotionen eine unverzichtbare Grundlage. Die Reflexionsprozesse dienen in diesem Fall nicht dazu, einen Zugang zu der Perspektive des kranken oder sich in einer Lebenskrise befindlichen Menschen zu erlangen. Vielmehr bahnen sie ein Verstehen des eigenen Geworden-Seins an (Köttig/Rätz-Heinisch 2005). Denn nur wer gelernt hat, für sich selbst gut zu sorgen, kann auch für andere gut sorgen (Koppermann/Schuster 2007, 759). Die ersten beiden Phasen des in den Unterrichtsprojekten verwendeten Artikulationsschemas stellen hierfür die Weichen, indem die SchülerInnen zunächst angeregt werden, sich ihre individuellen Deutungs- und Handlungsmuster bewusst zu machen und zu reflektieren.

Damit aus diesen Sinnkonstruktionen Handlungsalternativen erwachsen können, braucht es noch einen dritten Schritt im Lernprozess, der Anstöße dahingehend gibt, die Phasen der Selbstreflexion mit dem Lernen über Lebensmöglichkeiten zu verknüpfen, um darüber zu erweiterten Handlungskompetenzen zu gelangen. Das vermittelte Wissen bleibt damit nicht mehr abstrakt, hängt also nicht mehr in der Luft, sondern ist gebunden an situative, reflexive Erkenntnisprozesse (Darmann 2005, 329 f.). Diese dritte Lernphase ist weitaus schwieriger zu erreichen und erfordert, wie die Ergebnisse zeigen, von den Lehrkräften mehr direktive Maßnahmen. Denkbar wäre, dass diejenigen Schulen, die das Projekt zunächst mit einem reflexiven Lernschritt enden ließen, den dritten Lernschritt - also die Entwicklung von Handlungsperspektiven und Veränderungsmöglichkeiten - in einer weiteren Einheit wieder aufgreifen. Dies hätte den Vorteil, dass der angestoßene Reflexionsvorgang, welcher eine Zeit der Verarbeitung benötigt, zunächst wirken kann, bevor ein erneuter Lernprozess in Gang gesetzt wird.

Viele Methoden des biographischen Lernens wurden zunächst in therapeutischen Settings entwickelt und wurden für den Unterricht unter pädagogischen Gesichtspunkten adaptiert (Koppermann/Schuster 2007, 760 f.). Die dargestellten Ergebnisse bilden dies ab. Da die Grenzen zwischen therapeutischen und pädagogischen Lernprozessen fließend sein können, ist auf Seiten aller Beteiligten ein vorsichtiges und sensibles Vorgehen erforderlich, bei dem Grenzüberschreitungen früh wahrgenommen und Maßnahmen der ethischen Prävention ergriffen werden (s. Beitrag von Tolle/Zündel in diesem Band). Die befragten Lehrkräfte sowie die interviewten SchülerInnen konnten die Unterrichtssituation gut meistern, allerdings beschrieben alle diesen Punkt als äußerst schwierig. Durch Fortbildung könnten Lehrkräfte diesbezüglich mehr Handlungssicherheit erlangen.

Durch die Auseinandersetzung mit der eigenen Lebensgeschichte, aber auch mit fremden Biographien können die vielfältigen Möglichkeiten von Lebensformen in einer individualisierten Gesellschaft ebenso erkannt werden wie deren Stolpersteine (Koppermann/Schuster 2007, 759). Dies führt dazu, dass Gesundheit und Krankheit als individuelle und zugleich soziale Prozesse verstanden und Wissens- und Machtordnungen innerhalb des Gesundheitsversorgungssystems hinterfragt werden. Auf diese Weise trägt es entscheidend zu einer eigenen professionellen Profilbildung bei.

Bereits Anfang des 19. Jahrhunderts formulierte der dänische Philosoph Søren Kierkegaard den Satz: „Life can only be understood backwards; but it must be lived forwards" (Kierkegaard 1938, 161). Die Nähe zum biographischen Lernansatz wird hierin deutlich. Das Leben zu verstehen, spielt - denkt man an Auszubildende im Bereich der Gesundheitsfachberufe - nicht nur bei der Berücksichtigung der Biographie von Menschen in gesundheitlichen Krisensituationen eine entscheidende Rolle (Rosenthal 2008; Richter 2009), sondern auch bei den professionellen Akteuren selbst. Biographisches Lernen bietet damit eine Möglichkeit, den anderen in seinem Anderssein anzuerkennen und sich selbst zu reflektieren. Beides sind Kernkompetenzen, die es in allen Gesundheitsfachberufen zu erlernen gilt und über die sich professionelles Handlungsvermögen herstellen lässt (Richter 2009).

Literaturverzeichnis

Darmann-Finck, Ingrid (2009): Interaktionistische Pflegedidaktik. In: Olbrich, Christa (Hrsg.): Modelle der Pflegedidaktik. München: Elsevier, 1 – 21.

Darmann-Finck, Ingrid/Böhnke, Ulrike/Straß, Katharina (Hrsg.) (2009): Fallrekonstruktives Lernen. Ein Beitrag zur Professionalisierung in den Berufsfeldern Pflege und Gesundheit. Frankfurt am Main: Mabuse-Verlag.

Darmann-Finck, Ingrid/Boonen, Angela (Hrsg.) (2008): Problemorientiertes Lernen auf dem Prüfstand. Erfahrungen und Ergebnisse aus Modellprojekten. Hannover: Schlütersche Verlagsgesellschaft.

Darmann-Finck, Ingrid/Sahm, Martina (2006): Biografieorientierte Diagnostik in der Beratung von Patienten mit chronischen Erkrankungen. In: Pflege, 19 (5) 287-293.

Darmann, Ingrid (2005): Pflegeberufliche Schlüsselprobleme als Ausgangspunkt für die Planung von fächerintegrativen Unterrichtseinheiten und Lernsituationen. In: PrInterNet, 7 (6) 329-335.

Dausien, Bettina (2005): Biografieorientierung in der Sozialen Arbeit – Überlegungen zur Professionalisierung pädagogischen Handelns. In: SozialExtra, 29 (11) 6-11.

Dausien, Bettina (1996): Biografie und Geschlecht. Zur biografischen Konstruktion sozialer Wirklichkeit in Frauenlebensgeschichten. Bremen: Donat.

Fischer, Wolfram/Kohli, Martin (1987): Biografieforschung. In: Voges, Wolfgang (Hrsg.): Methoden der Biografie- und Lebenslaufforschung. Opladen: Leske + Budrich, 25-49.

Gudjons, Herbert/Pieper, Marianne/Wagener, Birgit (1996): Auf meinen Spuren: das Entdecken der eigenen Lebensgeschichte. Hamburg: Bergmann + Helbig Verlag, 4. Auflage.

Hanses, Andreas (2003): Einleitung. In: Hanses, Andreas (Hrsg.) Biografie und Soziale Arbeit. Hohengehren, Baltmannsweiler: Schneider, 1-5.

Kierkegaard, Søren (1938): The Journals of Søren Kierkegaard. Oxford University Press. 161.

Köttig, Michaela/Rätz-Heinisch, Regina (2005): Potenziale unterstützen, Selbstvertrauen fördern. Dialogische Biografiearbeit in der Kinder- und Jugendhilfe. In: SozialExtra, 29 (11) 16-20.

Koppermann, Carola/Schuster, Sabine (2007): „Neue Aspekte in der Biografiearbeit“ oder „Braucht es Krisen zur Entwicklung?“ Theoretische

Anregungen und Methoden aus verschiedenen Arbeitsbereichen. In: PrInterNet, 9 (12) 758-766.

Mayring, Philipp (2003): Qualitative Inhaltsanalyse. Grundlagen und Techniken. Weinheim: Beltz.

Richter, Miriam Tariba (2009): Biographieorientierung als Chance zur Erweiterung professionellen intensivpflegerischen Handelns. In: intensiv, 18 (1) 37-43.

Rosenthal, Gabriele (2008): Interpretative Sozialforschung. Weinheim u.a.: Juventa.

Sander, Kirsten (2008): Biografieforschung im Berufsfeld Pflege und Gesundheit. In: PrInterNet, 10 (7) 415-420.

Sander, Kirsten (2006): Biografiearbeit. Erste Überlegungen für ein konzeptionelles Verständnis. In: Unterricht Pflege, 11 (1) 2-7.

Scheller, Ingo (1981): Erfahrungsbezogener Unterricht. Königstein/Ts: Scriptor.

Theunissen, Michael/Greve, Wilfried (Hrsg.) (1979): Materialien zur Philosophie Kierkegaards. Frankfurt am Main: Suhrkamp.

Witzel, Andreas (2000): Das problemzentrierte Interview. In: Forum Qualitative Sozialforschung/Forum: Qualitative Social Research, 1, 1, 22, URL: http://www.nbn-resolving.de/urn:nbn:de:0114-fqs0001228. (16.01.2009).

Ethische Aspekte biographieorientierten Lernens

Patrizia Tolle und Matthias Zündel

1. Einführung

Der hier vorliegende Beitrag bezieht sich auf Unterrichtsentwürfe, welche biographische Erfahrungen von Auszubildenden in Gesundheitsfachberufen ins Zentrum rücken. Auch wenn es zunächst um die Aneignung und Reflexion eigener Erfahrungen (Geschichten) geht, erfolgt beim biographischen Lernen im Unterricht stets zugleich eine Auseinandersetzung mit den Geschichten der MitschülerInnen. Ein derartiger Lernansatz bringt „... das Entdecken einer ‚Landschaft' Biographie, die bis dahin gleichsam naiv in der unhinterfragten oder nur temporär problematisch gewordenen Ich-Identität aufgehoben war: unterschiedliche Erfahrungsgeschichten, die Eigenart der umgebenden Lebenswelten, Brüche und Übergänge, Situationen und Konstellationen als Ausgangspunkte von Entwicklungen, Wege und Einbahnstraßen, Zukunftsentwürfe" (Alheit/Dausien 2006, 434) mit sich. Dieses Entdecken der so genannten „Landschaft Biographie" steht in enger Verbindung zur Ausbildung (beruflicher) Identität. Dabei kann Identität als Bewusstsein verstanden werden, zum einen ein nicht verwechselbares Individuum mit einer eigenen Lebensgeschichte zu sein und zum anderen im eigenen Handeln Konsequenz zu zeigen sowie in der Auseinandersetzung mit anderen ein Gleichgewicht zwischen individuellen Ansprüchen und sozialen Erwartungen gefunden zu haben (Abels 2006, 254). Von der Entwicklung beruflicher Identität kann gesprochen werden, wenn Auszubildende an Schnittstellen sozialer Kommunikation Erfahrungen machen und diese biographisch-lernend reflexiv verarbeiten, wobei es hier im Kern um die Vergegenwärtigung des eigenen beruflichen Handelns in der Verwobenheit des Selbst mit dem beruflichen Kontext geht (Unger 2009). Die Explikation und Reflexion von Erfahrungen und damit die konstruktive Arbeit an der eigenen Biographie im pädagogischen Kontext bildet die Basis eines Lernprozesses, der sich in Ausbildungssituationen zum Ziel setzt, ein professionelles Handlungsrepertoire zu entwickeln und zu erweitern. Die Arbeit an und mit der eigenen Biographie beinhaltet in diesen Situationen also immer auch eine Zukunftsgewandheit (Koppermann/Schuster 2007, 760). Ein Beispiel hierfür beschreiben Uta Oelke und Gisela Ruwe in einem Aufsatz über ein Seminarkonzept zur Reflexion der Berufsbiographie für Studierende der Pflegepädagogik bzw. des -managements. Mit Hilfe szenischer Verfahren wollen sie die Studierenden zu einem Bewusstwerdungsprozess und einer Reflexion eigener Bilder und Vorstellungen von Pflege anleiten, um neue Handlungsoptionen für die Zukunft finden zu können (Oelke/Ruwe 2007, 767). Diesem Erkenntnispotenzial biographischen Lernens stehen aber auch Risiken gegenüber, indem die Lernenden durch die Veröffentlichung ihrer individuellen biographischen Erlebnisse, die die Lebensgeschichte eben unverwechselbar machen und zugleich mit Gefühlen verbunden sind, noch verletzbarer und kränkbarer werden als sie ohnehin schon sind. Sie werden durch die Veröffentlichung aus der Außenperspektive betrachtbar und potenziell durch andere, etwa die Mitauszubildenden oder die Lehrenden, bewertbar. Eröffnete Erfahrungen und vor allen Dingen damit einhergehende Gefühle können außerdem aus der Binnenperspektive als unangenehm erlebt werden und in der Regel wird ein Mensch versuchen, sog. „unlustvolle Affekte und Wahrnehmungen" vom Bewusstsein fernzuhalten (Auchter/Strauss 2003, 30). Können wir im täglichen Leben steuern, was, wie viel und wem wir von uns erzählen wollen, sind diese Freiräume im Unterricht nur in eingeschränktem Maße vorhanden. Auszubildende könnten sich vor dem Hintergrund der Annahme, dies hätte Einfluss auf die Benotung, verpflichtet fühlen, persönliche Erfahrungen zu erzählen und zum Unterrichtsbestandteil werden zu lassen. Unterricht ist generell geprägt durch asymmetrische Beziehungen zwischen benotenden, wissenden oder berufserfahrenen Lehrenden und die Noten empfangenden, noch nicht wissenden sowie berufsunerfahrenen Lernenden. Diese Asymmetrien und damit vorhandenen Machtverhältnisse gilt es durch die Lehrpersonen im Blick zu behalten und nicht zu verschleiern. Es ist im Kontext biographischen Lernens notwendig, „Schutzräume" der am Lehr-Lernprozess beteiligten Menschen zu thematisieren, was Überlegungen dazu beinhaltet, wie persönliche Grenzen der Einzelnen gewahrt und gesichert werden können.

Für die skizzierten pflegepädagogischen ethischen Überlegungen werden in diesem Beitrag Ansätze und Ideen aus der Forschungs- und Anerkennungsethik aufgegriffen sowie Entsprechungen aus der Pädagogik aufgezeigt, um eine Reflexionsfolie für den Entwurf und die Durchführung biographieorientierter Unterrichte zu erhalten. Am Ende dieses Beitrags wird kein festgelegter Kanon stehen, wie ein biographieorientierter Unterricht, der forschungs- und anerkennungsethische Überlegungen in der Konzeption berücksichtigt, konkret geplant und durchgeführt werden müsse. Vielmehr sollen Fragen aufgeworfen und Sensibilität im Umgang mit den Auszubildenden im Spiegel ihrer Biographien angeregt werden.

Neben der ethischen und didaktischen Legitimation der Unterrichtsmethode als Ausgangsvoraussetzung biographieorientierter Unterrichtskonzeptionen werden die informierte Zustimmung und der Datenschutz im Sinne der Schaffung von Vertraulichkeit sowie die Vermeidung von Verletzung oder Schaden in den

Mittelpunkt gestellt. Diese werden wiederum in Bezug auf die von Honneth (1994) beschriebenen Anerkennungsverhältnisse des Rechts, der Liebe und der Solidarität in den Blick genommen. Diese Prinzipien und Ideen bilden die Basis für den Entwurf von Handlungsorientierungen, die den persönlichen Grenzen der Auszubildenden und der Lehrenden im Pflegeunterricht Rechnung tragen und damit den Prozess beruflicher Identitätsbildung von Auszubildenden in Entwicklung ermöglichender Weise unterstützen sollen.

2. Forschungsethische Aspekte und Anerkennungsverhältnisse in ihrer Bedeutung für ein biographieorientiertes Unterrichtskonzept

Ethik im Allgemeinen befasst sich mit der Fragestellung, auf welcher Basis das Handeln von Menschen gerechtfertigt und beurteilt werden kann. Forschungsethische Grundsätze im Konkreten werden für diesen Beitrag deshalb herangezogen, weil beim biographieorientierten Lernen Ansätze aus der Biographieforschung auf die Pflegeausbildung übertragen werden und die in der Pädagogik existierenden Ansätze zum ethischen Selbstverständnis von LehrerInnen, wie z.B. von Brumlik (2004) und Koring (1992), sich nicht speziell damit beschäftigen. Wenn auch in einem gänzlich anderen Zusammenhang, so befasst sich Forschungsethik damit, warum eine Datenerhebung bspw. durch ein Interview legitimiert werden kann, wie die TeilnehmerInnen geschützt werden können und wie mit erhobenen Daten umgegangen werden soll. Da es aufgrund von Forschung immer zu einer Beeinflussung des sozialen Umfeldes kommt, ist vor dem Beginn einer Forschungsarbeit zu klären, welche Folgen für die TeilnehmerInnen entstehen und ob sich die Durchführung einer Untersuchung überhaupt rechtfertigen lässt. Weiter gilt zu prüfen, wie die Freiwilligkeit der Teilnahme gesichert werden kann.

Forschungsethik bezieht sich auf die Achtung der Menschenrechte und der Menschenwürde und damit letztlich auf den Schutz eines Menschen in seiner Integrität. Die Ethik der Anerkennung stellt Dederich und Schnell (2009, 78) zufolge den Schutz der menschlichen Integrität in den Mittelpunkt. Weil es damit auch um den Schutz der persönlichen Grenzen geht, werden anerkennungsethische Überlegungen in diesem Beitrag als weitere theoretische Grundlage herangezogen. Anerkennung ist allgemein formuliert ein Akt, „dem anderen Menschen neben sich einen Daseinsraum zu eröffnen und ihm mit Achtung zu begegnen“ (Dederich/Schnell 2009, 78). Es können drei Muster intersubjektiver Anerkennung unterschieden werden, die sich jeweils in unterschiedlichen Anerkennungsweisen konkretisieren (Honneth 1994, 148). Die Anerkennungsform der Liebe weist sich als emotionale Zuwendung aus, wie sie in Primärbeziehungen erlebbar ist (Honneth 1994, 211). Die Anerkennungsform des Rechts äußert sich in der Weise als kognitive Achtung, die der Solidarität als soziale Wertschätzung. Alle Anerkennungsformen können missachtet werden und als so genannte Missachtungsform drückt sich dieses auf der Ebene der emotionalen Zuwendung als Misshandlung und Vergewaltigung aus. Eine Missachtung der Anerkennungsform des Rechts wäre als Entrechtung und Ausschließung zu verstehen, die Missachtungsform des Anerkennungsverhältnisses der Solidarität als Entwürdigung und Beleidigung (Honneth 1994, 211). Es stellt sich die Frage, wie Anerkennungsverhältnisse in biographieorientierten Unterrichtssituationen gewahrt bleiben können.

2.1 Ethische und didaktische Legitimation als Ausgangsvoraussetzung biographieorientierter Unterrichtskonzepte

In der Forschungsethik wird explizit darauf hingewiesen, dass Forschung an und mit Menschen nur dann ethisch zu legitimieren ist, wenn der/die ForscherIn begründen kann, warum die Durchführung notwendig ist, welche Ziele er/sie damit verfolgt und welche Methoden damit einhergehen (Lo Biondo-Wood/Haber 2005, 419ff.). Als ein forschungsethisches Prinzip wird daran deutlich, dass Forschung nicht zum Selbstzweck durchgeführt werden kann, sondern eingebettet in einen fachwissenschaftlichen Begründungsrahmen sein muss, der die Grundlage für die Legitimation der Durchführung eines Forschungsvorhabens bildet (Schnell/Heinritz 2006, 19f.). Übertragen auf die Unterrichtssituation verweist dieser Punkt auf die notwendige didaktische Begründung einer Unterrichtssequenz. Wolfgang Klafki legitimiert Unterrichtsthemen dadurch, dass diese für die Lernenden eine Gegenwarts-, Zukunfts- und exemplarische Bedeutung beinhalten müssen (Klafki 1993, 270). Die Lehrkraft muss bezogen auf Unterrichte, in denen es um die Bewusstwerdung und Reflexion eigener biographischer Erfahrungen geht, nachvollziehbar begründen, warum bei einem Thema die Offenlegung biographischer Erfahrungen wichtig und notwendig für die Ausbildung einer professionellen Haltung ist. Ein weiterer Aspekt der didaktischen Überlegungen von Klafki ist, dass Unterricht von einer Zielorientierung getragen werden muss. Auf der obersten Ebene wird dabei von ihm die Ausbildung von „Selbstbestimmungs-, Mitbestimmungs- und Solidaritätsfähigkeit" (Klafki 1993, 256) postuliert. Der Unterricht ist folglich unter der Prämisse zu legitimieren, ob er mit der gewählten Methode einen Beitrag zur Anbahnung dieser Ziele zu leisten vermag. Werden diese Anforderungen z.B. für eine Unterrichtssituation konkretisiert, in der es um den Umgang mit Schmerzen von pflegebedürftigen Menschen geht, dann ergeben sich aus den oben genannten Perspektiven wesentliche Bausteine einer didaktischen Legitimation. Die Gegenwartsbedeutung wäre über die Erfahrungen der Lernenden in ihrem beruflichen Umfeld gegeben und zudem aus den eigenen Erfahrungen, wie sie selbst mit Schmerz umgehen. Die Zukunftsbedeutung zeigt sich darin, dass die Lernenden Menschen mit Schmerzen professionell begleiten, beraten und unterstützen sollen. Durch die Verknüpfung von beruflichen Erfahrungen mit der eigenen Biographie können Deutungsmuster entdeckt werden, die begründen, wie der eigene Umgang mit Schmerz das Erleben und die Beurteilung von Schmerzäußerungen von anderen Menschen beeinflussen kann. Über die Reflexion eigener Einstellungen und das Gegenüberstellen anderer Erfahrungen, Einstellungen und kultureller Unterschiede kann ein Lernen und Entdecken eigener Identitätsanteile stattfinden.

2.2 Die informierte Zustimmung, Datenschutz und das Anerkennungsverhältnis des Rechts

Die „informierte Zustimmung" ist ein zentraler Punkt im Bereich der Forschung an und mit Menschen. Sie beinhaltet als erstes eine Aufklärungsfunktion über das geplante Forschungsvorhaben. TeilnehmerInnen von Studien müssen sich im Klaren darüber sein, was sie in der Forschung erwartet. Darüber hinaus müssen sie sich frei für oder gegen die Teilnahme an einem Forschungsvorhaben entscheiden können. Dazu ist es notwendig, ihnen einen Zeitkorridor der Entscheidungsfindung zu eröffnen (Schnell/Heinritz 2006, 20). Jede Entscheidung sollte dabei zu jedem Zeitpunkt reversibel sein und dies, ohne dass der/die ProbandIn Nachteile befürchten muss (Polit/Beck/Hungler 2004, 102f.). Werden diese Anforderungen auf biographieorientierte Unterrichtssituationen übertragen, ergibt sich zunächst die Frage, wie diese Forderungen umgesetzt werden können?

Aus der Voraussetzung der „informierten Zustimmung" wäre abzuleiten, dass die Lehrkraft zu Beginn der Einheit eine Phase einbaut, in der zunächst das Thema, die Intentionen und die Methoden vorgestellt werden. Aus pädagogischer Sicht dient ein solcher Einstieg als Orientierungsgrundlage für die Auszubildenden und damit der Regulierung und dem Verständnis des Prozesses (Galperin 1979, 31). Mit diesem „informierenden Unterrichtseinstieg" (Grell/Grell 2007, 134ff.) müssten auch Hinweise darauf verbunden sein, dass die Verletzlichkeit der eigenen Person in einem biographieorientierten Unterricht zunehmen kann. Durch die Information können die Auszubildenden den Unterrichtsprozess in seiner Struktur antizipieren, wodurch selbstständiges Handeln der Lernenden, die als Hauptakteure in einer biographisch orientierten Unterrichtskonzeption anzusehen sind, ermöglicht wird. Des Weiteren ist zu klären, wie der Prozess der Zustimmung gestaltet werden soll, bspw. wie für die Gruppe und jede einzelne Person eine Zeit der Entscheidungsfindung geschaffen werden kann und ob und wie es möglich ist, sich selbst als TeilnehmerIn der Mitarbeit ganz oder teilweise zu entziehen. Auszubildende sollten, insbesondere vor dem Hintergrund der Intention der beruflichen Identitätsbildung, in einem zuvor von den Lehrenden gesteckten Rahmen frei entscheiden können, in welcher Weise sie sich am Prozess des biographieorientierten Unterrichtes beteiligen wollen. Bei diesem Rahmen handelt es sich auf der strukturellen Ebene zunächst um die Zeit und den Ort des Unterrichts, die vorgegeben oder verbindlich abgesprochen sind. Für den Prozess selbst bewährt sich, in der Gruppe zu diskutieren und zu erarbeiten, welche Möglichkeiten bestehen, ein Klima des Vertrauens zu schaffen, in dem es vorstellbar ist, sich zu öffnen und dabei gleichzeitig Grenzen zu wahren. Damit kommt das Prinzip der Anerkennung ins Spiel. Anerkennung konstituiert sich als wechselseitiges Verhältnis. „Man wird anerkannt, wenn man zugleich andere anerkennt" (Horster 2009, 153). Gleichzeitig wird heute der Wert der Achtung vor den Mitmenschen im Sinne der Anerkennung „der Andersartigkeit von Mitmenschen, von Schwächeren" (Horster 2009, 153) definiert und steht damit in enger Korrespondenz zur Identitätsbildung. Im Anerkennungsverhältnis des Rechts wird darauf abgehoben, dass alle Menschen die ihnen gleichermaßen zustehenden Rechte kennen und von diesen nicht ausgeschlossen werden dürfen (Horster 2009, 154). Bezogen auf eine Unterrichtskonzeption, die beansprucht, persönliche Grenzen von Auszubildenden zu wahren und anzuerkennen, könnten demzufolge in der Gruppe Rechte definiert werden, wie exemplarisch das „Recht zu schweigen" oder in die Rolle des/der nicht teilnehmenden Beobachters/-in zu rücken. Dies muss als zustehendes Recht von einzelnen Auszubildenden nicht eingefordert oder bei Bedarf gerechtfertigt, sondern kann schlicht in Anspruch genommen werden. Damit könnte durch die kognitive Achtung der vereinbarten Rechte ein geschützter und verlässlicher Rahmen geboten werden, in dem sich jede/r selbstbestimmt bewegen kann, weil gleichwertige Alternativen, die sich zwischen den Polen der aktiven und passiven Teilnahme bewegen, vorhanden sind, zwischen denen gewählt werden kann. Der hier hervorgehobene Aspekt lässt sich auch bei Klafki als Postulat finden. Er sieht Unterricht als einen sozialen Prozess und im Sinne des Selbstbestimmungs-, Mitbestimmungs- und Solidaritätsprinzips sei es wichtig, den Lernenden die Möglichkeit zu geben, über den Fortgang dieses Prozesses durch Interaktionen mit zu entscheiden (Klafki 1993, 257).

Ein weiteres Prinzip aus der Forschungsethik ist der „Datenschutz". Das Datenschutzgesetz regelt den sorgsamen Umgang mit den erhobenen Daten im Forschungsprozess, wie bspw. Interviewmitschnitten, Fragebögen oder Bildmaterial. Die Daten gilt es nach den Datenschutzbestimmungen zu anonymisieren und sicher, für Dritte nicht zugänglich aufzubewahren (Schnell/Heinritz 2006, 54 f.). Die Frage, die sich hier in der Forschungsethik und auch im Unterricht stellt, ist die, welche Möglichkeiten eine Lehrkraft schaffen kann, dass die dort erzählten Geschichten der SchülerInnen über sich selbst nicht nach außen getragen werden. Wie kann Vertraulichkeit und das Anerkennungsverhältnis des Rechts gesichert werden, d.h. das Wissen darum, dass die eigene Geschichte nicht Thema in Pausengesprächen wird? Es gilt, Möglichkeiten der Anonymisierung zu klären und entsprechende Regeln zur Umsetzung zu entwickeln. In Anlehnung an die beschriebenen forschungsethischen Prinzipien kann eine (schriftliche) auf das Vorhaben bezogene Schweigepflichtsvereinbarung mit den Auszubildenden getroffen werden, die dem Anliegen eine intensivere Verbindlichkeit gibt (unterliegen die Auszubildenden, sobald sie in der Praxis tätig sind, doch der allgemeinen Schweigepflicht). Eine Überlegung ist auch die Reflexion darüber, was eine Lehrkraft ihren KollegInnen aus dieser Unterrichtseinheit erzählt und welche Elemente geschützt werden müssen.

Bezogen auf den Unterricht besteht kein völliger Freiraum sich einer Ausbildungssituation gänzlich zu entziehen und zudem gibt es vorhandene Macht- und Abhängigkeitsverhältnisse. Außerdem kann normalerweise davon ausgegangen werden, dass SchülerInnen sich außerhalb einer Unterrichtssituation über Erfahrungen im Unterricht austauschen. Aufgrund dieser Rahmenbedingungen muss unter einer ethischen Perspektive der Schutz der Auszubildenden umso mehr in den Vordergrund rücken, als diese als vulnerable Personen einzuschätzen sind.

2.3 Vermeidung von Verletzung oder Schaden und die Anerkennungsverhältnisse der Liebe und Solidarität

Ein zentraler Begriff aus der Forschungsethik lautet „Vulnerabilität", der mit „Verwundbarkeit" oder „Verletzlichkeit" übersetzt werden kann. Wie schon angedeutet, werden die Auszubildenden verletzlicher, wenn sie sich auf einen Prozess einlassen, in dem sie ihre eigenen Erfahrungen offen legen und reflektieren. In der Forschungsethik werden mit dem Begriff der Vulnerabilität vor allem Personengruppen fokussiert, die entweder aufgrund von Einschränkungen keine „informierte Zustimmung" geben können oder die durch die Teilhabe an einem Forschungsprojekt besonders belastet werden könnten (Schnell/Heinritz 2006,

44). Vulnerabel sind SchülerInnen auch insofern, als sie den Erkenntnissen der Sozialisationsforschung zufolge in ihrer Autonomie und Rollenhandlungsfähigkeit noch nicht gefestigt sind (Oevermann 1996, 146 ff.).

In der Ausbildung können bspw. Themen wie Tod oder Sexualität dazu führen, dass die Auszubildenden in besonderem Maße belastet werden. In diesem Zusammenhang lässt sich ein Bezug zum Anerkennungsverhältnis der Liebe herstellen, das Honneth (2004, 153) auf Primärbeziehungen bezieht, d.h. auf starke Gefühlsbindungen zwischen wenigen Personen. Eine Missachtung dieser Anerkennungsform, zum Beispiel erfahren als Misshandlung, bedroht die physische Integrität. Einer Lehrkraft ist in der Regel nicht bekannt und es ist für sie auch schwierig zu beurteilen, ob SchülerInnen eine solche Missachtung erlebt haben, die möglicherweise durch biographieorientierten Unterricht getriggert werden kann. Eine Bedingungsanalyse der SchülerInnen ermöglicht dem/der LehrerIn im Vorfeld eine Beurteilung der Vulnerabilität in der Gruppe. Als Teil der ethischen Prävention können bei dieser Folgeabschätzung bereits Maßnahmen der Krisenintervention mit geplant werden. Während des Unterrichts obliegt es dann der Lehrkraft durch eine sensible und intensive Wahrnehmung der Unterrichtssituation abzuschätzen, ob ein Eingreifen notwendig ist. Die Urteilsbildung erfolgt auf der Basis emotionaler Zuwendung. Zu diskutieren wäre, inwieweit ein Übertrag zum Anerkennungsverhältnis der Liebe hergestellt werden kann, da Lehrende zwar als Bezugspersonen für SchülerInnen angesehen werden können, jedoch nicht zu den Primärbeziehungen zu zählen sind. Relevant ist in diesem Zusammenhang ein hohes Maß an Selbstreflexivität der Lehrenden als Voraussetzung einer sensiblen und intensiven Wahrnehmung möglicher Missachtungen von Anerkennung. Lehrende wissen in der Regel um unbewusste regulative Funktionen, die Abwehrmechanismen im psychoanalytischen Sinne, deren Ziel es ist, zum Beispiel Angst, Schuld, seelischen Schmerz oder Wut nicht dem Bewusstwerdungsprozess zu unterziehen (Auchter/Strauss 2003, 30f.). Die Wahrnehmung von Abwehrmechanismen – soweit LehrerInnen dazu in Unterrichtssituationen und ihrer Qualifikation in der Lage sind – kann als Hinweis gewertet werden, die Grenzen von Beteiligten nicht gewahrt oder prekäre Zusammenhänge angesprochen zu haben. Diese Wahrnehmung kann in der Unterrichtssituation angesprochen und zur Diskussion gestellt werden. Was bedeutet dies außerdem im Sinne einer konkreten Umsetzung im Unterrichtsgeschehen?

Erstens sollten durch Lehrpersonen stets auf die Freiwilligkeit der Weitergabe persönlicher Erfahrungen abgehoben werden. Die Grenzen der Auszubildenden werden dadurch von der Lehrkraft akzeptiert.

Zweitens sollten, neben der Anerkennung der hier exemplarisch erwähnten Rechte der SchülerInnen zu schweigen oder nicht teilnehmend zu beobachten, in der Planung biographieorientierter Lerneinheiten auch Unterrichtssequenzen vorgesehen werden, bei denen eine stärker theoretische Auseinandersetzung mit dem Thema erfolgt. In diesen Sequenzen können sich auch diejenigen einbringen, die sich der biographischen Selbstreflexion nicht öffnen möchten. Dadurch wird der Anerkennungsform des Rechts Rechnung getragen, äußert sich die Missachtungsform doch durch Ausschließung (Honneth 1994, 211).

Drittens können gemeinsam in der Gruppe Kommunikationsregeln und Grundsätze der Zusammenarbeit formuliert werden. Ein beispielhaftes Prinzip wäre, in Beiträgen zwischen sich und anderen bzw. zwischen der Innen- und Außenperspektive oder zwischen der Beschreibung und Deutung zu unterscheiden.

Auch wenn Selbsterfahrungsanteile in einer Ausbildung in Gesundheitsfachberufen nie derart in die Tiefe gehen können und sollen, dass Auszubildende ihre eigenen Konflikte und Kränkbarkeiten hinreichend durchleuchten, so können sie doch sensibilisieren und Auszubildenden eine Ahnung davon zu geben, dass eigene Gefühle und Deutungen zu einer Situation oder zu einem Verhalten nicht denen eines anderen Menschen entsprechen müssen und unterschiedliche Bedeutungszuschreibungen ihren legitimen Stellenwert haben, den es nicht zu bewerten, sondern im Unterrichtskontext schlicht anzuerkennen gilt. Von Bedeutung ist in diesem Zusammenhang das Anerkennungsverhältnis der Solidarität. Es verweist auf die soziale Akzeptanz individueller Besonderheiten: Trotz Besonderheit oder Andersartigkeit wird eine Person als soziales Wesen anerkannt und wertgeschätzt, ohne die Lebensweisen der anderen für sich übernehmen zu müssen (Horster 2009, 155).

3. Schlussbetrachtung

Unterrichtssituationen sind durch asymmetrische Beziehungskontexte charakterisiert, in denen Machtverhältnisse existieren, die als solche für Auszubildende und Lehrende transparent sein sollen, dies wiederum erfordert die Bewusstwerdung dieser Verhältnisse. Der Einbezug von Vorkenntnissen und (persönlichen) beruflichen Erfahrungen von Auszubildenden in biographieorientierte Unterrichtskonzeptionen erfordert deshalb ethische Überlegungen seitens der Lehrenden. Dies nicht nur, weil die Beteiligten in diesem Rahmen besonders verletzbar sein können, sondern, weil eine Bewusstwerdung und Reflexion persönlicher Erfahrungen stattfindet und dies in einem Kontext, nämlich Unterricht, der im Gegensatz zum Beispiel zur Psychotherapie oder zur Supervision nicht dem Prinzip der Freiwilligkeit unterliegt. Den Lehrenden obliegt die Verantwortung, Strukturen zu schaffen, in denen die persönlichen Grenzen der Auszubildenden gewahrt bleiben und sie ihre (berufliche) Identität entwickeln können. Es erfolgt daher in diesem Beitrag eine Übertragung forschungs- und anerkennungsethischer Aspekte auf die Konzipierung und Gestaltung von Unterricht. Besonders hervorgehoben werden die ethischen Prinzipien der informierten Zustimmung und des Datenschutzes zur Wahrung der Vertraulichkeit in Verbindung mit dem Anerkennungsverhältnis des Rechts, die Vermeidung von Verletzung oder Schaden und die Anerkennungsverhältnisse der Liebe und Solidarität. Zudem werden Entsprechungen aus der Pädagogik aufgezeigt und anhand von Beispielen verdeutlicht, wie (forschungs- und anerkennungs-)ethische Überlegungen konkret im Unterricht umgesetzt werden können. Es ergibt sich aus den grundlegenden dargestellten Gedanken keine völlig neue Perspektive, sondern an dieser Stelle eine Sensibilisierung des didaktischen Handelns im biographieorientierten Unterricht.

Für die weitere Diskussion wäre ein Diskurs darüber wünschenswert, welche Inhalte für einen biographischen Zugang in den Gesundheitsberufen geeignet sind. Evtl. lassen sich schon aufgrund der Themen und der in ihnen vermuteten Brisanz bei den Auszubildenden Hinweise dafür finden, in welchem Maße die ethische Reflexion schon in der Planungsphase Einzug halten sollte. Daraus abzuleiten wäre auch der Anspruch, dass gerade aufgrund der ethischen Dimension biographieorientierten Lernens eine pädagogisch-ethische Legitimation erfolgt, die für die Durchführung eines biographieorientierten Unterrichts bzw. auch gegen diese Methode sprechen kann. Diese gilt es weiter auszudifferenzieren und auch mit Erfahrungen und Erlebnissen aus der Praxis zu unterfüttern. Wird ganz grob auf die Unterteilung von Planung, Durchführung und Evaluation fokussiert, so wird daran deutlich, dass jeweils andere Schwerpunkte einer ethischen Reflexion wesentlich sind. Bislang fehlt dieser Blickwinkel zumindest explizit in der Auseinandersetzung biographieorientierten Lernens. Weiterhin gilt zu überlegen, inwieweit biographieorientierter Unterricht auf die Bedeutung der Selbstreflexion der Lehrenden zum Beispiel durch Supervision verweist, sind sie doch mit ihrer Geschichte ebenfalls am Interaktionsprozess im Unterricht beteiligt.

Literatur

Abels, Heinz (2006): Identität. Lehrbuch. Wiesbaden: VS Verlag

Auchter, Thomas/Strauss, Laura Viviana (2003): Kleines Wörterbuch der Psychoanalyse. Göttingen: Vandenhoeck & Ruprecht.

Brumlik, Micha (2004): Advokatorische Ethik. Zur Legitimation pädagogischer Eingriffe. Hamburg: Philo & Philo Fine Arts GmbH.

Dausien, Bettina/Alheit, Peter (2006): Biographieforschung in der Erwachsenenbildung. In: Krüger, Heinz-Hermann/Marotzki, Winfred: Handbuch erziehungswissenschaftliche Biografieforschung. Wiesbaden: VS Verlag.

Dausien, Bettina/Alheit, Peter (2005): Biographieorientierung und Didaktik. In: REPORT, 28 (3) 27-36.

Dederich, Markus/Schnell, Martin W. (2009): Ethische Grundlagen der Behindertenpädagogik: Konstitution und Systematik. In: Dederich, Markus/ Jantzen, Wolfgang (Hrsg.): Behinderung und Anerkennung. Stuttgart u.a.: Kohlhammer, 59-83.

Galperin, Petr Ja (1979): Die geistige Handlung als Grundlage für die Bildung von Gedanken und Vorstellungen. In: Galperin, Petr Ja/Leontjew, Aleksej N.: Probleme der Lerntheorie. Berlin: Volk und Wissen, 29-41.

Grell, Jochen/ Grell, Monika (2007): Unterrichtsrezepte. Weinheim: Beltz.

Honneth, Axel (1994): Kampf um Anerkennung. Zur moralischen Grammatik sozialer Konflikte. Mit einem neuen Nachwort. Frankfurt am Main: Suhrkamp.

Horster, Detlef (2009): Anerkennung. In: Dederich, Markus/Jantzen, Wolfgang (Hrsg.): Behinderung und Anerkennung. Stuttgart u.a.: Kohlhammer, 153-159.

Klafki, Wolfgang (1993): Neue Studien zur Bildungstheorie und Didaktik. Weinheim: Beltz.

Koppermann, Carola/Schuster, Sabine (2007): „Neue Aspekte in der Biografiearbeit“ oder „Braucht es Krisen zur Entwicklung“. In: PrInterNet, 9 (12) 758-766.

Koring, Bernhard (1992): Grundprobleme pädagogischer Berufstätigkeit. Bad Heilbrunn: Verlag Julius Klinkhardt.

Langner, Anke (2009): Identität. In: Dederich, Markus/Jantzen, Wolfgang (Hrsg.): Behinderung und Anerkennung. Stuttgart u.a.: Kohlhammer, 179-183.

Lo Biondo-Wood, Geri/ Haber, Judith (Hrsg.) (2005): Pflegeforschung. München: Elsevier.

Oelke, Uta/Ruwe, Gisela (2007): Reflexion der Berufsbiographie. In: PrInterNet, 9 (12) 767-772.

Oevermann, Ulrich (1996): Theoretische Skizze einer revidierten Theorie professionalisierten Handelns. In: Combe, Arno/Helsper, Werner (Hrsg.): Pädagogische Professionalität. Frankfurt am Main: Suhrkamp, 70-182.

Polit, Denise F./Beck, Cheryl T./Hungler, Bernadette P. (2004): Lehrbuch Pflegeforschung. Methodik, Beurteilung und Anwendung. Bern u.a.: Verlag Hans Huber.

Schnell, Martin W./Heinritz, Charlotte (2006): Forschungsethik. Bern u.a.: Verlag Hans Huber.

Unger, Tim (o.J.): Berufliche Identität im Lebenslauf. URL: http://www.timunger.de (13.07.09).

III Biographisches Lernen als Fremdverstehen durch Biographiearbeit mit PatientInnen

Biographieorientierte Diagnostik im Pflegeunterricht. Anregungen zur methodischen Umsetzung

Miriam Tariba Richter

Einleitung

In meinem Artikel „Die Bedeutung der Biographie für die pflegerische Diagnostik" wurden die Ziele einer biographieorientierten Diagnostik in der Pflege erörtert. Die biographische Diagnostik versteht sich dabei als eine Orientierung an den lebensgeschichtlichen Strukturen in Erzählungen von PatientInnen und erweitert damit die bestehenden diagnostischen Verfahren. Anhand einer offenen Gesprächsführung werden im Erzählen Fremd- und Selbstverstehensprozesse initiiert, es wird eine gemeinsam kommunikativ ausgehandelte Diagnose gefunden und einzelfallspezifischer Unterstützungsbedarf entworfen. Insbesondere die Bewältigung einer Erkrankung ist von den individuellen Bedeutungszuschreibungen und Situationsbewertungen abhängig und stark biographisch geprägt (Schrems 2003, 187 f.; Lotz 2000, 39 f.). Im Folgenden sollen nun ausgewählte Ansätze aus der biographischen Diagnostik aufgegriffen und für die Ausbildungspraxis fruchtbar gemacht werden. Es werden praktische Vorschläge für eine methodische Vermittlung und Erprobung von biographischen Gesprächs- und Auswertungsmethoden für die Pflegepraxis und -bildung dargestellt. Unterrichtsmaterialien und Arbeitsblätter zu den Übungen für die Unterrichtspraxis sind im Anhang zu finden.

1. Gesprächs- und Auswertungsmethoden pflegerischer biographischer Diagnostik und Anregungen zur methodischen Umsetzung im Unterricht

Im weiteren Verlauf werden anhand der Ansätze der biographischen Diagnostik von Hanses (2000) und der Dialogischen Biographiearbeit von Köttig und Rätz-Heinisch (2005)[21] zunächst Methoden für die narrative Gesprächsführung und

21 s. Artikel „Die Bedeutung der Biographie für die pflegerische Diagnostik" in diesem Buch

im Anschluss Auswertungsverfahren von narrativen Interviews beschrieben und Übungsvorschläge für die praktische Anwendung konzipiert. Diese habe ich mit StudentInnen der Universität Bremen in Lehrveranstaltungen erprobt und aufgrund der Erfahrungen teilweise modifiziert. Weitere Modifikationen erfolgten auf der Grundlage von empirischen und theoretischen Erkenntnissen im Kontext der Biographieforschung.

2. Die Methode der narrativen Gesprächsführung

Die Biographie liegt immer nur als erzählte Lebensgeschichte vor und wird durch Erinnern, Rekonstruieren und Erzählen erst produziert. Eine Besonderheit biographischer Selbstthematisierungen liegt darin, dass der/die ErzählerIn seine/ihre Geschichte in eine „sinnvolle Gestalt“ bringt, d.h. sie so erzählen muss, dass sie dem Gegenüber plausibel erscheint. Zusätzlich erfolgt im Erzählen eine unbewusste Auswahl der relevanten Themen und Gestaltung der Ausführlichkeit der Erzählung (Rosenthal 2008). Um an biographische Erzählungen zu gelangen, wird in der biographischen Diagnostik methodisch das narrative Interview aus der Biographieforschung angewendet (Hanses 2000). Das narrative Interview nach Schütze (1983) orientiert sich an drei Phasen, einer Eingangsphase mit Haupterzählung, einer Nachfrage- und einer Abschlussphase. In der Biographieforschung wird eine durch die Forschungsfrage vorgegebene, mehr oder weniger offene erzählgenerierende Eingangsfrage angewendet. Eine offene Eingangsfrage lässt den Erzählenden viel Raum für eine Fülle von lebensgeschichtlichen Erzählungen, demgegenüber richtet sich der Fokus in der biographischen Diagnostik auf die biographische Einbettung der für das pflegerische Feld und die Erkrankung relevanten Probleme und Ressourcen. Auch mit Blick auf die zeitliche Komponente in praktischen Handlungsfeldern wird für die biographische Diagnostik empfohlen, eine konkrete Lebensphase oder -situation in den Blick zu nehmen (Rosenthal 2008). Eine in diesem Sinne fokussierte Eingangsfrage in Bezug auf pflegerische Probleme und Ressourcen könnte lauten:

> *„Wir sind am Leben von Menschen interessiert, die ... (z.B. ... eine chronische Erkrankung haben). Vielleicht fangen Sie einmal an zu erzählen, wie Sie ... (... die ersten Symptome wahrgenommen haben) und sich dann alles bis zum heutigen Tag weiterentwickelt hat. Sie können sich dafür Zeit nehmen. Ich werde Sie erst mal nicht unterbrechen, mir nur einige Notizen machen und später noch ein paar Fragen zu ihrer Geschichte stellen.“*

Durch diese erzählauffordernde Eingangsfrage wird eine Haupterzählung ausgelöst, die den größten Teil der Erzählung einnimmt. Um einen Eindruck zu vermitteln, wie eine solche Haupterzählung aufgebaut ist, kann im Anhang (s. Anhang 1) ein Ausschnitt eines narrativen Interviews eingesehen werden, welches im Rahmen einer Lehrveranstaltung an der Universität Bremen von StudentInnen des 1. Semesters durchgeführt wurde.

Die anschließenden Nachfragen bestehen aus zwei Teilen. Die Nachfragen des ersten Teils (interne Nachfragen) knüpfen an die Haupterzählung an. Es werden beispielsweise Verständnisprobleme im Hinblick auf bestimmte Lebensphasen, Situationen, Beispiele, Argumente erörtert und Informationslücken gefüllt. Voraussetzung dabei ist es weiterhin, bei der Relevanz des Erzählers bzw. der Erzählerin zu bleiben und sich streng an dem bereits Erzählten zu orientieren, z.B.:

„Sie haben vorhin von ... (z.B. der Diagnosestellung) erzählt. Wie ging es denn dann weiter...?"

Im zweiten Teil der Nachfragen (externer Nachfrageteil) können anhand vorab konzipierter Notizen, z.B. in Bezug auf pflegerische Probleme und Ressourcen, vertiefende Fragen gestellt werden. Es können dabei Fragen zu sozialen Unterstützungsressourcen, nach der aktuellen Alltagsituation und krankheitsbezogenen Aspekten gestellt werden, welche die objektiven Dokumente der PatientInnen mit „Leben füllen". Solche Fragen könnten beispielsweise lauten:

„Können Sie mir mehr über Ihre Angehörigen erzählen?" oder
„Sie erwähnten .... (Alltag). Können Sie mir einen typischen Tag von Ihnen beschreiben?"

Für beide Nachfragteile gilt, dass sie an das damalige Erleben anknüpfen und nicht heutige Bewertungen abrufen sollten. Dazu ist es hilfreich, die Fragen so zu formulieren, dass sie Erzählungen und tatsächliche Erfahrungen hervorbringen und keine Bewertungen oder Begründungen. Dies wird durch eine konsequente narrative Gesprächsführung, die Erzählungen über Ereignisse anregt, erreicht.

Ein narratives Gespräch endet mit einer Abschlussfrage, die relativ offen gehalten wird, vor allem wenn der Eindruck entsteht, dass wichtige Erfahrungen noch nicht angesprochen wurden oder werden konnten:

„Gibt es noch etwas, das Sie mir heute noch gerne erzählen möchten?“

Diese Abschlussfrage eignet sich nicht für Personen, die zuvor schon ausführlich über ihr Leben gesprochen haben. Für diese können Abschlussfragen verwendet werden, welche bilanzierend bzw. evaluierend auf das Leben hin formuliert werden. Dazu ist anzumerken, dass die Frage nach negativen Erfahrungen auch gleichzeitig mit einer Frage nach positiven Ereignissen kombiniert werden muss, damit der Rückblick auf das Leben nicht mit einem schwierigen oder belastenden Aspekt des Lebens endet und bei dem/der Erzählenden ein negativer Eindruck der eigenen Geschichte zurück bleibt. Hier kommt die Ansicht von Hanses (2000) zum Tragen, dass jedem problematischen Erlebnis letztendlich auch eine tragende Ressource zur Seite steht:

„Wenn Sie so auf Ihr Leben zurückblicken, was würden Sie sagen, war Ihr schwierigstes Erlebnis oder Phase?“
und
„Wenn Sie so auf Ihr Leben zurückblicken, was würden Sie sagen, war das schönste Erlebnis in Ihrem Leben?“

Der/Die BiographIn kann dabei durch ein Resümee seines/ihres Lebens nochmals Schwerpunkte des Lebens aufzeigen und eine eigene Bewertung vornehmen.

Die jeweiligen Phasen werden mit bestimmten Impulsen und Äußerungen der Akteure begleitet. Beispielsweise wird die Haupterzählung von ErzählerInnen durch sog. Erzählkoda ausgeleitet („Ja. Das war‘s eigentlich soweit …“). Der/Die ErzählerIn gibt dabei zu verstehen, dass seine/ihre Lebensgeschichte erst einmal abgeschlossen ist und der/die InterviewerIn mit seinen/ihren Nachfragen anschließen kann (Schütze 1983; Glinka 2003; Küsters 2009; Rosenthal 2008).

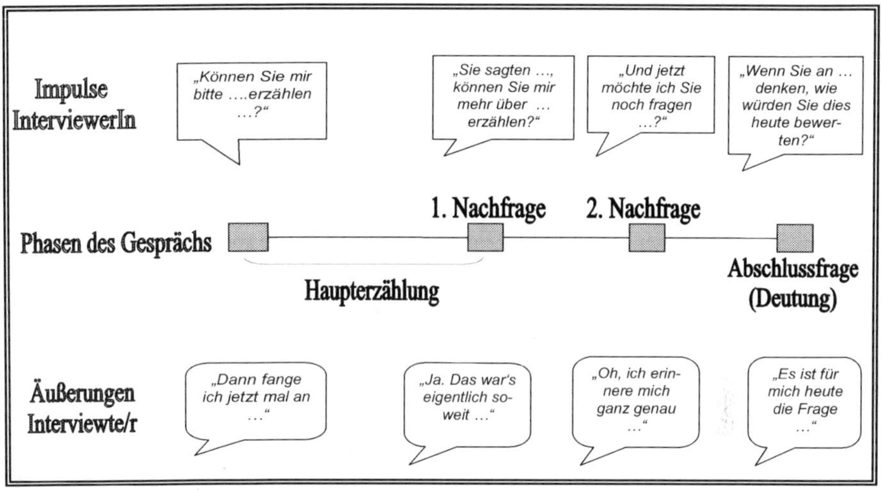

Abb. 1: Phasen des narrativen Interviews (modifiziert nach Sander 2005)

Der/Die InterviewerIn muss für diese Art der Gesprächsführung über ausreichende kommunikative Methodenkompetenzen verfügen. Neben der Zuwendung zum anderen, muss der/die InterviewerIn Methoden des aktiven Zuhörens beherrschen, etwa das empathische, interessierte und möglichst genaue Zuhören (Rogers 2007). Der/Die ZuhörerIn nimmt primär eine zurückhaltende Rolle ein und kommentiert das Gesagte nur mit unterstützenden Signalen, wie „hm" oder „ja". Das eigene Interesse muss zugunsten der vom Erzähler/von der Erzählerin eingebrachten Themen und der Relevanzstrukturierungen des Erzählers/der Erzählerin zurückgestellt werden. Damit im Nachfrageteil adäquat auf die Themen der PatientInnen abgezielt werden kann, soll der/die InterviewerIn den Gesprächsverlauf aufmerksam verfolgen und sich mögliche Nachfragen für die weiteren Phasen notieren. Gezieltes und konsequentes erzählgenerierendes Nachfragen bedeutet, dass geschlossene Fragen („Wann war das? Was haben Sie gemacht?" etc.), wie auch das Hervorbringen argumentativer Äußerungen, z.B. die Rechtfertigung einer Handlung („Warum haben Sie das getan?"), vermieden werden sollten. Diese Art der Kommunikation würde die Erzählungen verhindern und die Bedeutsamkeit der Erlebnisse im Verborgenen lassen. Auch sollten weder explizit Gefühle erfragt noch die eigenen Gefühle genannt werden, um emotionale Überforderungen auf beiden Seiten zu vermeiden.

Förderlich für Erinnerungsprozesse sind Detaillierungsfragen nach Handlungsabläufen, denn sie führen zur Produktion ausführlicher Ereignisdarstellungen („Wenn Sie sich an die Situation ... zurückerinnern, können Sie mir erzählen, wie es sich damals genau abgespielt hat?"). Dabei wird nach dem Trichterprinzip von offenen zu konkreten Fragen vorgegangen (Rosenthal 2008).

Erfahrungen in der pflegerischen Praxis der narrativen Gesprächsführung zeigen, dass eine besondere Schwierigkeit darin besteht, Pausen bei den Erzählungen auszuhalten. Anscheinend läuft hierbei ein unterschiedliches Zeiterleben ab. Während der/die ZuhörerIn ungeduldig auf ein Fortfahren der Erzählung wartet und ggf. schon Nachfragen parat hat, braucht der/die ErzählerIn Zeit, sich an frühere Erlebnisse zu erinnern und nimmt Pausen nicht als solche wahr. Wenn der/die ErzählerIn nicht in seinem/ihrem Gedankenfluss unterbrochen werden soll, ist es notwendig, Pausen aushalten zu lernen und eine abwartende Haltung einzunehmen.

Da eine narrative Gesprächsführung in der Praxis auf weit reichende Fähigkeiten und empathisches Einfühlungsvermögen abzielt, ist es unumgänglich, Gespräche dieser Art zunächst zu erproben. Mit einem ausgearbeiteten Konzept für narrative Gesprächs- und Interviewführung (basierend auf dem Ansatz von Rosenthal) bietet das Institut für Qualitative Sozialforschung (Quatext) Seminare an, die die folgenden Vorschläge inspiriert haben.

2.1 Übungen zur narrativen Gesprächsführung

Im Rahmen einer biographischen Diagnostik in Institutionen liegt der methodische Schwerpunkt stärker auf der Gesprächsführung als auf der Auswertung von Erzählungen. Rekonstruktive Auswertungsverfahren erweisen sich für die Praxis als zu zeitaufwendig und können nur in stark verkürzter Form angewendet werden. Durch eine ausführlichere Gesprächsführung werden anschließende Schritte der Auswertung vereinfacht.

Das Einüben der narrativen Gesprächsführung kann in drei Schritten erfolgen. Erstens sollten sich die Lernenden die Regeln des aktiven Zuhörens erarbeiten, zweitens das Formulieren narrativer Nachfragen einüben und schließlich ein narratives Gespräch als Ganzes erproben und reflektieren. Die folgenden Textbeispiele sind realen narrativen Interviews entnommen, welche StudentInnen des 1. Semesters der Universität Bremen im Rahmen einer Lehrveranstaltung durchgeführt haben[22].

Bei den Übungen zum aktiven Zuhören, sollte dem Gegenüber die Gelegenheit geben werden, ausführlich über seine/ihre Erlebnisse zu erzählen. Üblicherweise reichen ein aufforderndes Zunicken, ein gespannter Gesichtsausdruck, das Halten des Blickkontakts und verbale Zustimmungen wie „hm" aus, um das

---

22 Anm. d. Verf.: Die jeweiligen InterviewpartnerInnen haben dem Nutzen für schulische Zwecke zugestimmt und die Interviewauszüge sind hinreichend anonymisiert worden.

Gespräch am Laufen zu halten. Zusätzlich greift der/die ZuhörerIn die emotionale Stimmung des Erzählers/der Erzählerin auf. Er/Sie zeigt sich an traurigen Stellen ernst und lacht zusammen mit dem/der ErzählerIn (Küsters 2009). Bei Erzählpasssagen, die für den/die ErzählerIn besonders emotional bedeutend oder schwierig zu erzählen sind, können sog. Spiegelungen dem/der ZuhörerIn signalisieren, dass ihm/ihr aufmerksam und interessiert zugehört und er/sie verstanden wird. Hierbei ist wichtig, dem/der ErzählerIn keine Bewertung des Gesagten zu vermitteln oder auch thematisch einzugreifen, da dies zu einer Änderung der Erzählausrichtung oder einer Umverteilung der Gesprächsrollen führen kann (Schütze 1983; 2007). Des Weiteren zielt aktives Zuhören auf das Bemühen ab, dem/der ErzählerIn behilflich zu sein, bei Stockungen wieder in den Erzählfluss zu kommen. Anhand schriftlicher Übungen mit authentischem Material kann der Auftrag vergeben werden, herauszufinden, warum der Erzählfluss in den folgenden Fällen unterbrochen wurde. Außerdem können die Lernenden aufgefordert werden, adäquate Reaktionen zu entwickeln, wie im folgenden Beispiel illustriert:

Ihr/e InterviewpartnerIn äußert aufgebracht in der Erzählung:
„ ... und es gab da auch sehr viele Informationen, ich kriegte dann nachher sehr viele Zettel, ... , dann habe ich immer nur Brustkrebs gelesen ..., allein dieses Wort, ... hier können Sie sich mal durchlesen haben sie gesagt (Pause) ... "

Aufgabe:
Welche Gefühle nehmen Sie in dieser Darstellung wahr?

....

Lösung: z. B. Überforderung, vermisste Zuwendung, ...

Wie zeigen Sie als „aktiv Zuhörender", dass Sie verstanden haben?

....

Lösung: z.B.: „Für mich hört es sich an, als ob Sie sich damals überfordert und allein gelassen gefühlt haben ..."

Abb. 2: Übung „ Aktives Zuhören"

Mit solchen oder ähnlichen Übungen (s. Anhang 2, Übung 1) kann eine Sensibilisierung der Wahrnehmung in Erzählungen gesteigert und spiegelnde Äußerungen im Sinne des aktiven Zuhörens können eingeübt werden.

Auch für die an die Haupterzählung anschließenden narrativen Nachfragen können Übungen die methodischen Fertigkeiten trainieren. Die externen Nachfragen können im Voraus für das jeweilige Feld und die Zielgruppe entwickelt und formuliert werden und schon während des Gesprächs vorliegen. Die internen Nachfragen müssen anhand der im Verlauf des Gesprächs notierten Stichwörter konzipiert und dann nach dem signalisierten Ende der Haupterzählung („so, das war's,…") im Nachfrageteil gestellt werden. Sie dienen dazu, an die Relevanz des Erzählers/der Erzählerin anzuknüpfen und Erzählungen zu konkretisieren und zu vertiefen. Wichtig ist es hier, kein eigenes Interesse zu verfolgen, sondern die Themen des Erzählers/der Erzählerin aufzugreifen, damit weitere Erzählungen, z.B. Detaillierungen, angeregt werden. Für wichtige Fragen, beispielsweise in Bezug auf pflegerische Probleme und Ressourcen, wie Schlafgewohnheiten und konkreter Unterstützungsbedarf, können die anschließenden externen Nachfragen genutzt werden. Für die Praxis birgt dieses Vorgehen eine große Herausforderung, da zum einen während des Gesprächs leitende Themen herausgefunden, Brüche, Auslassungen und Unklarheiten erkannt und diese in Notizen festgehalten werden müssen. Zum anderen müssen in der Gesprächssituation unter Handlungsdruck Fragen formuliert werden, die an die Relevanz des Erzählten anknüpfen. Dies ist gerade für Neulinge in der narrativen Gesprächsführung nicht einfach und bedarf der praktischen Erfahrung mittels Textpassagen und Gesprächsübungen. Mit Hilfe des folgenden Beispiels können Lernende entsprechende Stellen herausarbeiten und Nachfragen formulieren lernen (s. Anhang 2, Übung 2):

„Vor der Zeit, bevor ich diese Krankheit hatte, habe ich 47 Jahre gearbeitet in verschiedenen Unternehmen, zum Ende meines Arbeitsleben stellte sich dann irgendwann bei mir durch einen Herzinfarkt, den ich 1995 hatte, stellte sich die erste Behinderung oder chronische Krankheit ein, ich bin einigermaßen mit der chronischen Krankheit fertig geworden, ich konnte mich weiterhin betätigen: Hobbies, Werkeln und Gartenarbeit nachgehen, ohne dass ich große Behinderung hatte. Vor meinem Herzinfarkt habe ich bei meinen Enkelkindern viel gearbeitet ... nachdem ich einige Jahre dann einigermaßen fit war ... stellte sich dann nach meiner Arbeitszeit dann auch noch dazu eine chronische Nierenkrankheit heraus ... im ersten Moment hat mich das eigentlich ein bisschen erschüttert und ich habe immer gegen angekämpft, dass ich nicht als Dialysepatient enden wollte, leider ist es mir nicht gelungen, diese Sache abzustellen und so musste ich im Juli 2006 plötzlich an eine Dialyse angeschlossen werden, wo ich heute dreimal die Woche viereinhalb Stunden zur Blutwäsche hingehe."

Aufgabe:

Machen Sie sich Notizen für die Themen dieser Passage:

……………………………………………………………………………………

……………………………………………………………………………………

……………………………………………………………………………………

Lösung: z.B. Arbeit? Leben vor der Erkrankung? Enkelkinder? Ereignisse nach der Diagnose Nierenerkrankung? Leben heute? …

Welche möglichen Nachfragen lassen sich aus den Notizen entwickeln?

....

....

....

Lösung z.B.:

„Sie erwähnten vorhin, dass Sie 47 Jahre gearbeitet haben, können Sie mir mehr darüber erzählen?"

„Sie erzählten gerade von der Diagnosestellung der Nierenerkrankung, können sie mir erzählen, wie das Leben danach für Sie weiterging?"

Abb. 3: Übung „Narratives Nachfragen"

Darüber hinaus ist es sinnvoll, auch praktische Übungen in narrativer Gesprächsführung anzuschließen. Hier fließen die zuvor eingeübten Fertigkeiten zusammen und werden im Rahmen einer realen Gesprächssituation erprobt. Die folgende Übung hat den Vorteil, dass nicht nur eigene Gesprächsführungskompetenzen eingeübt werden, sondern dass durch einen Rollenwechsel auch die Perspektive des Erzählers/der Erzählerin eingenommen werden kann. In dieser Rolle setzen sich die Pflegelernenden auch mit der eigenen Biographie auseinander[23]. Außerdem können durch die zusätzliche Position des Beobachters/der Beobachterin in der Übung vielfältige selbst- und fremdreflexive Prozesse angeregt werden. Für die Übung ist es wichtig, die Lernenden Gesprächsthemen wählen zu lassen, die für sie unbelastet sind und über die sie gerne erzählen möchten. Dafür bieten sich Themen, wie Freizeitaktivitäten, berufliche Laufbahn, Herkunft, ein Ehrenamt oder die Familie, an. Für die Übung werden drei Rollen, die des Erzählers/der Erzählerin, des Interviewers/der Interviewerin und des Beobachters/der Beobachterin, vergeben. Alle Rollen sollten bei dieser Übung einmal durchlaufen werden. Dies kann in Kleingruppen, die sich in separate Räumlichkeiten zurückziehen, oder im Plenum erfolgen. Bei der plenaren Form kann die Rolle des Beobachters/der Beobachterin dann durch das Plenum ersetzt werden. Nach der Festlegung der ersten Rolle und der Wahl des Themas, muss der/die InterviewerIn eine fiktive Eingangsfrage[24], externe Nachfragen und Abschlussfragen entwickeln. Die Übung beginnt mit der narrations-

23 Anm. d. Verf.: Phase I des biographieorientierten Lernens in der Facette der biographischen Selbstreflexion: Verstehen und Nachvollziehen der eigenen Erfahrungen

24 Anm. d. Verf.: Fiktiv, da keine Forschungsfrage oder pflegediagnostische Fragestellung vorhanden ist

generierenden Eingangsfrage, auf welche der/die ErzählerIn mit seiner/ihrer Stegreiferzählung beginnen kann (s. Anhang 2, Übung 3):

Mögliche Eingangsfrage:

„Ich bin am Leben von Menschen interessiert, die gerne im Garten arbeiten. Vielleicht fangen Sie einmal an zu erzählen, wie es war, als Sie das erste Mal mit einem Garten im Kontakt kamen und wie sich dann alles weiterentwickelt hat. Sie können sich dafür Zeit nehmen. Ich werde Sie erst mal nicht unterbrechen, mir nur einige Notizen machen, und später noch ein paar Fragen dazu stellen."

Mögliche externe Nachfragen:

„Können Sie mir erzählen, was Sie mit Ihrem Garten verbinden?"

„Erzählen Sie mir bitte etwas über eine typische Gartenarbeitswoche im Frühling?"

„Können Sie mir noch mehr über ihre Kriterien der Gartengestaltung erzählen?"

Mögliche Abschlussfrage:

„Wenn Sie heute so an Ihren Garten denken, was würden Sie rückblickend sagen, welche Rolle er in Ihrem Leben gespielt hat?"

Abb. 4: Beispiel einer „Narrativen Gesprächsübung" zum Thema Gartenarbeit

Aufgabe ist es, in einem Trio (ErzählerIn, InterviewerIn, BeobachterIn) die narrative Gesprächstechnik zu erproben. Die Haupterzählung sollte nicht länger als 10 Minuten und der anschließende Nachfrageteil nicht länger als 5 Minuten dauern. Danach sind 5 Minuten Zeit für ein Feedback-Gespräch aller Beteiligten vorgesehen. Im Anschluss wechseln Sie die Positionen, so dass jede/r jede Position einmal durchläuft. Gegenstand der Erzählung ist ein von Ihnen gewähltes Thema, welches für Sie gut zu erzählen ist, z.B. Berufswahl oder -ausbildung, Freizeitbeschäftigung, Ehrenamt, Kindheit, ... Bitte wählen Sie ein Thema, mit dem Sie sich wohl fühlen und worüber Sie gerne etwas erzählen möchten. Die Aufgaben der einzelnen Positionen sind wie folgt:

<u>ErzählerIn:</u>
Der/Die ErzählerIn benennt ein Thema und gibt dem/der InterviewerIn einige Minuten Zeit, um seine/ihre Fragen zu formulieren. Er/Sie erzählt, was und wie er/sie will.

<u>InterviewerIn:</u>
Der/Die InterviewerIn muss die narrative Eingangsfrage, externe Nachfragen und Abschlussfragen formulieren und eröffnet das Gespräch. Er/Sie orientiert sich an den Regeln des aktiven Zuhörens und macht sich während des Gesprächs Notizen für den Nachfrageteil. Nach 10 Minuten beendet der/die BeobachterIn die Erzählung und der/die InterviewerIn beginnt mit den Nachfragen und endet mit einer Abschlussfrage.

<u>BeobachterIn:</u>
Der/Die BeobachterIn managt die Zeit und macht sich Notizen zum Gesprächsverlauf, z.B. wie reagiert der/die InterviewerIn auf das Erzählte? Welche Themen für Nachfragen werden aufgegriffen und welche nicht? Bleibt der/die InterviewerIn an der Relevanz des Erzählers bzw. der Erzählerin? Werden die Regeln des aktiven Zuhörens eingehalten? Wie ist die Gesprächsatmosphäre? ....

Im Anschluss an das Gespräch darf erst der/die ErzählerIn, dann der/die InterviewerIn und zum Schluss der/die BeobachterIn kurz seine/ihre Eindrücke zum Verlauf schildern. Diese werden dann gemeinsam erst im Trio und dann im Plenum reflektiert.

Abb. 5: Übung „Narrative Gesprächsübung“

Diese Übung wurde im pflegerischen Bereich mit StudentInnen der Universität Bremen, mit LehrerInnen für Gesundheitsfachberufe und auch mit PraktikerInnen durchgeführt und stellte sich als außerordentlich lehrreich dar. Der Effekt der Übung liegt insbesondere in der Selbsterfahrung und Reflexion. Die Dynamik narrativer Gespräche, die Potentiale und Grenzen der Methode, wie auch „Aha-Effekte und Schwierigkeiten können im Anschluss innerhalb der Kleingruppen sowie im Plenum aufgegriffen und reflektiert werden. Die zuvor durchgeführten „Trockenübungen“ und die theoretischen Ansätze bekommen hier eine konkrete Gestalt.

Die von einigen TeilnehmerInnen der Übung zuvor geäußerten Ängste „man könne mehr erzählen, als einem lieb ist“, also durch den Erzählzwang eigene Grenzen nicht mehr wahren zu können, hat sich nach Aussage der Betroffenen nicht bestätigt. Anscheinend greifen hier psychische Schutzmechanismen, die vor möglichen belastenden Traumatisierungen im Erzählen „Halt“ machen lassen. In diesem Zusammenhang möchte ich für die Umsetzung im professionellen Kontext darauf hinweisen, dass PatientInnen oftmals aber auch belastende Ereignisse erzählen wollen. Im Hinblick auf die gemeinsame Hilfeplanung ist dies sogar als wünschenswert anzusehen. Daher muss in der Einübung der narrativen Gesprächsführung thematisiert werden, dass man in der Praxis mit solchen Erlebnissen, wie Ängsten, Sorgen oder auch Leidenswegen der PatientInnen, konfrontiert werden kann. Dies kann Pflegende in Kontakt mit eigenen Ängsten, Gefühlen und Erfahrungen und eigener Hilflosigkeit bei der Reaktion auf die PatientInnenerzählung bringen. Damit solche Situationen nicht als belastend erfahren werden und negative Auswirkungen auf das pflegerische Handeln haben, möchte ich an dieser Stelle auf die Notwendigkeit der Auseinandersetzung und Reflexion mit der eigenen Biographie hinweisen.

Mit der konsequent angewandten narrativen Gesprächsführung konnte in der Dialogischen Biographiearbeit die Erfahrung gemacht werden, dass der/die InterviewerIn eine Haltung entwickelte, die tatsächlich von einem Interesse an den persönlichen Erlebnissen der KlientInnen gekennzeichnet war. Das Erzählte wurde nicht von vornherein negativ bewertet, was sich positiv auf die Beziehung zwischen SozialpädagogIn und KlientIn auswirkte. Zusätzlich konnte bei den KlientInnen der Prozess des „So-Geworden-Seins", d.h. ein Bewusstsein für die Vergangenheit und die gegenwärtige soziale Situation, angeregt werden. Damit werden neben dem Fremdverstehen auch Prozesse des Selbstverstehens initiiert (Rätz-Heinisch/Köttig 2007, 239-257). Die Möglichkeit im Kontext professioneller Hilfesysteme erzählen zu können, beinhaltet darüber hinaus ebenfalls die Chance, den Zugriffen von Expertensystemen eigene Geschichten und damit auch eigene Erfahrungs- und Handlungsräume entgegenzusetzen (Lucius-Hoene 1998). In diesem Sinne kann die „Eigensinnigkeit" von PatientInnen oder KlientInnen nicht als „Schrulligkeit" oder „persönliche Macke" gesehen, sondern als Leistung des Gegenübers begriffen werden, sich in der Welt behaupten zu können (Hanses 2000).

3. Möglichkeiten zur Auswertung von biographischen Erzählungen

Die Auswertungsmethoden der Biographieforschung sind sehr komplex und können hier im Einzelnen nicht dargestellt werden. Außerdem kann eine rekonstruktive Auswertung biographischer Interviews aufgrund der geringen Zeitressourcen in der beruflichen Praxis nur in modifizierter Form durchgeführt werden. Die Schwierigkeit des Fremdverstehens besteht darin, dass die Pflegenden für die Interpretation der Erzählungen und das Herausarbeiten von Interventionen aus der aktuellen Interaktion heraustreten und die Möglichkeit haben müssen, ohne Handlungsdruck über das Beobachtete und Gehörte nachzudenken, denn Zuhören und Interpretieren sind methodisch unterschiedliche Leistungen und schließen sich gleichzeitig aus. Man kann nicht aufmerksam zuhören, wenn man sich ständig fragt, was dies nun bedeuten soll (Rätz-Heinisch/Köttig 2007). Da der/die PraktikerIn auch kaum die Möglichkeit einer tonbandgestützten Aufnahme und Transkription der Gespräche hat, müssen modifizierte Wege der Auswertung gefunden werden. Sofern es der institutionelle Rahmen zulässt, sollten während und nach dem Gespräch Notizen zu den situativen Aspekten und Besonderheiten der Patientin/des Patienten gemacht werden.

Bei der Auswertung der erfassten Daten bietet es sich in Anlehnung an die Auswertung von Rosenthal und die Dialogische Biographiearbeit an, zum einen eine Chronologie der objektiven Daten des Lebens- und Krankheitsverlaufs zu erstellen und zum anderen die sequenzielle Abfolge der im Gespräch angesprochen Themen zu notieren. Im nächsten Schritt müssen die festgehaltenen Notizen interpretiert und Interventionen abgeleitet werden. Die gewonnenen Daten und Themen lassen verschiedene Möglichkeiten des Verstehens und des Erklärens zu, d.h. anhand der Ereignisse oder des Verhaltens im Gespräch werden verschiedene Hypothesen (Vorannahmen) über Bedeutungen entwickelt (Köttig/Rosenthal 2006, 189-221).

Für die Analyse der objektiven Daten (s. Anhang 2, Übung 4) in der Chronologie des Lebens kann eine sog. Lebensereignisskala (Kollak 2004, 12-14) hilfreich sein, um recht schnell die Daten chronologisch einzuordnen. Objektive Daten können z.B. eine Geburt, Anzahl der Geschwister, Ausbildungsdaten, Familiengründung und -konstellation, Wohnortwechsel, Krankheitsereignisse, gesellschaftliche Rahmenbedingungen, etc., sein.

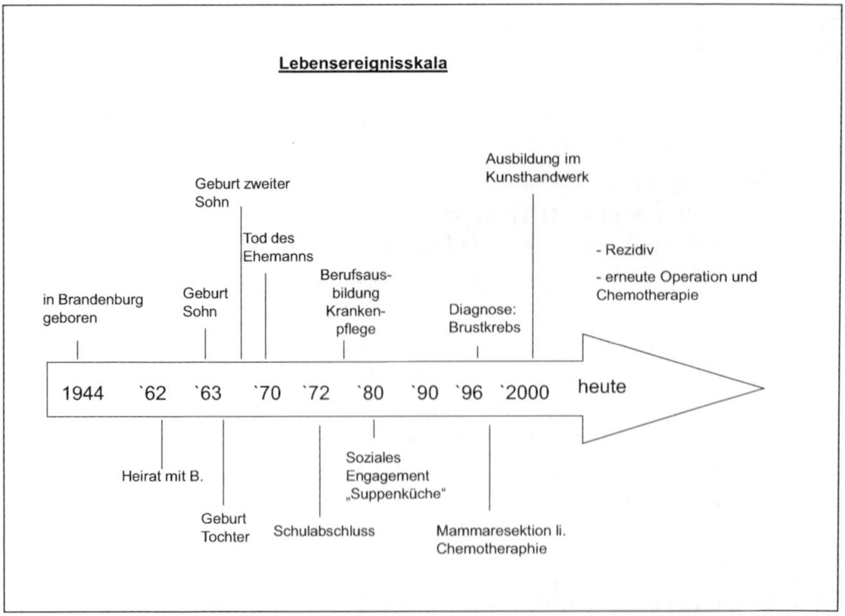

Abb. 6: Beispiel zur Analyse der Lebensdaten

In diesem ersten Analyseschritt geht es darum, den Kontext für ein Ereignis anhand von Leitfragen zu rekonstruieren.

Leitfragen für die Auswertung der objektiven Daten können beispielsweise lauten:

a. *Welche Auswirkungen hat das Datum auf den Biographen bzw. die Biographin und welche Handlungsmöglichkeiten, -probleme, -alternativen und -lösungen ergeben sich?*

b. *Welche zeitlichen Phasen, Ereignisse und Personen werden nicht erwähnt?*

c. *Welche objektiven Schwerpunktsetzungen oder Auslassungen der Erzählung finden statt?*

d. *Wie ist die Lebensgeschichte sozio-historisch einzuordnen?*

Unter Einbezug anderer objektiver Quellen, wie der Krankengeschichte der Patientin/des Patienten, historischer und gesellschaftspolitischer Daten, können unterschiedliche Ideen zur Entwicklungsgeschichte der KlientInnen formuliert werden (Rosenthal 2008).

Für die Analyse der in der Erzählung angesprochenen und notierten Themen (s. Anhang 2, Übung 5) können folgende Leitfragen helfen, Hypothesen zu deren Bedeutung zu generieren (Köttig/Rätz-Heinisch 2005):

Leitfragen für die Analyse der sequenziellen Abfolge angesprochener Themen können beispielsweise lauten:

a. In welchen Kontext wurde das Gespräch geführt, was war der Ausgangspunkt, wie verlief das Gespräch und wie endete es?

b. Welche Themen wurden in welcher Abfolge angesprochen und wie inhaltlich ausgestaltet?

c. Welche Themen wurden vom/von der ErzählerIn nicht angesprochen?

d. Welche Bedeutungen haben die Ereignisse für den/die ErzählerIn?

e. Weshalb hat ein/e BiographIn sein/ihr Gesagtes so und nicht anders darstellt?

f. Wie wurden die Themen ausgewählt, wie gestaltet und wie und wann wurden sie begonnen?

Die aus der Analyse der Themen gewonnenen Hypothesen werden im Anschluss an die objektiven Daten rückgebunden. Aus dieser Synthese wird die Bedeutung für die Biographin/den Biographen ermittelt und es werden die pflegerischen Probleme und Ressourcen (s. Anhang 2, Übung 6) generiert. Ausgehend von den biographischen Daten werden die dazu passenden Gesprächsinhalte betrachtet. Die aus den beiden vorherigen Schritten gewonnen Hypothesen können somit widerlegt (falsifiziert) oder bestätigt (verifiziert) sowie ggf. neue Lesarten gewonnen werden. Für die Überprüfung und den Vergleich der unterschiedlichen Hypothesen können folgende Fragen herangezogen werden.

Leitfragen für die Generierung pflegerischer Probleme und Ressourcen können beispielsweise lauten:

a. Welche Bedeutung haben die Ereignisse für den Biographen bzw. die Biographin?

b. Welche Probleme hinsichtlich der Erkrankung/Behinderung oder des Umgangs mit der Erkrankung werden erwähnt?

c. Über welche Ressourcen verfügt der/die ErzählerIn (z.B. Krankheits- oder Alltagsbewältigung)?

Bei allen Übungen ist es notwendig, nicht nur eine Idee der Erklärung zu formulieren, sondern möglichst mehrere, um sich nicht vorschnell auf eine Erklärung festzulegen. Hierbei können Gruppeninterpretationen helfen, möglichst viele und unterschiedliche Lesarten und Hypothesen zu gewinnen. Eine denkbare Gegenfrage für gewonnene Hypothesen kann dabei lauten: „Könnte es nicht auch anders gewesen sein?“ Vor allem beim Erstellen der Hypothesen ist ein kreatives Vorstellungsvermögen notwendig, um eine breite Palette an Erklärungsmöglichkeiten zu finden. Auch die abwegigsten Theorien können gesammelt werden, denn diese müssen sich in den nächsten Erzählabschnitten bestätigen, sonst werden sie als Erklärungsmöglichkeit verworfen.

Als Datengrundlage für Übungen in der Pflegebildung kann der im Anhang 1 befindliche Interviewausschnitt genutzt werden. Anhand des authentischen Materials können alle für die Auswertung notwendigen Schritte, beispielsweise in Gruppenarbeit, geübt werden. Die Sozialform Gruppenarbeit ist vor allem hilfreich, um bei der Hypothesenbildung zu unterschiedlichen Lesarten zu gelangen.

Auf der Basis der erfolgten Interpretationen lassen sich dann im realen PatientInnenkontakt gemeinsam mit der Patientin/dem Patienten pflegerische Interventionen ableiten. Bei den Gesprächen können PatientInnen auch gefragt werden, was ihnen in Bezug auf ihre Lebensgeschichte selbst durch den Kopf geht. Es kann davon ausgegangen werden, dass viele Menschen implizit wissen, welche Interventionen hilfreich sein könnten (Köttig/Rätz-Heinisch 2005, 16-20). Eine Überprüfung der gefundenen Hypothesen kann durch die Evaluation der Interventionen und durch weitere Gespräche mit dem/der zu Pflegenden erfolgen. In diesem Prozess gelangt der/die Professionelle zunehmend zu Erkenntnissen darüber, welche Problemlagen und Ressourcen der/die KlientIn entwickelt hat und welche Form der Unterstützung angenommen werden könnte (Köttig/Rosenthal 2006, 189-221).

Besonders dort, wo rekonstruktive diagnostische Verfahren in einem Gruppenprozess bearbeitet werden, kann professionelle Kreativität freigesetzt werden. Die gemeinsame interpretative und fallbezogene Arbeit weitet die Erkenntnisräume für mögliche Perspektiven aus, bildet eine Sensibilität für das Leid und die Leistungen der PatientInnen aus und relativiert eigene Analyseergebnisse hinsichtlich des Falls. Die gemeinsame hermeneutische Arbeit im Rahmen der biographischen Diagnostik und der damit verbundene reflexive Umgang mit dem eigenen beruflichen Handeln kann als wesentlicher Zugewinn für die professionelle Praxis gewertet werden (Hanses 2000, 357-397).

4. Schlussbetrachtung

In diesem Beitrag wurden ausgehend von der theoretischen Bedeutsamkeit einer biographieorientierten Diagnostik im pflegerischen Handlungsfeld begründete praktische Vorschläge einer methodischen Umsetzung und Erprobung für die Pflegepraxis und -bildung entwickelt. Für die Umsetzung einer solchen Form der Diagnostik müssen die unterschiedlichen Methoden sorgfältig erprobt und eingeübt werden, um die beabsichtigten Effekte in der Praxis zu erreichen. Da methodisch auf Ansätze der Biographieforschung zurückgegriffen wird, müssen sich diese erst noch in der pflegerischen Praxis bewähren und ggf. weiterentwickelt werden. Dabei müssen die Anforderungen der jeweiligen pflegerischen Settings berücksichtigt werden. Rekonstruktives, biographieorientiertes Arbeiten beansprucht neben methodischen auch zeitliche Ressourcen.

Aus der Perspektive der Biographieforschung lässt sich festhalten, dass die Bewältigung einer Erkrankung von den individuellen Bedeutungszuschreibungen und Situationsbewertungen und damit der biographischen Einbettung der Patientin/des Patienten abhängig ist (Schrems 2003, 187 f.; Lotz 2000, 39 f.). Eine Ignorierung dieser Bedeutungszuschreibung trägt dazu bei, einseitige Hilfebedarfe und Interventionen zu entwickeln, die an den Bedürfnissen der PatientInnen vorbeigehen. Eine effektive pflegerische Unterstützung kann nur unter Einbezug der biographisch fundierten individuellen Bedeutsamkeit gelingen.[25]

Literaturverzeichnis

Glinka, Hans-Jürgen (2003): Das narrative Interview. Eine Einführung für Sozialpädagogen. Weinheim u.a.: Juventa Verlag.

Griese, Birgit/Griesehop, Hedwig Rosa (2007): Biographische Fallarbeit. Theorie, Methode und Praxisrelevanz. Wiesbaden: VS Verlag.

Hanses, Andreas (2000): Biographische Diagnostik in der Sozialen Arbeit. Über die Notwendigkeit und Möglichkeit eines hermeneutischen Fallverstehens im institutionellen Kontext. In: Neue Praxis, 30 (4) 357-397.

Köttig, Michaela/Rosenthal, Gabriele (2006): Können sozial benachteiligte und problembelastete Jugendliche ihre Lebensgeschichte erzählen? Anleitungen zu einer konsequenten und sensiblen narrativen Gesprächsführung. In: Rosenthal, Gabriele/Köttig, Michaela/Witte, Nicole/Blenzinger, Anne (Hrsg.): Biographisch-narrative Gespräche mit Jugendlichen. Opladen u.a.: Verlag Barbara Budrich, 189-221.

25 Anm. d. Verf.: Für die biographieorientierte Pflegediagnostik wurde sowohl bei der Gesprächsführung als auch bei der Auswertung auf die Methoden der Biographieforschung zurückgegriffen. Diese sind anhand von Konzeptionen aus dem Handlungsfeld der Sozialarbeit und von eigenen Erfahrungen aus der Pflegepraxis und -bildung modifiziert worden. Da vor allem im pflegerischen Handlungsfeld noch Evaluationen ausstehen, aus denen weitere Modifikationen resultieren können, bin ich als Autorin sehr an Ihren Erfahrungen mit dem Unterrichtsmaterial, den Potentialen wie auch den Schwierigkeiten, interessiert. Fall Sie mir diese gerne mitteilen möchten, können Sie sich unter meiner Email-Adresse (miriam.richter@uni-bremen.de) an mich wenden. Dafür bedanke ich mich bei Ihnen im Voraus.

Köttig, Michaela/Rätz-Heinisch, Regina (2005): „Potenziale unterstützen, Selbstvertrauen fördern“. Dialogische Biographiearbeit in der Kinder- und Jugendhilfe. In: Sozial Extra, 29 (11) 16-20.

Kollak, Ingrid (2004): Lebensläufe sichtbar machen. Biographisches Arbeiten mit Mitteln der optischen Veranschaulichung. In: Pflege & Gesellschaft, 9 (1) 12-14 .

Küsters, Yvonne (2009): Narrative Interviews. Grundlagen und Anwendungen. Wiesbaden: VS Verlag.

Lotz, Markus (2000): Zur Sprache der Angst. Eine Studie zur Interaktion im pflegerischen Aufnahmegespräch. Frankfurt am Main: Mabuse-Verlag.

Lucius-Hoene, Gabriele (1998): Erzählen von Krankheit und Behinderung. In: Psychotherapie, Psychosomatik, Medizinische Psychologie, 48 (2) 108-113.

Rätz-Heinisch, Regina/Köttig, Michaela (2007): Die Praxis Dialogischer Biographiearbeit – Rekonstruktives Fallverstehen und Unterstützung von Selbstverstehensprozessen. In: Miethe, Ingrid/Fischer, Wolfram/Giebeler, Cornelia/Goblirsch, Martina/Riemann, Gerhard (Hrsg.): Rekonstruktion und Intervention. Interdisziplinäre Beiträge zur rekonstruktiven Sozialarbeitsforschung. Opladen u.a.: Verlag Barbara Budrich, 239-257.

Rogers, Carl R. (2007): Therapeut und Klient: Grundlagen der Gesprächspsychotherapie. Frankfurt am Main: Fischer.

Rosenthal, Gabriele (2008): Interpretative Sozialforschung. Weinheim u.a.: Juventa Verlag.

Sander, Kirsten (2005): Biographieforschung und Pflege. In: Schneider, Kordula/Brinker-Meyendriesch, Elfriede/Schneider, Alfred (Hrsg.): Pflegepädagogik. Für Studium und Praxis. Heidelberg u.a.: Springer, 37-58.

Schütze, Fritz (2007): Biography analysis on the Empirical Base of Autobiographical Narratives: How to Analyse Autobiographical Narrative Interviews – Part I + II. In: Betts, Sandra/Griffiths, Aled/Schütze, Fritz/Straus, Peter (Hrsg.): INVITE – Biographical Counselling in Rehabilitative Vocational Training – Futher Education Curriculum, 1–64. URL: http://www.biographicalcounselling.com/download/B.2.1.pdf. (30.01.09).

Schütze, Fritz (1983): Biographiearbeit und narrative Interviews. In: Neue Praxis, 13 (3) 283–293.

Schrems, Berta (2003): Der Prozess des Diagnostizierens in der Pflege. Wien: Facultas Universitätsverlag.

Biographiearbeit im Rahmen des Lernfeldes D „Gesundheitsförderung und Prävention" aus dem Curriculum der Bremer Krankenpflegeschule der freigemeinnützigen Krankenhäuser e. V.

Kirsten Udke-Dost, Dieter Guhlke und Ulrich Heinemann

Privatklinik Moosbach

Patientenakte

Henriette Schulz
* 18.08.1923

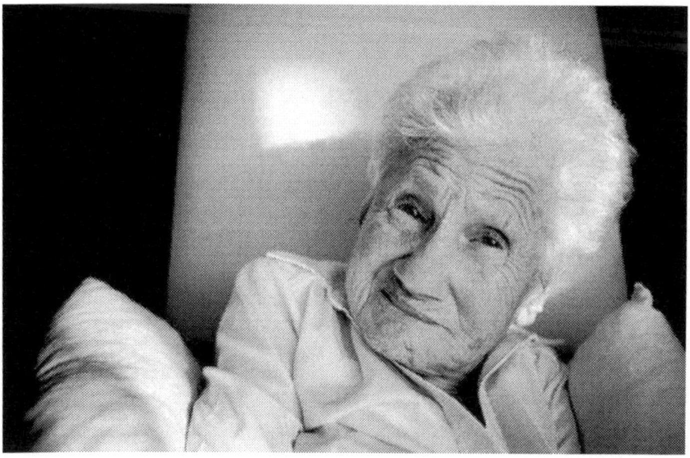

Abb. 1: Deckblatt „Patientenakte – Frau Schulz"

Vorbemerkung

Die hier vorgestellte Unterrichtsreihe ist Teil eines an der Bremer Krankenpflegeschule entwickelten, 18 Lernfelder umfassenden lernfeldorientierten Curriculums, das im Rahmen des Forschungs- und Entwicklungsprojekts „Beratung und formative Prozessevaluation an der Bremer Krankenpflegeschule e.V.“ entwickelt wurde. Dabei handelt es sich um eine mehrjährige Kooperation mit der Abteilung Qualifikations- und Curriculumforschung am Institut für Public Health und Pflegeforschung (IPP) der Universität Bremen – Leitung: Prof. Dr. Ingrid Darmann-Finck, Projektmitarbeiterin: Sabine Muths (Darmann 2006b, Darmann/Muths 2005, Muths/Venhaus-Schreiber 2005).

Das schulintern entstandene Curriculum ist weitgehend an der Interaktionistischen Pflegedidaktik (Darmann 2005; Darmann-Finck 2006a; 2010; Darmann-Finck/Muths 2009) ausgerichtet. Diese Grundkonzeption bedingt unter anderem, dass bei der Auswahl von Zielen und Inhalten drei Zieldimensionen leitend sind, nämlich erstens die Zieldimension der wissenschaftsbasierten Erklärung und instrumentellen Lösung pflegerischer und gesundheitsbezogener Problemlagen (technisches Erkenntnisinteresse), zweitens die Zieldimension des Verstehens von und der Verständigung in Pflegesituationen (praktisches Erkenntnisinteresse) und drittens die Zieldimension der kritischen Reflexion der paradoxen und restriktiven gesellschaftlichen Strukturen in der Pflege (emanzipatorisches Erkenntnisinteresse)[26].

Im hier vorgestellten Lernfeld D „Gesundheitsförderung und Prävention“ kommt es zunächst zu einer Verknüpfung von wissenschaftlich fundiertem Regelwissen, z.B. zur Pflege von PatientInnenen mit Diabetes mellitus (technisches Erkenntnisinteresse) mit lebensgeschichtlichem Fallverstehen (praktisches Erkenntnissinteresse). Zentrale Bausteine sind dabei die Konzepte der Biographiearbeit und der Salutogenese mit einem für die Auszubildenden ganzheitlichen Verständnis von Gesundheit und Krankheit. Daneben zielt das Lernfeld durch die Aneignung von und kritisch-reflexive Auseinandersetzung mit Grundlagenwissen zu den sozialen Sicherungssystemen und aktuellen Programmen der Gesundheitsförderung auch auf das emanzipatorische Erkenntnisinteresse.

Die curriculare Entwicklung des Lernfeldes erfolgte im Zeitraum 2005/2006. Beteiligte Lehrpersonen der Bremer Krankenpflegeschule der frei-

---

26 Die Ergebnisse dieses Prozesses wurden im März und November 2009 im Rahmen zweier Fachtagungen zur „Interaktionistischen Pflegedidaktik“ einer interessierten Fachöffentlichkeit vorgestellt. Eine Dokumentation der Tagungsbeiträge mit zahlreichen Beispielen aus dem Curriculum der Bremer Krankenpflegeschule findet sich auf der Homepage des IPP (http://www.public-health.uni-bremen.de/pages/abteilung4/veranstaltungen.php ?abtId=4 Zugriff: 7.12.2010).

gemeinnützigen Krankenhäuser e.V. waren Dr. PH Kirsten Udke-Dost, Ulrich Heinemann und Dieter Guhlke[27], von Seiten der Universität Bremen unterstützte Sabine Muths den Entwicklungsprozess.

Im folgenden Beitrag werden die mit dem Lernfeld verbundenen Ziele und Voraussetzungen (1.), die Struktur des Lernfelds im Überblick (2.) sowie die Konzeption der einzelnen Unterrichtssequenzen (D 01 – D 16) (3.) und ausgewählte Ergebnisse von SchülerInnen (4.) vorgestellt.

1. Intention des Lernfeldes und Voraussetzungen

Die Konzeption des Lernfeldes erfolgte unter der Annahme, dass Pflegende zukünftig vermehrt in der Prävention bzw. PatientInnenberatung tätig sein werden (z.B. im Rahmen der ambulanten Versorgung). Dabei sollen Ressourcen von KlientInnen ermittelt, Gesundheitsfaktoren gestärkt und Anforderungen bzw. Risikofaktoren reduziert werden. Pflegerische Interventionen und Beratung sollten sich an der individuellen, sozialen und biographisch geprägten Lebenswelt orientieren und Pflegende die Klientin/den Klienten als selbstbestimmende/n PartnerIn bei einer möglichen Zielformulierung im Pflege- und Beratungsprozess akzeptieren. Die Handlungsfähigkeit der KlientInnen (Empowerment) soll gestärkt werden und Maßnahmen zur Gesunderhaltung bzw. Gesundheitsförderung sollten so gestaltet sein, dass sie eine hohe Effizienz versprechen. Nur von der Klientin/vom Klienten als sinnvoll und akzeptabel definierte Maßnahmen sind zielführend und wirken sich in der Folge auch kostensenkend im Gesundheitswesen aus. Das Kernelement des Lernfeldes besteht in einem von den SchülerInnen geführten biographisch-narrativen Interview als Grundlage und Möglichkeit der Deutung bzw. des Erfassens der individuellen Lebenssituation der Patientin/des Patienten sowie als Voraussetzung für eine gesundheitsfördernde Beratung.

Das Lernfeld wird im fünften Theorieblock unterrichtet. Zu diesem Zeitpunkt befinden sich die Auszubildenden im 2. Ausbildungsjahr und verfügen über eine durch Unterricht und Praxiseinsätze erreichte Kompetenzstufe, um die Lernaufgaben in dem Lernfeld bewältigen zu können. Folgende Vorkenntnisse, instrumentellen Fertigkeiten und pflegerischen Kompetenzen aus vorherigen Lernfeldern sind für das Lernfeld relevant:

27 Zu Beginn der Arbeit hat weiterhin Andreas C. Müller im Rahmen seiner Referendarausbildung wesentliche Impulse in die Lernfeldkonzeption eingebracht (Müller 2002, Müller/Muths 2005).

- Definitionen von Gesundheit und Krankheit aus unterschiedlichen Perspektiven, z.B. aus der Soziologie bzw. seitens der WHO
- Konzept der Salutogenese
- Definitionen professioneller Pflege (Berufsordnung/Bremen, WHO)
- Pflegemodelle (Roper, Orem)
- Pflegeplanung
- Grundlagen der Kommunikation (Regelkreise, Watzlawick, Schulz von Thun)
- Methoden der Gesprächsführung (Rogers)
- Regulierung von Nähe und Distanz in der pflegerischen Interaktion
- Grundsätze zur Beratung und Anleitung (Koch-Straube, Klug-Redmann, Mensdorf)
- Biographische und soziale Aspekte bei der Pflege älterer Menschen im Zusammenhang mit der Lebensaktivität Essen und Trinken
- Sozialrechtliche Regelungen, Organisations- und Arbeitsabläufe im Setting der häuslichen Pflege
- Grundlage des Lernens/Lernmethoden (Textbearbeitung, Referate erstellen und präsentieren)
- Sozialformen, wie Partner- und Gruppenarbeit
- Reflexion von Pflegehandlungen und Pflegesituationen (insbesondere im Rahmen der praktischen Ausbildung)

2. Gesamtstruktur des Lernfeldes

Das Lernfeld „Gesundheitsförderung und Prävention“ (s. Abb. 2) besteht aus verschiedenen Bausteinen, die von D 01 bis D 16 durchnummeriert sind. Sie bauen zum Teil aufeinander auf, dabei sind die Unterrichtssequenzen teilweise unabhängig voneinander und müssen nicht in einer strikten Abfolge unterrichtet werden.

Eingeführt wird das Lernfeld mit der Fallvorstellung D 01 „Frau Schulz - Patientenakte und Interview“, gefolgt von Unterrichten zu den Themen Salutogenese und biographisches Interview (D 02). Im Anschluss führen die SchülerInnen selbstständig ein biographisches Interview durch und werten es aus (D 03). Parallel dazu bzw. zeitversetzt erfolgen die Unterrichte D 04 – D 08 mit Themen aus der Krankheitslehre, Pflege, Diätetik, Beratung und Anleitung bezogen auf die Krankheitsbilder Diabetes mellitus und COPD. Weiterhin werden Grundlagen der Gesundheitspolitik und -ökonomie sowie der Zusammenhang zwischen sozialem Status und Gesundheit thematisiert (D 09/10). Diese verschiedenen Unterrichtsstränge werden dann in der Unterrichtssequenz D 11

(Fallvorstellung und Fallbesprechung) zusammengeführt. Es schließen sich Unterrichte zu Programmen der Gesundheitsförderung (D 12), zu sozial benachteiligten Menschen (D 14) und zu sozialpolitischen Rahmenbedingungen bzw. Versicherungsleistungen (D 15) an. In D 13 werden die individuellen Beratungskonzepte, die die SchülerInnen auf der Grundlage der durchgeführten Interviews erarbeitet haben, vorgestellt und diskutiert. Abgeschlossen wird das Lernfeld mit einer Evaluation und einer 90-minütigen Klausur (D 16).

Im Folgenden werden einzelne Sequenzen des Lernfeldes detailliert mit Zielen, Inhalten und Methoden dargestellt. Dabei liegt der Fokus insbesondere auf den Anteilen, die im Zusammenhang mit dem biographieorientierten Arbeiten stehen (D 01 – 03, D 11 und D 13).

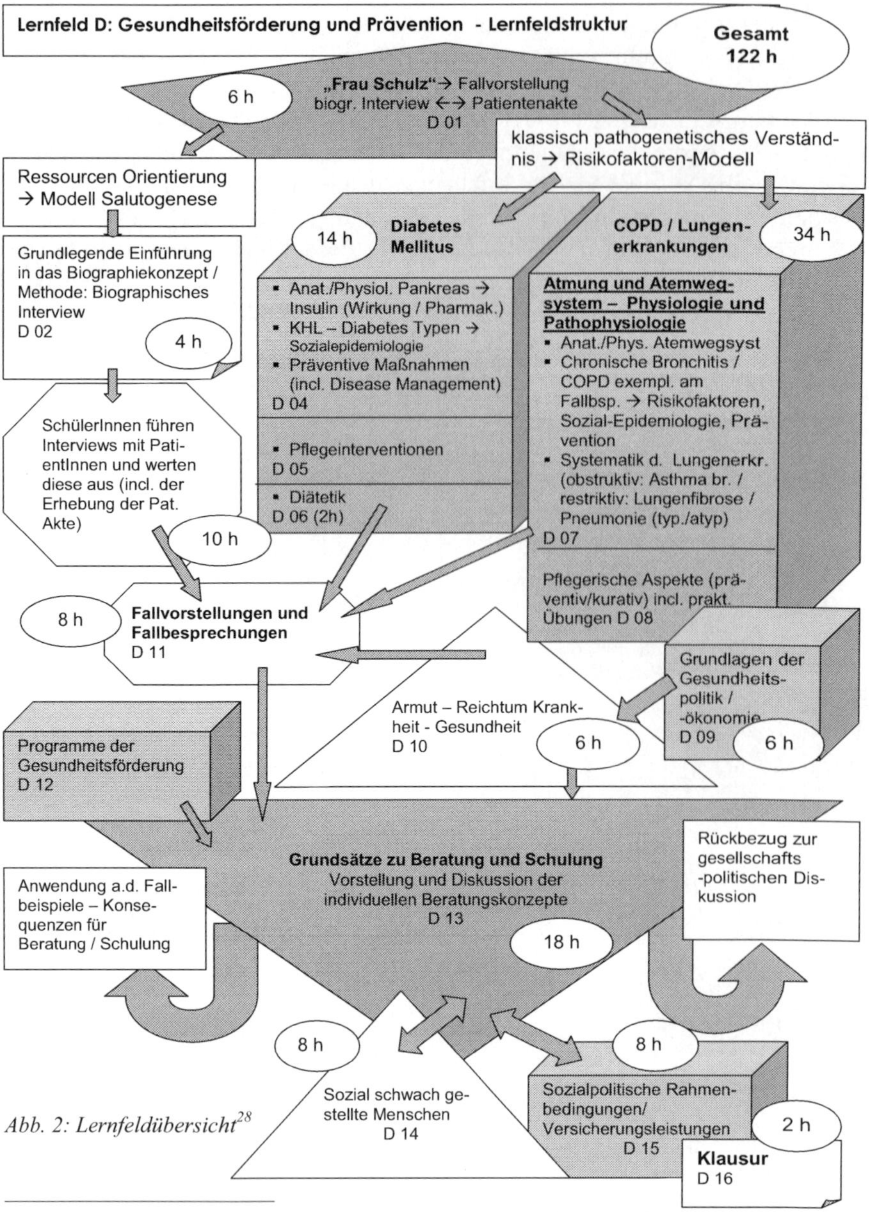

Abb. 2: Lernfeldübersicht[28]

28 Die graphische Visualisierung wurde von Sabine Muths im Rahmen der Lernfeldentwicklung erstellt, sie dient den NutzerInnen des Curriculums zur schnellen Orientierung.

3. Darstellung der einzelnen Unterrichtssequenzen

D 01 „Fallvorstellung Frau Schulz“

Tab. 1: Auszug aus dem Curriculum für Lernfeld D, Unterrichtseinheit D 01

Nr.	Thema	h	Inhalte	Ziele Die Auszubildenden…	Methodische Anregungen
D 01	Fallvor-stellung und Einstieg in das Lernfeld	6	Frau Schulz – Eine Patientenakte und ein biographisches Interview Vergleichende Entwicklung des jeweiligen Bildes von der Patientin aufgrund der Unterlagen	Wissensorientierung: ▪ entnehmen Informationen aus Dokumentations-unterlagen ▪ entnehmen dem transkribierten Interviewtext die Ressourcen und Probleme der Patientin ▪ formulieren Lernfragen ▪ ermitteln/ identifizieren Ressourcen und Anforderungen in den vorliegenden Dokumenten Verständigungs-orientierung: ▪ entwickeln ein umfassendes Bild von der Situation der Patientin	Bearbeitung der Patientenakte in Partnerarbeit Sammlung der Ergebnisse im Unterrichtsgespräch an zwei Moderationswänden Partnerarbeit zum Interviewtext bei gleich bleibender Fragestellung Sammlung der Ergebnisse, dabei dritte Moderationswand zur Situation der Patientin, Ergänzung der Lernfragen Vergleich der Patientensituation: Welches Bild vermittelt die Patientenakte, welches Bild vermittelt die Patientin von sich selbst? Bezug zum Beratungsdiagnosebogen - Einordnung ausgewählter Interviewaussagen Vorstellung des Lernfeldaufbaus

Die Grundlage für den Einstieg (D 01 „Fallvorstellung Frau Schulz“, 6 h) in das Lernfeld D bildet ein von uns gemeinsam mit Sabine Muths im Rahmen der Entwicklung des Lernfeldes geführtes biographisches Interview mit „Frau Schulz“ (Muths 2006; Sander 2003) zusammen mit Auszügen aus der anonymisierten Patientenakte.

Da die Auszubildenden zu diesem Zeitpunkt – der Theorieblock 5 liegt ca. in der Mitte des 2. Ausbildungsjahres – in der Praxis bereits viele Erfahrungen mit dem Lesen von Patientenakten gesammelt haben, bietet sich der Einsatz der Patientenakte aus zwei Gründen an: Zunächst stellt die Pflegedokumentation ein wichtiges Instrument im Klinikalltag der Auszubildenden dar, bildet per se schon ein Stück Berufswirklichkeit ab und erregt dadurch das Interesse der Lernenden. Weiterhin ermöglicht es die Akte „Frau Schulz“ in idealer Weise, die z.T. sehr eindimensionale Herangehensweise an die PatientInnen und ihre individuelle Situation in unseren Krankenhäusern deutlich zu machen.

Über Erfahrungen mit Patienteninterviews verfügen die Auszubildenden bis zum Block 5 aus dem theoretischen Unterricht noch nicht. Vereinzelt berichten sie von Praktika in ambulanten Pflegediensten, in denen sie von biographischen Interviews als Grundlage für die Betreuung der KlientInnen gehört haben. Allen Auszubildenden wurden aber im Verlauf der Unterrichte in den vorherigen Theorieblöcken bereits Grundlagen der Kommunikation, u.a. zu den Themen Information, Anleitung und Beratung, Aufnahmegespräch, Gesundheit und Krankheit etc., vermittelt, entsprechende Handlungskompetenzen sind geübt worden.

In der Einstiegssequenz beobachten die Auszubildenden beim Lesen und Bewerten der Patientenakte und dem Deuten des Patienteninterviews, dass

- die Inhalte der Patientenakte vorwiegend pathophysiologisch ausgerichtet sind und die Informationen aus der Patientenakte die Fokussierung auf „Krankheiten“ widerspiegeln,
- in der Patientenakte Risikofaktoren erkennbar sind,
- Ressourcen in der Patientendokumentation nur wenig beschrieben werden,
- die Patientenwahrnehmung von außen erfolgt (Fremdwahrnehmung),
- durch das Interview eine „andere Seite der Patientin“ wahrgenommen wird (Eigenwahrnehmung),
- in der Selbstwahrnehmung/Selbstbewertung der Patientin deutlich mehr Ressourcen sichtbar werden.

Die Auszubildenden lesen im ersten Schritt die vorbereitete „Patientenakte“ von Frau Schulz. Die Aufgabe besteht in der Einschätzung der Patientensituation bezogen auf ihre physische und psychosoziale Lage laut Akte. Dieser erste Schritt wird in Partnerarbeit durchgeführt. Die Auszubildenden fixieren ihre Einschätzungen auf Metaplankarten, die dann anschließend unter Einbezug der Gesamtgruppe an der Tafel geordnet werden. Im Plenum wird diskutiert, welche der Aussagen als „Problem/Anforderung“ bzw. „Ressource“ bewertet werden kann. Abschließend werden unbekannte Begrifflichkeiten als Lernfragen auf Flipchart gesammelt, damit sie im Rahmen des Lernfeldes beantwortet werden können.

Der zeitliche Rahmen für diese erste Sequenz beträgt insgesamt 90-120 Minuten.

Bei der Auswertung der Patientenakte steht die „kranke“ Seite der Patientin mit einem starken somatischen Fokus im Vordergrund, während sich die psychosoziale Situation sehr viel weniger abbildet, Ressourcen können nur spärlich ermittelt werden (s. Tab. 2). Dieses Phänomen wird von den KursteilnehmerInnen i.d.R. deutlich wahrgenommen. Die Einschätzung geht nach einhelliger Meinung der Auszubildenden stets dahin, dass man es bei Frau Schulz mit einer sehr kranken und beeinträchtigten Patientin zu tun hat, die sich Sorgen um ihre Zukunft macht.

Tab. 2: Auswertungsergebnisse – Situationseinschätzung nach Aktenstudium (R) = Ressource

Physische Situation	**Psychosoziale Situation**
Diagnosen/Erkrankungen ➢ COPD ➢ Asthma ➢ Lungenemphysem ➢ Art. Hypertonie ➢ Herzinsuffizienz ➢ Arrhythmien ➢ Diabetes mellitus Typ 2, insulinpflichtig mit Actrapid® u. Actraphane® ➢ Diabetisches Fußsyndrom (Malum perforans D. IV) ➢ Niereninsuffizienz ➢ V.a. benigne Nephrosklerose ➢ Steroidosteoporose ➢ Adipositas ➢ Z.n. OP b. Zwerchfellhernie, Tränensäcke ➢ Schilddrüsenvergrößerung ➢ Degenerative Veränderungen d. Grundgelenke li. Fuß **Symptome/Beschwerden** ➢ AZ verschlechtert, fühlt sich schlapp ➢ (Belastungs-)Dyspnoe (O_2-Gabe) ➢ Fieber, >39°C ➢ Husten ➢ Auswurf (grünlich, gelb) ➢ Schmerzen (li Fuß 4. Zehe, Lunge) ➢ Schlafstörungen ➢ Ödeme (Unterschenkel)	**Soziale Aspekte** ➢ Rentnerin ➢ Sohn ➢ lebt allein **Psychische Aspekte** ➢ Zukunftsängste (Versorgung nach Entlassung) ➢ Angst vor Verschlechterung des AZ ➢ Angst vor OP ➢ macht sich Gedanken ➢ nervös ➢ traurig **Soziale Kontakte** ➢ bekommt keinen Besuch

➢ Übelkeit u. Erbrechen ➢ Dekubitusgefährdung (mittel) ➢ Brille ➢ ist orientiert (R) **Med.-therapiebezogene Info** ➢ nimmt viele Medikamente **Pflegebezogene Aspekte** Bewegung/Mobilität ➢ Benötigt Rollator Körperpflege ➢ Selbstständig bei der Körperpflege (R) ➢ Benötigt Hilfe beim Duschen ➢ Zahnprothese Essen und Trinken ➢ Selbstständige Nahrungsaufnahme	

In der zweiten Phase von Unterrichtssequenz D 01 lesen die Auszubildenden Auszüge aus dem biographischen Interview mit Frau Schulz, das während des in der Akte dokumentierten Krankenhausaufenthaltes geführt wurde. Anschließend werden dieselben Arbeitsschritte durchgeführt wie in der ersten Sequenz. Die Eindrücke werden auch hier wieder an der Tafel zusammengeführt, allerdings mit einem völlig anderen Ergebnis. Somatische Beschwerden, die die Patientin gerade noch als „schwer erkrankt" erscheinen ließen, treten eher in den Hintergrund. Psychosoziale Aspekte treten in den Vordergrund, Ressourcen werden vermehrt von den Auszubildenden ausgemacht und benannt (s. Tab. 3). Dieses Ergebnis wird von einer Schülerin folgendermaßen kommentiert: „...als hätte man es mit einer völlig anderen Patientin zu tun!"

Tab. 3: Auswertungsergebnisse – Situationseinschätzung nach Interviewstudium (R) = Ressource

Physische Situation	***Psychosoziale Situation***
Beschwerden/gesundheitliche Probleme ➢ Diabetes mellitus ➢ BZ: 560 mg/dl ➢ Husten (seit langem) ➢ Auswurf ➢ Luftnot (seit langem) ➢ Fieber ➢ Pergamenthaut ➢ entzündeter Zeh ➢ Schmerzen im Zehbereich ➢ schlechter AZ **Pflegebezogene Aspekte**	**Biographische Aspekte** ➢ früher anstrengende Arbeit (Krankenschwester) ➢ erster Mann an Krebs verstorben ➢ hat ihren 2.Mann jahrelang gepflegt ➢ Witwe mit 50 Jahren (2 x verwitwet) ➢ ist viel gereist **Angehörige** ➢ Sohn (R) ➢ Enkelkinder (R) **Wohnsituation** ➢ hilfsbereite, nette Nachbarn (R)

➢ spritzt selbstständig Insulin (R) ➢ misst selbstständig BZ (R) ➢ misst selbstständig RR (R) ➢ benutzt Asthma-Spray (R) ➢ ist orientiert (R)	**Materielle Situation** ➢ bekommt eine hohe Rente (R) ➢ keine finanziellen Sorgen (R) **Persönliche Aspekte** ➢ ist gläubig (R) ➢ „starke Frau", „Stehaufmännchen" (R) ➢ hat sich mit dem Tod auseinander gesetzt, eigene Beerdigung geplant (R) ➢ regelt ihre Angelegenheiten mit etwas Hilfe selbst (R) ➢ fühlt sich unwohl wegen ihrer „stabilen" Oberschenkel ➢ achtet auf gesunden Lebenswandel **Umgang mit gesundheitlichen Problemen/Krankenhausaufenthalt** ➢ ist gut über Krankheit und Medikation aufgeklärt (R) ➢ achtet auf Einhaltung der Therapien (R) ➢ fühlt sich im Krankenhaus wohl (R) ➢ ist mit den Ärzte- und dem Pflegepersonal sehr zufrieden, „eine zweite Familie" (R) ➢ denkt, ihre Umgebung durch Husten zu stören

Die Deutungen der Auszubildenden zu diesen unterschiedlichen Ergebnissen reichen von „Die Patientin ist sich vielleicht überhaupt nicht der Schwere ihrer Erkrankung bewusst?" bis hin zu „...offensichtlich ist die Patientin zwar krank, aber in ihrem Leben gibt es noch eine Menge Dinge, die es für sie lebenswert machen!" oder „...vielleicht gucken wir im Krankenhaus doch zu sehr auf die Beschwerden der PatientInnen?"

Die Auszubildenden erkennen zunächst, dass die Art der Betrachtung (Patientenakte versus Interview) maßgeblich das Ergebnis determiniert. Ihnen wird deutlich, dass es eine offenkundige Inkongruenz zwischen der medizinisch-pflegerischen professionellen Perspektive und der Perspektive der Patientin gibt. Die Sichtweise der Patientin, ihre Befindlichkeit, ihre Bewertung und ihr Handeln werden vornehmlich durch ihre persönliche Biographie bestimmt. Die Auszubildenden entdecken durch die Unterrichtssequenz, dass eine multidimensionale Betrachtung und die Berücksichtigung der Patientenperspektive neue und effektivere Möglichkeiten für Beratung und andere pflegerische Interventionen eröffnen kann. Mit dem biographischen Interview haben die Auszubildenden eine Methode kennen gelernt, die geeignet ist, die Sicht der PatientInnen auf ihre

Situation zu erfassen. Ergänzend bietet das Konzept der Salutogenese hilfreiche Ansatzpunkte, die Anforderungen und Ressourcen einer Patientin/eines Patienten zu erheben.

Abschließend werden die Lernfragen aus der ersten Unterrichtsequenz ergänzt. Die Arbeitsergebnisse werden von den LehrerInnen gesammelt und den Auszubildenden in Tabellenform oder als Mindmap ausgehändigt. Im Anschluss daran wird das eigentliche Lernfeld umfassend vorgestellt und erläutert.

D 02 „Pflegemodelle - Salutogenese und Biographiekonzept"

Tab. 4: Auszug aus dem Curriculum für Lernfeld D, Unterrichtseinheit D 02

Nr.	Thema	h	Inhalte	Ziele Die Auszubildenden...	Methodische Anregungen
D 02	Theorie-basis: Wdh. Saluto-genese und Einf. z. biogra-phischen Interview	4	Gesundheit – Krankheit: Verschiedene Definitionen von Gesundheit (z.B. WHO), Vergleich Pathogenese – Salutogenese, Einführung in die Salutogenese, Zusammenhang zwischen dem Konzept der Salutogenese und biographieorientierte m Arbeiten, Prinzipien eines biographischen Interviews	Wissensorientierung: ▪ nennen grundsätzliche Unterschiede im Gesundheitsverständnis zwischen Salutogenese und Pathogenese ▪ kennen Grundregeln für die Durchführung eines biographischen Interviews und Techniken des aktiven Zuhörens	LehrerInnenvortrag (PowerPoint-Präsentation)/ Unterrichtsgespräch

Im Rahmen der Unterrichtssequenz D 02 „Pflegemodelle – Salutogenese und Biographiekonzept" erarbeiten sich die SchülerInnen das Modell der Salutogenese und das Konzept des biographischen Interviews als Grundlage für die weiteren Unterrichtssequenzen. Der Unterricht dazu erfolgt in zwei aufeinanderfolgenden Doppelstunden.

In der ersten Unterrichtstunde wird nicht nur der salutogenetische Ansatz erörtert, sondern ebenso bewusst die Gegenposition („Risikofaktorenmodell") dargestellt. Im Vergleich Pathogenese versus Salutogenese wird hier erneut die Erkenntnis aus dem Einführungsunterricht (D 01 „Frau Schulz"), dass Gesundheit und Krankheit aus unterschiedlichen Perspektiven unterschiedlich wahrgenommen und bewertet werden, aufgenommen und vertieft.

In der zweiten Doppelstunde werden den Auszubildenden die Prinzipien des biographischen Interviews präsentiert und die Intention dieser für sie neuen Methode wird erläutert. Der Zusammenhang zwischen dem Konzept der Salutogenese und dem biographieorientierten Arbeiten wird den Auszubildenden im Hinblick auf ein individuelleres und tieferes PatientInnenverständnis in Aussicht gestellt. Medial wird der Unterricht mittels PowerPoint-Präsentation unterstützt und methodisch anhand eines LehrerInnenvortrages und Unterrichtsgesprächs durchgeführt.

D 03 Biographische Interviews – PatientInnen mit COPD/Diabetes mellitus

Tab. 5: Auszug aus dem Curriculum für Lernfeld D, Unterrichtseinheit D 03

Nr.	Thema	h	Inhalte	Ziele Die Auszubildenden…	Methodische Anregungen
D 03	Biographische Interviews: Praktische Umsetzung – Datenerhebung zur sozialen und psychischen Situation von PatientInnen mit chronischer Erkrankung	10	Praktische Umsetzung/ Anwendung der Erkenntnisse von D 02	Wissensorientierung: ▪ hören aktiv zu ▪ führen ein biographisches Interview durch Verständigungsorientierung: ▪ nehmen sich zurück, nehmen sich in der Haltung des Interviewers/der Interviewerin wahr ▪ beschreiben Gefühle und Wahrnehmungen in der Rolle des Interviewers/ der Interviewerin (z.B. jemandem zu nahe kommen →Überschreitung von Tabugrenzen) ▪ nehmen die Situation der Patientin/des Patienten wahr und lassen sich auf ihre Gedankenwelt ein ▪ nehmen die eigene Betroffenheit/Ängste bezogen auf die Gefühlsregungen der PatientInnen wahr	SchülerInnen führen in 6-7 Kleingruppen biographische Interviews im klinischen oder häuslichen Bereich durch und werten diese im Abgleich mit der PatientInnenakte aus. Kriterium für die PatientInnenauswahl: Vorerkrankung COPD oder Diabetes mellitus. Auswertung der Interviews mit Hilfe des Beratungsdiagnosebogens. Erhebung ergänzender Unterlagen aus der PatientInnenakte. Erarbeitung einer PatientInnenvorstellung für die Fallbesprechung

In dieser Unterrichtssequenz erhalten die SchülerInnen den Auftrag, mit ausgewählten PatientInnen ein biographisches Interview zu führen und auszuwerten. In einer Doppelstunde werden die Auszubildenden in Teams zu zwei bis drei Personen eingeteilt, mit den Aufgabenstellungen (Abb. 3) vertraut gemacht und InterviewpatientInnen zugeordnet. Geräte zur Aufzeichnung des Interviews, Beratungsdiagnosebögen für die Auswertung (Abb. 4) und Einverständniserklärungen für die InterviewpartnerInnen werden verteilt und erläutert.

Die Rollenaufteilung für die Interviews wird innerhalb der einzelnen Teams geklärt, der Ablauf und die Aufnahmegeräte werden getestet. Die Auszubildenden sollen sich über einleitende Fragestellungen klar werden und diese für sich formulieren. Die eingeteilten Interviewteams arbeiten in den weiteren Sequenzen bis zum Ende der Lernfeldes, der Vorstellung des Beratungskonzeptes (D 13), zusammen. Im Anschluss an das durchgeführte Interview bearbeiten die Auszubildenden die erhobenen Daten gemäß dem Arbeitsauftrag.

Für das Interview steht den Auszubildenden ein Zeitrahmen von drei Doppelstunden zur Verfügung. Der genaue Zeitpunkt wird zwischen PatientInnen und Interviewteams individuell abgesprochen. Das Interview selbst soll ca. eine bis anderthalb Stunden dauern. Die verbleibende Zeit sowie weitere zwei Doppelstunden werden als Ausarbeitungszeit genutzt.

Die Patientenauswahl für die Interviews wird vom DozentInnenteam in Zusammenarbeit mit den Stationen der Trägerhäuser der Bremer Krankenpflegeschule und den ambulanten Pflegediensten, die Einsatzorte der praktischen Ausbildung sind, durchgeführt. Aus unserer Erfahrung sind PatientInnen aus dem Bereich der häuslichen Pflege als InterviewpartnerInnen zu bevorzugen, da die Gesprächssituation im häuslichen Bereich für alle Beteiligten offensichtlich angenehmer ist als im klinischen Ambiente.

Voraussetzungen für die Auswahl der PatientInnen sind neben der Bereitschaft zum Interview entsprechende kognitive Fähigkeiten und das Vorliegen eines der im Lernfeld bearbeiteten Krankheitsbilder, also eines Diabetes mellitus oder einer COPD in der Haupt- oder Nebendiagnose.

Die Auszubildenden haben zu diesem Zeitpunkt außer ihren Erfahrungen in der Praxis noch keinen Unterricht zu den Krankheitsbildern erhalten. Diese Tatsache wird von ihnen mitunter bemängelt, soll aber dazu führen, dass die InterviewerInnen beim Gespräch mit den PatientInnen nicht in eine tradierte und somit pathogenetische Sichtweise verfallen, wodurch die Interviews möglicherweise zu sehr den Aufnahmegesprächen auf den Stationen ähneln würden.

Das Erleben der Interviewsituation wird von den Teams sehr unterschiedlich beschrieben. In der Regel fällt den Auszubildenden aufgrund ihrer beruflichen Erfahrungen im Umgang mit Menschen die Kontaktaufnahme wesentlich leichter als angenommen, wobei allerdings der Besuch bei den ambulanten PatientInnen zu Hause für sie, auch im 2. Ausbildungsjahr, eine nicht unerhebliche Hürde darstellt. Berichtet wird von „…einsilbigen PatientInnen, denen man alles aus der Nase ziehen musste“ oder „falschen“ (geschlossenen) Fragestellungen, die den PatientInnen nicht in einen Redefluss kommen lassen. Oft bemerken die Auszubildenden, dass sie „Pausen schlecht aushalten können“, dass die Fragen nicht korrekt formuliert waren oder formuliert werden konnten. Andere Gruppen erleben PatientInnen, „die uns überhaupt nicht mehr gehen lassen wollten“, berichten über sehr berührende und spannende Interviews und, dass „das Interview erst richtig losging, als das Band aus war“. Generell sind die Rückmeldungen eher positiv. Es gibt viele Erfahrungen, wie „…endlich mal Zeit haben, zuzuhören“, „…einen anderen Blickwinkel einnehmen“, „…man erfährt doch andere Dinge über die Patientin/den Patienten als sonst“ und „…man kann PatientInnen viel besser einschätzen“, aber auch etwas weniger differenzierte Aussagen wie „…mal was anderes“. Eher selten erleben wir Meinungen, wie „in der Praxis nicht brauchbar.“

Arbeitsauftrag für die Durchführung des biographischen Interviews am ...

Teil 1

Nehmen Sie bitte Kontakt mit der entsprechenden Station oder mit der Patientin/dem Patienten (Amb. Pflege) auf und sprechen Sie den genauen *Zeitpunkt des Interviews* ab.

Unterrichten Sie die PatientInnen bitte über Ihr Anliegen und holen Sie seine schriftliche *Einverständniserklärung* ein.

Führen Sie das *Interview* durch (offene Fragestellung, die Patientin/den Patienten erzählen lassen, Gespräch unter Berücksichtigung der individuellen Belastbarkeit der Patientin/des Patienten führen).

Erheben Sie anhand der *Dokumentation* (Kurve/Patientenakte) die *Diagnosen* und die bisherige *Behandlung/Pflege* der PatientInnen/KlientInnen.
Es versteht sich, dass wir für die Beurteilung und die weitere Bearbeitung der Situation der PatientInnen auch möglichst die exakte *Medikation* benötigen.

Teil 2

Transkribieren Sie bitte die Teile aus dem Interview, von denen Sie den Eindruck haben, dass diese bedeutungsvoll bzw. für die Patientin/den Patienten charakteristisch sind (ca. 2 DIN A4-Seiten).

Untersuchen Sie das Interview mittels des *Beratungsdiagnosebogens* in Bezug auf Ressourcen und Anforderungen. (Zunächst noch ohne Zielformulierung!)

Erstellen Sie außerdem eine *Kurzinformation* über die Patientin/den Patienten. (1 DIN A4-Seite: Geschlecht, Alter, Diagnose, Therapie, Pflegeprobleme, Pflegeschwerpunkte, soziale Situation)

Stellen Sie das Interview in Auszügen dar (Form freiwählbar) und präsentieren Sie bitte Ihre weiteren Arbeitsergebnisse an den Präsentationstagen im Forum.
(Alle KursteilnehmerInnen bekommen die Kurzinformation!)

Abb. 3: Arbeitsauftrag „Durchführung und Auswertung des biographischen Interviews"

Ressourcenorientierte Beratung[29] **Datum/ Zeit:** **KlientIn:** **BeraterIn:**				
Sammlung von Informationen zur PatientInnensituation	**Einschätzung der Gesundheitsfaktoren**			**Ziele**
Phase des Pflegeprozesses: **1**	**2.1**	**2.2**	**2.3**	**3**
Gesundheits-Faktor (= GF) Jeder Faktor, der die Entwicklung in Richtung Gesundheits- oder Krankheitspol beeinflussen kann. Beschreiben Sie den Faktor so, dass Ihre KollegInnen verstehen was Sie meinen. Benennen Sie links jew. die Zeile(n) im Interview, der sie den GF entnommen haben.	**Wirkt dieser GF bei allen Menschen gleich? (Ja/Nein)**	**Ist der GF eine Anforderung oder Ressource? (A/R)**	**Hat er Bedeutung für die aktuelle Situation? (Ja/Nein)**	
I) <u>Umwelt:</u> Welche physikalischen, chemischen oder materiellen Faktoren haben Einfluss auf die Gesundheit? (z.B. verfügbare Menge des Geldes, Art der Wohnung, Schadstoffe, ...)				
II) <u>Umwelt:</u> Welche Menschen haben Einfluss auf die Gesundheit? (z.B. PartnerIn, Freunde, Verwandte, Chef, KollegInnen, ...)				
III) <u>*Person:*</u> *Welche körperlichen Faktoren spielen eine Rolle für die Gesundheit?*				
IV) <u>*Person:*</u> *Welche psychischen Faktoren beeinflussen die Gesundheit?*				

Abb. 4: Beratungsdiagnosebogen (verkürzte Form)

29 Dieser Pflegeberatungsbogen wurde in seiner Grundkonzeption von Andreas C. Müller während seines Referendariats an der Bremer Krankenpflegeschule entwickelt und im Rahmen der Lernfeldentwicklung durch die Arbeitsgruppe modifiziert.

D 11 „Fallvorstellung und Fallbesprechung“

Tab. 6: Auszug aus dem Curriculum für LF D, Unterrichtseinheit D 11

Nr.	Thema	h	Inhalte	Ziele Die Auszubildenden ...	Methodische Anregungen
D 11	Biographische Interviews → Fallvorstellung und Fallbesprechung	8	Verknüpfung der Inhalte aus D 04 – D 06 (Diabetes Mellitus) und D 07 – D 08 (Atemwegserkrankungen, COPD) mit den in D 03 erhobenen Interviews und Patienteninformationen – Überlegungen für mögliche weitere Beratungsinterventionen	Wissensorientierung: ▪ erfahren Krankheitsbilder am Fallbeispiel ▪ benennen die Situation des Interviewpartners im Netzwerk der Gesundheitsversorgung ▪ erläutern patientenbezogene Informationen aus der Krankenakte (z.B. Diagnosen, medikamentöse Therapie) ▪ erläutern die Pflege- und soziale Situation des/der PatientIn ▪ benennen Unterschiede zwischen fremderhobenen, objektivierten Patientendaten und von der/dem PatientIn narrativ erhobenen Informationen und deren jeweilige Bedeutung für das pflegerische Handeln ▪ identifizieren Anforderungen und Ressourcen Verständigungsorientierung: ▪ beobachten ihre Gefühle und Wahrnehmungen in der Rolle der Interviewerin/des Interviewers ▪ beurteilen ihr Erleben beim Einlassen auf die Gedankenwelt anderer, ihnen wenig/nicht vertrauter Menschen ▪ beobachten ihre Gefühle und Reaktionen gegenüber PatientInnen, die durch ihr Verhalten ihre eigene Gesundheit gefährden (mangelnde Compliance) ▪ deuten Informationen aus dem biographischen Interview ▪ verständigen sich über die Gefühle und Deutungen individueller Lebensweisen/anderer Gedankenwelten ▪ nehmen den Interviewpartner/die In-	Jede Gruppe stellt den MitschülerInnen im Rahmen einer Fallbesprechung ihre/n InterviewpartnerIn und das Interview vor. Die Gestaltung (z.B. Medieneinsatz, Rollenspiel) bleibt den SchülerInnen überlassen. Anschließend kurze Frage- und Diskussionsrunde.

Nr.	Thema	h	Inhalte	Ziele Die Auszubildenden ...	Methodische Anregungen
				terviewpartnerin als ganze Person (auch vor dem sozioökonomischen Hintergrund und im Kontext der Lebenswelt) wahr ▪ machen sich Gedanken über die individuellen Bedeutungen vom Gesundheits- und Krankheitserleben aus der Perspektive der Patientin/des Patienten ▪ verständigen sich über die Bedürfnisse, über die individuellen, medizinisch-krankheitsbedingten und psychosozialen Anforderungen sowie über die personalen und umweltbedingten Ressourcen der Interviewpartnerin/des Interview-partners Reflexionsorientierung: ▪ reflektieren den Widerspruch zwischen regelrechtem medizinisch-pflegerischem Wissen/Handeln einerseits und der PatientInnen-wirklichkeit andererseits ▪ reflektieren den Widerspruch zwischen Gesund- sein-wollen und -bleiben einerseits und dem Ausleben gesundheitsgefährdender Bedürfnisse (lustvoll) andererseits ▪ thematisieren den Wunsch nach Autonomie und Ablehnung von Bevormundung einerseits und das Bedürfnis nach Heilung und Fürsor-ge andererseits	

In den folgenden acht Stunden stellen die Interviewteams ihre/n Interview-partnerIn (inkl. Diagnosen, pflegerischen Interventionen und Medikation) und das durchgeführte Interview vor und erläutern anhand des Beratungsdiagnose-bogens (Abb. 4) die von ihnen identifizierten Ressourcen und Anforderungen.

Die Methode der Präsentation ist von den Auszubildenden frei wählbar. Die bisher gewählten Präsentationsformen reichen von Vorstellungen per Folien auf dem Overhead-Projektor über PowerPoint-Präsentationen, Verlesen von ausge-wählten Interviewpassagen mit verteilten Rollen, Erstellung eines Tafelbildes, schauspielerische Darstellung des Tagesablaufs einer Interviewpartnerin/eines

Interviewpartners mit Moderation bis hin zur Erstellung einer Zeitachse als Poster, um Krankheitsverläufe und Lebensereignisse chronologisch darzustellen und zu visualisieren.

Je nach Persönlichkeitsstruktur der Interviewpartnerin/des Interviewpartners und der individuellen Krankheitsgeschichte sowie den jeweiligen Rahmenbedingungen (z.B. Interview im Krankenhaus während des stationären Betriebes mit Störungen) sind die Interviews vom Ergebnis her unterschiedlich umfangreich und aussagekräftig. Hinzu kommt, dass die Auszubildenden unerfahren in der Führung eines biographischen Interviews sind und es ihnen oftmals schwer fällt, den Interviewpartner durch erzählgenerierende Fragen zu einem Redefluss anzuregen sowie das Interview nicht durch zu viele Fragen zu stark zu strukturieren.

D 13 Grundsätze der Beratung und Schulung / Fallbezug herstellen

Tab. 7: Auszug aus dem Curriculum für Lernfeld D, Unterrichtseinheit D 13

Nr.	Thema	h	Inhalte	Ziele Die Auszubildenden …	Methodische Anregungen
D 13	Grundsätze zu Beratung und Schulung (Einzelfall und gesamtgesellschaftliche Interessen)	10	Wiederholung bzw. Ergänzung zur Begriffsbestimmung bzw. dessen Abgrenzung: Informieren, anleiten, schulen und beraten von PatientInnen und KlientInnen Einordnung pflegerischer Beratungskonzepte und Zielsetzung (Compliance versus Empowerment) Nach dem Unterricht „Programme der Gesundheitsförderung (D 12)	Wissensorientierung: ▪ definieren im Zusammenhang mit der Beratung von PatientInnen und KlientInnen Begriffe wie informieren, anleiten, schulen und beraten ▪ ordnen einzelne Maßnahmen in Konzepte ein und benennen unterschiedliche Ziele der verschiedenen Maßnahmen ▪ entwickeln konkrete Maßnahmen („Ressourcen stärken, Anforderungen reduzieren") für eine gesundheitsförderliche Beratung bezogen auf die/den jeweilige/n InterviewpartnerIn Verständigungsorientierung: ▪ verstehen die Bedürfnisse der PatientInnen hinsichtlich ihres	Arbeitsblätter, Fallbeispiele Beratungsverlauf entwickeln Präsentation der einzelnen Gruppen Dieser Beratungsverlauf wird mit dem Standardverlauf eines für diese PatientInnen geeigneten Disease-Management-Programms verglichen. Es wird überlegt, wie die

Nr.	Thema	h	Inhalte	Ziele Die Auszubildenden ...	Methodische Anregungen
			soll ein konkreter Fallbezug hergestellt werden. Auf Grundlage des biographischen Interviews und des Assessments (Anforderungen, Ressourcen, medizinische und pflegerische Situation) sowie der erfolgten Fallbesprechung in D 11 wird eine gesundheitsförderliche Beratung für den jeweiligen Fall entwickelt. Salutogenese vs. Präventionsansatz/ Beratung vs. Schulung – Reflexion der Ansätze vor dem gesellschaftlichen und berufspolitischen Hintergrund und den Interessen der Einzelfälle *Hinweise zu Planung, Durchführung und Intentionen der Sequenz* *D 12 /D 13 sollen im Zusammenhang unterrichtet werden.* Die Lernenden sollen in der Reflexion des gesamten Lernfeldes zu einer kritischen Auseinanderset-	Beratungs- und Schulungsbedarfs ▪ nehmen ihre eigenen Gefühle und Interessen in Bezug auf Beratung und/oder Schulung wahr ▪ nehmen Reaktionen und Gefühle (Verständnis, Zorn, Ärger, Trauer,..) gegenüber PatientInnen wahr, die die eigene Gesundheit durch ihr Verhalten gefährden ▪ verständigen sich über Gründe für den Mangel an Vorbildern für eine erfolgreiche Pflegeberatung im klinischen Alltag Reflexionsorientierung: ▪ reflektieren widersprüchliche Gefühle im Zusammenhang mit Beratung und Schulung (wissen, was gesund und richtig ist und Verantwortung übernehmen wollen vs. niemanden bevormunden wollen) ▪ nehmen ihre Gefühle wahr bezüglich gesund sein wollen vs. Erfüllung von gesundheitsgefährdenden Bedürfnissen (z.B. Umgang mit Genussmitteln) ▪ reflektieren eigenes Verhalten bezüglich Prävention ▪ reflektieren widersprüchliche Bedürfnisse der PatientInnen in Bezug auf Beratung und Schulung (gesund sein wollen vs. nichts verändern wollen/ autonom sein und nicht bevormundet werden wollen vs. Bedürfnis nach Hilfe und Unterstützung) ▪ reflektieren professionelle Widersprüche im pflegerischen Handeln (Fürsorge versus Autonomie/Compliance versus Empowerment) ▪ formulieren Voraussetzungen	PatientInnen jeweils auf ein Beratungsgespräch bzw. ein Schulungsangebot reagieren könnten und welche Vorteile bzw. Nachteile mit dem jeweiligen Konzept für den/die Einzelne/n verbunden wären. Diskussion zur Effizienz von Maßnahmen der Prävention und zur Gesundheitsförderung im Unterrichtsgespräch Evaluation des Lernfeldes

Nr.	Thema	h	Inhalte	Ziele Die Auszubildenden ...	Methodische Anregungen
			zung mit und einer Einschätzung von Maßnahmen der Gesundheitsförderung gelangen und dabei sowohl die Interessen des Einzelfalls als auch die der Gesellschaft und der Institutionen des Gesundheitswesens nachvollziehen und gegeneinander abwägen.	für effektive Maßnahmen und Konzepte im Rahmen von Prävention und Gesundheitsförderung, die bestimmte gesellschaftlichen Gruppen erreichen (Public Health), auf gesellschaftlicher und gesundheitspolitischer Ebene ▪ erläutern Vorteile und Voraussetzungen für die Förderung niedrigschwelliger Angebote, wie aufsuchende Familiengesundheitspflege	

Die Auszubildenden erhalten in der Unterrichtssequenz D 13, nachdem sie in D 12 Programme der Gesundheitsförderung kennen gelernt haben, den Arbeitsauftrag (Abb. 5), für „ihren" Fall Ziele einer gesundheitsförderlichen Beratung zu entwickeln und Maßnahmen dafür zu benennen.

Arbeitsauftrag

D 13 Grundsätze von Beratung und Schulung/ Fallbezug herstellen

Individuellen Fallbezug herstellen:

Anhand des Interviews und des Beratungsbogen wurde die Situation der Patientin/des Patienten im Rahmen der Fallvorstellung besprochen.
Machen Sie jetzt einen Vorschlag mit möglichen Inhalten im Rahmen einer gesundheitsfördernden Beratung.

- ➢ Definieren Sie Ziele auf der Grundlage des Beratungsbogens (Anforderungen/Ressourcen).
- ➢ Formulieren Sie Maßnahmen.
- ➢ Ordnen Sie Ihre Beratungsaspekte den Kategorien pflegerischer Beratungskonzepte (nach Darmann-Finck) zu.

Berücksichtigen Sie dabei:

- die individuelle Situation „Ihrer“ Patientin/ „Ihres“ Patienten nach der Fallbesprechung: Welche Aspekte in der Analyse der Patientensituation müssten evtl. vertieft bzw. erweitert werden?
- Kategorien zur Einordnung pflegerischer Beratungskonzepte
- Programme der Gesundheitsförderung
- Entwicklungen im Gesundheitswesen bzw. im Berufsfeld
- andere Unterrichtsinhalte aus dem Lernfeld

Im Rahmen der Auswertung bzw. des Abschlusses des Lernfeldes führen wir ein Reflexionsgespräch zum Thema Gesundheitsförderung/Gesundheitspolitik.
Was müsste nach Ihrer Meinung getan werden, um Prävention und Gesundheitsförderung effizient zu gestalten?

Abb. 5: Arbeitsauftrag: Grundsätze von Beratung und Schulung/Fallbezug herstellen

Zur Bearbeitung des Arbeitsauftrages sollen die Auszubildenden die Erkenntnisse aus der Fallvorstellung sowie aus den Unterrichtssequenzen mit pflegefachlichen Inhalten zu den Krankheitsbildern Diabetes mellitus und COPD nutzen. Des Weiteren sollen sie ihr Wissen über konventionelle Programme der Gesundheitsförderung und der Prävention, z.B. Disease Management Programme, einfließen lassen.

Zusätzlich sollen die Auszubildenden ihre Beratungsaspekte den Kategorien pflegerischer Beratungskonzepte (Informationsblatt Tab. 8) zuordnen. Diese Kategorien werden im Unterrichtsgespräch vorab erläutert. Dabei werden insbesondere die Begriffe Compliance und Empowerment besprochen und kritisch hinterfragt.

Tab. 8: Kategorien zur Einordnung pflegerischer Beratungskonzepte[30]

Kategorien von Beratungskonzepten			
Konzept-struktur	**Stark strukturiert**	**Halb-struktu-riert**	**Offen**
Ziele	**Compliance** „Therapietreue“, d.h. der/die PatientIn befolgt konsequent die Anordnungen des medizinischen Fachpersonals		**Empowerment** “Mitwirkungsmöglichkeiten“, d.h. Menschen in die Lage versetzen, ihre Anliegen selbstbestimmt, eigenmächtig und selbstverantwortlich zu vertreten und zu gestalten

30 Diese Tabelle beruht auf einem Seminarskript von Darmann-Finck.

Beratungs-verständnis (Pflegever-ständnis)	der Patientin/dem Patienten Problemlösungen aufzeigen und vorgeben (technische Problemlösung)		Probleme im Gespräch gemeinsam mit der Patientin/dem Patienten in ihrer/seiner Lebenswelt analysieren und bearbeiten (kommunikative Problembearbeitung)
Theorie-grundlage für Beratung	Objektivität „Wissen“		Subjektivität „Deutung“
Beratungs-methoden	Problemorientiertes Vorgehen		Biographieorientiertes Vorgehen
Gesundheits-/Pflegever-ständnis	Pathogenese Symptomorientiertes Pflegeverständnis		Salutogenese Ganzheitliches Pflegeverständnis

3. Ergebnisse

Die PatientInnen/KlientInnen, die als InterviewpartnerInnen für das Lernfeld gewonnen werden können, sind erfahrungsgemäß sehr unterschiedlich. Damit birgt dieser Unterricht auch bei sorgfältiger Vorbereitung und Zeitinvestition in die Akquise immer wieder Überraschungen – auch für die LehrerInnen. Die bislang aufgetretene Bandbreite lässt sich z.B. durch die folgenden beiden Beispiele umreißen:

> …einerseits eine 26jährige Typ I-Diabetikerin, die mit ihrem ebenfalls an Typ I-Diabetes erkrankten Ehemann und dem fünfjährigen Sohn zusammenlebt. Beide Ehepartner leben von Hartz IV und gehören eher der sogenannten bildungsfernen Schicht an. Die Patientin ist offensichtlich schlecht über ihren Diabetes aufgeklärt und kam im Coma diabeticum in die Klinik. Bei dieser Patientin finden sich kaum Ressourcen, aber zahlreiche Anforderungen.
>
> …andererseits eine erblindete Diabetikerin im Alter von 67 Jahren, für die die Erblindung - eigentlich eine Anforderung - zu einer Ressource geworden ist, da sie ihr Leben noch einmal vollkommen neu gestaltet hat. So hat sie zum Beispiel ein Buch geschrieben. Diese Interviewpartnerin ist vollständig über ihre Erkrankungen aufgeklärt und weiß sich selbst zu helfen. Das heißt für das Empfinden der Betroffenen: kaum Anforderungen, viele Ressourcen.

Um den Arbeitsprozess zu beschreiben, werden im Folgenden exemplarisch Ergebnisse einer Arbeitsgruppe (SchülerInnen: N. K., J. R. und S. R.) zu den Arbeitsaufträgen „Durchführung und Auswertung eines biographischen Interviews“ und „Gesundheitsförderliche Beratung“ vorgestellt. Die interviewte Patientin nennen wir Frau Fichtner.

Arbeitsauftrag „Durchführung und Auswertung eines biographischen Interviews“

Folgende Informationen zur Patientin haben die Auszubildenden aus der Krankenakte bzw. Akte des Pflegedienstes zusammengestellt und diese per Folie den MitschülerInnen präsentiert:

Kurzinformation über Fr. Fichtner

Geschlecht: weiblich
Geburtsjahr: 1936

Diagnosen:

- Diabetes mellitus
- Carotisstenose beidseits → Stent rechts
- Hypertonie
- AVK
- Gonarthrose rechts
- Z.n. Myokardinfarkt 3x
- Z.n. Apoplex 2x
- Thrombektomie rechts → Stent rechts
- Depressionen
- Niereninsuffizienz → Stent links
- Gallenkoliken
- Z.n. Katarakt-OP links
- Hirnleistungsstörungen

Medikamente:

• Amlopidin®	10-0-0-0
• ASS®	100-0-0-0
• Fortzaar®	100/25-0-0-0
• Frisium®	10mg b. B. maximal 20mg pro Tag bei akuten Erregungs- und Spannungszuständen
• Iscover®	0-75-0-0
• Metoprololsuccinat®	47,5-0-47,5-0
• Mixtard 30/70 Penfill®	24-0-18-0
• Molsidomin (Retard)®	8-0-0-0
• Pantoprazol®	20-0-0-0
• Paracetamol®	b. B. 500mg, maximal 1500mg pro Tag
• Simvastatin®	0-0-80-0
• Spiriva®	1-0-0-0
• Spironolacton®	25-0-0-0

Pflegeschwerpunkt:
Fr. Fichtner ist durch den Apoplex in ihrer Bewegung in der rechten Hand eingeschränkt, zusätzlich kann sie nicht mehr so gut sehen. Fr. F. ist außerhalb ihrer Wohnung auf den Rollstuhl angewiesen, jedoch kann sie sich innerhalb der Wohnung selbstständig bewegen und versorgen.
Fr. Fichtner hat Pflegestufe 1, der Pflegedienst kommt zwei Mal am Tag, um den Blutzucker zu messen, Insulin zu spritzen und die Tabletten zu stellen.

Soziale Situation:
Fr. Fichtner wohnt alleine in einer Wohnung, sie hat drei Kinder und viele Enkelkinder, die in Bremen wohnen und sie besuchen kommen.
Im Haus hat sie nette Nachbarn, die ihr Gesellschaft leisten, ihre Schwester wohnt ebenfalls im Haus und hilft ihr, wo es geht.
Außerdem geht sie regelmäßig zum Frauentreff, dieser wird von der Kirche angeboten.

Abb. 6: Kurzinformation zur Interviewpartnerin „Frau Fichtner"

Aus dem Interview mit der Patientin ergab sich, dass sie verschiedene einschneidende Lebensereignisse (Tod des Ehemanns, Tod zweier Kinder) erfahren hat. Um diese und die vielfältigen Krankheiten in eine chronologische Reihenfolge zu bringen und zu visualisieren, fertigten die Auszubildenden ein Poster mit einer Zeitachse an, welches sie im Rahmen ihrer Vorstellung präsentierten. Anschließend trugen die Auszubildenden verschiedene Textpassagen aus dem Interview mit verteilten Rollen vor.

Im weiteren Verlauf des Unterrichts wurden von den Auszubildenden mithilfe des Beratungsdiagnosebogens verschiedene Anforderungen und Ressourcen identifiziert. Es wurde jeweils beurteilt, ob diese Gesundheitsfaktoren bei allen Menschen gleich wirken und welche Bedeutung sie für die aktuelle Situation der Patientin haben.

Gesundheits-Faktor (=GF) Jeder Faktor, der die Entwicklung in Richtung Gesundheits- oder Krankheitspol beeinflussen kann. Beschreiben Sie den Faktor so, dass Ihre KollegInnen verstehen, was Sie meinen. Benennen Sie links jew. die Zeile(n) im Interview, der sie den GF entnommen haben.	**Wirkt dieser GF bei allen Menschen gleich? (Ja/ Nein)**	**Ist der GF eine Anforderung oder Ressource? (A/ R)**	**Hat er Bedeutung für die aktuelle Situation? (Ja/ Nein)**
II) Umwelt: Welche Menschen haben Einfluss auf die Gesundheit? (z.B. PartnerIn, Freunde, Verwandte, Chef, KollegInnen)			
„[…] ich bin zwar nicht gläubig, aber da ist ne gute Frauengruppe, ich kenn die alle			

von Kind auf an, wir sind hier groß geworden und dann gehen wir mal zusammen zum Altersheim, Kaffee trinken und so was […]“	nein	R	ja
Gesundheits-Faktor (=GF) Jeder Faktor, der die Entwicklung in Richtung Gesundheits- oder Krankheitspol beeinflussen kann. Beschreiben Sie den Faktor so, dass Ihre KollegInnen verstehen, was Sie meinen. Benennen Sie links jew. die Zeile(n) im Interview, der sie den GF entnommen haben.	**Wirkt dieser GF bei allen Menschen gleich? (Ja/ Nein)**	**Ist der GF eine Anforderung oder Ressource? (A/ R)**	**Hat er Bedeutung für die aktuelle Situation? (Ja/ Nein)**
III) <u>Person:</u> Welche körperlichen Faktoren spielen eine Rolle für die Gesundheit?			
„[…] Ja, ich hatte nen Schlaganfall […] Und dann hab ich nen zweiten Schlaganfall gehabt, von da konnt ich auch nicht mehr schreiben oder sprechen […] die rechte Hand kann ich nicht richtig bewegen[…]“	ja/nein	A	ja
Gesundheits-Faktor (=GF) Jeder Faktor, der die Entwicklung in Richtung Gesundheits- oder Krankheitspol beeinflussen kann. Beschreiben Sie den Faktor so, dass Ihre KollegInnen verstehen, was Sie meinen. Benennen Sie links jew. die Zeile(n) im Interview, der sie den GF entnommen haben.	**Wirkt dieser GF bei allen Menschen gleich? (Ja/ Nein)**	**Ist der GF eine Anforderung oder Ressource? (A/ R)**	**Hat er Bedeutung für die aktuelle Situation? (Ja/ Nein))**
IV) <u>Person:</u> Welche psychischen Faktoren beeinflussen die Gesundheit?			
„[…] Ja, fünf Kinder. Hatte ich. Zwei sind schon tot. […] geh ich nach oben, liegt er tot im Bett. […] Ja, und das steck ich auch heute noch nicht weg.“	ja/nein	A	ja

Abb. 7: Auszug aus dem Beratungsdiagnosebogen „Frau Fichtner“

Durch die Beschäftigung sowohl mit dem Interview als auch mit der Patientinnenakte stellten die Auszubildenden fest, dass viele Gesundheitsfaktoren, wie zum Beispiel die Ressource „Zugehörigkeit zu einer Frauengruppe“ oder die Anforderung „Verlust von zwei Kindern und des Ehemanns“, in der Akte nicht erfasst wurden. Diese Aspekte wurden erst im Rahmen des biographischen Interviews ermittelt. Die Auszubildenden können in der Folge mithilfe dieser Methode den Widerspruch zwischen den verschiedenen „Wahrheiten“ erkennen und reflektieren. Hierdurch wird die klassische medizinisch-pflegerische um eine biographische Sichtweise erweitert, letztere bekommt damit eine handlungsleitende Funktion in Bezug auf die Pflegesituation insgesamt!

Arbeitsauftrag „Gesundheitsförderliche Beratung“

Die Maßnahmen zur Gesundheitsförderung und Prävention im Rahmen einer individuellen Patientenberatung, die die Auszubildenden für ihre InterviewpartnerInnen entwickelt haben, sind ähnlich vielfältig wie die Fälle selber. Sie reichen von klassischen Schulungsprogrammen, z.B. zum Umgang mit Insulin, bis hin zu Maßnahmen, die individuelle Ressourcen stärken sollen, beispielsweise die Einbeziehung von LebenspartnerInnen, die Anschaffung eines Hundes, die Teilnahme an Tanzveranstaltungen oder aber auch komplexere Maßnahmen, wie eine längerfristige, aufsuchende Beratung und Betreuung der PatientInnen zu Hause.

In Bezug auf Frau Fichtner formulierten die Auszubildenden aufbauend auf die vorausgegangene Ressourcen-/Anforderungsanalyse folgende Ziele und Maßnahmen:

Gesundheitsfaktor II):

Frau F. nimmt an Aktionen ihrer Gemeinde wie Frauengruppen und Kaffeekränzchen teil. (R)

Ziel:
Frau F. nimmt regelmäßig an gemeinschaftlichen Aktivitäten teil.

Maßnahmen:
Frau F. wird motiviert weiterhin an diesen Gruppen teilzunehmen. Es werden mit ihr Möglichkeiten, wie eine Fahrgemeinschaft mit anderen TeilnehmerInnen oder die Begleitung in öffentlichen Verkehrsmitteln durch ein Familienmitglied, besprochen und organisiert, um ihr den Weg zum jeweiligen Veranstaltungsort zu erleichtern. Frau F. wird darin bestärkt, ihre sozialen Kontakte zu pflegen und auszuweiten. Ihr werden Informationen über ehrenamtliche Helfer und die so genannte Nachbarschaftshilfe zugänglich gemacht.

Abb. 8: Ziel- und Maßnahmenplanung zum GF II am Fallbeispiel Frau Fichtner

Gesundheitsfaktor III):

Die Mobilität der rechten Hand von Frau F. ist seit einem Apoplex eingeschränkt. *(A)*

Ziel:
Die Mobilität der rechten Hand wird verbessert und der Muskeltonus gestärkt. Für Tätigkeiten, die trotzdem eine zu große Belastung der rechten Hand darstellen, kennt Frau F. Hilfsmittel und kann diese einsetzen.

Maßnahmen:
In Rücksprache mit ihrem Arzt werden Frau F. physiotherapeutische Übungen zur Verbesserung der Feinmotorik und Kräftigung der Muskulatur der rechten Hand verordnet. Hilfsmittel wie Tellerbegrenzung und Linkshänderbesteck werden ihr vorgestellt und sie wird im richtigen Umgang mit diesen angeleitet.

Abb. 9: Ziel- und Maßnahmenplanung zum GF III am Fallbeispiel Frau Fichtner

Gesundheitsfaktor IV):

Frau F. empfindet den nicht verarbeiteten Tod ihres Mannes laut ihrer Aussage als Einschränkung. *(A)*

Ziel:
Frau F. kann mit dem Tod ihres Mannes umgehen und fühlt sich durch Momente der Trauer nicht in ihrem Alltag eingeschränkt.

Maßnahmen:
Frau F. werden Gespräche angeboten, in denen sie über ihre Trauer frei sprechen kann. Die Häufigkeit dieser Gespräche, unter eventueller Einbeziehung anderer Familienmitglieder richtet sich nach Frau F.s Bedürfnissen. Ihr wird die Möglichkeit einer Gesprächstherapie erläutert und - sollte sie diese wünschen - wird sie bei der Wahl eines Therapeuten unterstützt. Außerdem wird ihr erläutert, dass der Austausch mit anderen Betroffenen hilfreich sein kann und ihr werden Informationen zu Selbsthilfegruppen in ihrer Umgebung zugänglich gemacht. Sie wird motiviert, diese wahrzunehmen.

Abb. 10: Ziel- und Maßnahmenplanung zum GF IV am Fallbeispiel Frau Fichtner

Fazit - Einordnung in ein Beratungskonzept

Durch die gemeinsame Erarbeitung von Lösungsmöglichkeiten soll Frau F. in ihrer Selbstbestimmung gestärkt werden. (Empowerment)
Frau F. ist zwar durch mehrere Myokardinfarkte und Apoplexe, den Diabetes und aufgrund einer COPD körperlich eingeschränkt, sie verfügt aber über die geistigen Ressourcen, sich eigenverantwortlich um ihre Belange zu kümmern.

Nach dem Prinzip der Salutogenese haben wir Beratungsschwerpunkte ausgewählt, welche die Anforderungen an Frau F. vermindern und ihre Ressourcen stärken sollen. 11.10.10 N. K., J. R., S. R.

Abb. 11: Beratungskonzept des Fallbeispiels Frau Fichtner

Wenn man in Rechnung stellt, dass die SchülerInnen sich erst im zweiten Jahr der Ausbildung befinden, sind die Ergebnisse, unserer Meinung nach, trotz einiger Schwierigkeiten in der Interviewführung beeindruckend. Die Informationen, die innerhalb einer kurzen Zeitspanne im Rahmen eines Interviews ermittelt wurden, sind sehr aussagekräftig, insbesondere vor dem Hintergrund, dass der Besuch eine erste Begegnung war und es keine bestehende Pflegebeziehung gab.

4. Fazit

Das Lernfeld D mit seiner Intention der Förderung des Fremdverstehens von PatientInnen und der Durchführung eines biographischen Interviews in unterschiedlichen Settings als zentralem methodischen Baustein leistet einen soliden Beitrag für die Erlangung pflegeberuflicher Handlungskompetenz innerhalb der Ausbildung zur Gesundheits- und KrankenpflegerIn. Wenn Pflegehandeln nicht nur als zu vergütende Dienstleistung im Sinne des SGB V bzw. SGB XI gesehen, sondern auch als „professionelle, eigenverantwortliche Versorgung und Betreuung, die Gesundheit fördert und Krankheit verhindert…“ (Def. ICN) definiert wird, ist neben dem Fachwissen bzw. objektiven Wissen ebenso die Ausbildung von Deutungskompetenz und Reflexionsfähigkeit Voraussetzung. Die Interaktionistische Pflegedidaktik (Darmann-Finck 2010) liefert einen guten fachdidaktischen Rahmen, um bei der Konzeption von Unterricht bzw. Curricula die Berücksichtigung dieser Ziele sicherzustellen.

Durch die Gegenüberstellung von objektiven Daten (PatientInnenakte) und den subjektiven Aussagen der PatientInnen können die SchülerInnen erkennen, dass es unterschiedliche Wirklichkeiten, Wahrheiten und Bewertungen bezüglich des Lebens mit chronischen Krankheiten, wie dem Diabetes mellitus, gibt, die es in ihrer Vielschichtigkeit zu erfassen gilt. Dadurch kann der „Pflegebedarf angemessen eingeschätzt“ und entsprechende „Pflegemaßnahmen können ausgewählt und begründet“ werden, wie vom Gesetzgeber in der Ausbildungs- und Prüfungsverordnung für die Berufe in der Krankenpflege gefordert. Dabei ist die Patientin/der Patient in ihrer/seiner gesamten Lebenswelt mit ihrer/seiner subjektiven Sicht wahrzunehmen. Pflegeprobleme sind nicht nur technisch zu lösen.

Es ist hingegen angezeigt, im Dialog mit der Patientin/dem Patienten Maßnahmen zu finden, die Anforderungen reduzieren, Ressourcen stärken und damit letztlich die Gesundheit fördern und Belastungen durch chronische Erkrankungen verringern.

Literaturverzeichnis

Darmann, Ingrid (2005): Pflegeberufliche Schlüsselprobleme als Ausgangspunkt für die Planung von fächerintegrativen Unterrichtseinheiten und Lernsituationen. In: PrInterNet, 7 (6) 329-335.

Darmann-Finck, Ingrid (2006a): "Und es wird immer so empfohlen" – Bildungskonzepte und Pflegekompetenz. In: Pflege, 19 (3) 188-196.

Darmann, Ingrid (2006b): Schulentwicklung: Professionalisierungschance für Lehrende, Lernende und Praxis? In: Görres, Stefan/Krippner, Antje/Stöver, Martina/Bohns, Stefanie (Hrsg.): Pflegeausbildung von morgen – Zukunftslösungen heute. Lage: Jacobs, 35-42.

Darmann-Finck, Ingrid (2010): Interaktion im Pflegeunterricht. Begründungslinien der Interaktionistischen Pflegedidaktik. Frankfurt am Main: Peter Lang.

Darmann, Ingrid/Muths, Sabine (2005): Pflegeausbildung im Umbruch. In: Dr. med. Mabuse, 30 (157) 29-32.

Darmann-Finck, Ingrid/Muths, Sabine (2009): Interaktionistische Pflegedidaktik. In: Olbrich, Christa (Hrsg.): Modelle der Pflegedidaktik. München u.a.: Urban & Fischer, 1-21.

Müller, Andreas C. (2002): Gesundheitsförderung bei Personen mit einer chronischen Erkrankung. Analyse, Reflexion und Bewertung von Disease Management. Unveröffentlichte Diplomarbeit: Universität Bremen.

Müller, Andreas C./Muths, Sabine (2005): Gesundheitspflege als Gegenstand der Pflegeausbildung - Entwicklung einer Unterrichtseinheit im Rahmen des Lernfeldkonzepts. In: Hasseler, Martina/Meyer, Martha (Hrsg.): Prävention und Gesundheit als originäre Aufgabe der Pflege. Hannover: Schlütersche Verlagsgesellschaft, 161-185.

Muths, Sabine (2006): „..., die wissen, was ich geleistet habe." Das biografisch-narrative Interview im Kontext lernfeldorientierter Pflegeausbildung. In: IPP-Info, 2 (3) 5-6.

Muths, Sabine/Venhaus-Schreiber, Barbara (2005). Kontinuierliche Prozessberatung an einer Pflegeschule. In: IPP-Info, 1 (1) 7.

Sander, Kirsten (2003): Biographieforschung und Pflege. In: Schneider, Kordula/Brinker-Meyendriesch, Elfriede/Schneider, Alfred (Hrsg.): Pflegepädagogik für Studium und Praxis. Heidelberg u.a.: Springer, 35-56.

„Der Patient ist mehr als eine Diagnose" - Erfahrungen mit narrativen Interviews im Pflegeunterricht

Ingrid Darmann-Finck[31]

Das narrative Interview ist eine aus der Biographieforschung stammende Methode, deren Prinzipien von verschiedenen Professionen genutzt werden, um u.a. die Sinnkonstruktionen ihrer KlientInnen zu erschließen und gemeinsam mit ihnen einzelfallspezifische Unterstützungsangebote zu generieren. Richter (in diesem Band S. 75 ff.) überträgt die Methode auf die Pflege und konkretisiert die Konzepte einer biographischen Diagnostik und einer narrativen Gesprächsführung für die Pflege. Ziel dieser Konzepte ist es, auf der Grundlage der gewonnenen Daten gemeinsam mit dem zu Pflegenden einen auf seine spezifische biographisch geprägte Lebenssituation abgestimmten Pflegeplan zu entwickeln. Wenn die Methode des narrativen Interviews in der Pflegeausbildung eingeführt wird und die SchülerInnen die Gelegenheit haben, diese zu erproben, erlangen sie zunächst einmal methodisches Rüstzeug. Des Weiteren wird mit dem Einsatz der Methode die Intention verbunden, einen verstehenden Zugang zu den zu Pflegenden sowie einen Perspektivenwechsel anzubahnen. Bisher gibt es noch keine Forschung darüber, ob die theoretisch formulierten Erwartungen in der Praxis auch tatsächlich eintreten und wie sie sich konkret darstellen. Um Hinweise auf mögliche Antworten zu erhalten, wurde für den vorliegenden Beitrag ein leitfadenstrukturiertes Interview mit zwei Lehrern der Bremer Krankenpflegeschule, Dieter Guhlke und Ulrich Heinemann, geführt, die über mehrjährige Erfahrung mit dem Einsatz der Methode in der Gesundheits- und Krankenpflegeausbildung verfügen. Das Führen von narrativen Interviews mit PatientInnen ist in ein Lernfeld „Gesundheitsförderung und Prävention" eingebettet, dessen Konzeption die Kollegen Guhlke und Heinemann und ihre Kollegin Udke-Dost in dem Beitrag „Biographiearbeit im Rahmen des Lernfeldes D" in diesem Buch vorstellen. Ein wesentliches Element der Unterrichtseinheit besteht darin, dass die SchülerInnen in Kleingruppen mit von den Lehrern rekrutierten PatientInnen ein narratives Interview führen, dieses auswerten und Empfehlungen für die Beratung der Patientin/des Patienten ableiten. Der folgende Beitrag fasst die Ergebnisse aus dem Interview mit den Lehrern bezogen auf die Fragen nach den Wirkungen, den Schwierigkeiten bei der Durchführung von narrativen Inter-

31 Das Interview mit Ulrich Heinemann und Dieter Guhlke führte Christine Steiner.

views und den Empfehlungen für LehrerInnen, die mit dieser Methode im Unterricht arbeiten wollen, zusammen.

1. Wirkungen bei den SchülerInnen

„Der Patient ist mehr als eine Diagnose" – in den Augen der Lehrer liegt der Haupteffekt des Arbeitens mit narrativen Interviews in der Aneignung eines umfassenderen, stärker patientInnenorientierten Pflegeverständnisses. Diese Veränderung resultiert aus der Erkenntnis, dass eine Diskrepanz zwischen der medizinischen Diagnose und den erwarteten Auswirkungen auf die Lebensqualität und dem tatsächlichen Erleben des zu Pflegenden besteht. Der Einstieg in die Unterrichtseinheit erfolgt, indem sich die SchülerInnen mit der Akte einer multimorbiden älteren Patientin beschäftigen und anschließend mit Auszügen aus einem Interview mit der Patientin konfrontiert werden. Wenn sie später selbst ein Interview durchführen, analysieren die SchülerInnen ebenfalls beides, die Akte und das Interview. An mehreren Stellen heben die Lehrer hervor, dass es dadurch zu einer Differenzerfahrung der SchülerInnen kommt, die feststellen, dass der Akte zufolge schwer kranke PatientInnen ihrem Leben dennoch positive Seiten abgewinnen können. Die Interviews fördern eine Reihe von Ressourcen der zu Pflegenden ans Licht, beispielsweise kann bei der Einstiegspatientin Frau Schulz der Stolz auf ihre biographischen Leistungen als Ressource gewertet werden.

> *Hr. Heinemann*: Weil unsere Frau Schulz schon eine ganz schillernde Persönlichkeit ist und wo Schüler eben da schon eine ganze Menge sehen. Warum klafft hier eigentlich so eine Kluft? Wie kann es sein, dass wir das eigentlich mit unseren üblichen Diagnoserastern nicht so sehen? Wir gucken uns den Patienten auch nach dieser ATL- Checkliste an und da geht uns so viel durch die Lappen und wie kann es sein, dass so ein eigentlich vermeintlich sterbenskranker Mensch das noch so lebenswert findet?

> *Hr. Heinemann*: Es geht darum, dass diese jungen Menschen auch ein Stück weit so Haltungen entwickeln und so Erkenntnisse gewinnen, dass die Menschen, mit denen sie da zu tun haben, eben halt mehr sind als so ne Diagnose und das bekommen wir auch als Rückmeldung von den Schülern.

> *Hr. Guhlke:* In der Klinik ist es so, dass der Patient wirklich nicht so ganzheitlich erfasst wird und die Schüler erleben das auch nicht so, sondern wir haben da noch diesen alten Begriff „die Galle von Zimmer 15", das ist eher die Realität. Es gibt eine medizinische Diagnose und das Krankenhaus hat einen Behandlungsauftrag und das muss nach bestimmten Behandlungspfaden durchgezogen werden und wenn der Patient da irgendwie nicht so reinpasst, dann haben wir ein Problem. Also doch eher eine sehr medizinisch orientierte Sichtweise in den Kliniken und dann werden auch

> die Pflegehandlungen manchmal sehr standardisiert durchgeführt. Da wird schon dieser Unterschied deutlich zwischen dem, wie sich die Patientensituation bei uns im Unterricht aufgrund der Schülererfahrungen ganz umfassend darstellt, obwohl das Interview ja gar nicht so lange gedauert hat, und der Realität in der Klinik.

Das umfassendere Bild von der Patientin/vom Patienten, das die SchülerInnen durch das Arbeiten mit den narrativen Interviews entwickeln, stellt die Voraussetzung für eine stärker patientInnenorientierte, individualisierte Pflege dar.

> *Hr. Heinemann*: Und da kommt zum Teil eben dann die Rückmeldung der Schüler, die dann einfach sagen, ja, nach diesem biographischen Interview sehen wir was Neues, die Menschen halt wesentlich individueller und können uns vorstellen, dass wir besser mit denen arbeiten können. Ich habe mal gelesen, so einen schönen Begriff, dass jede Falte und jede Wurzel dieses Menschen natürlich irgendwo herkommen und ihre Ursache haben, jede Lachfalte beispielsweise. Wenn man diesen Patienten jetzt in seinem persönlichen Kontext kennen gelernt hat, dann ist man auch in der Lage, diesen Patienten besser betreuen und besser einschätzen zu können.

Aus der Erkenntnis, dass bei der Entwicklung von Pflegeinterventionen die biographisch geprägten Sinnkonstruktionen der zu Pflegenden integriert werden müssen, resultiert ein kritischer Blick auf z.B. ökonomisch motivierte Standardisierungs- und Objektivierungsbestrebungen.

> *Hr. Guhlke:* Die Erkenntnis, die man daraus gewinnt, wann sind Pflegemaßnahmen oder Pflegehandlungen effektiv und wann eher nicht und wenn man dann in die Gesundheitspolitik nochmal geht, wann sind gesundheitsfördernde Maßnahmen effektiv und wann eher nicht (…)? Die Erkenntnis ist ganz klar, dass sehr viel Geld ausgegeben wird, aber nirgendwo richtig ankommt, weil nicht individuell geguckt wird, wem hilft eigentlich wirklich was und welche Ausgaben helfen wirklich? Und das kann man nur machen, indem man erst mal individuell stärker Situationen erfasst. (…) Es gilt auch, wenn man sagt, welche Pflegemaßnahme könnte dem Patienten wirklich effektiv helfen und welche Beratung ist effektiv? Ja, das individuell und pflegeeffizient zu machen, geht nur, indem man eine Anamnese betreibt und Möglichkeiten erfasst und nicht nur Checklisten und nicht nur fokussiert ist auf Diagnosen und auf pflegerische Defizitprobleme, das geht nicht. Sondern man muss versuchen, Wirklichkeiten zu erfassen. (…) Individuelle Pflege, wenn sie denn nun wirklich individuell sein soll, die muss auch ein bestimmtes Handwerkzeug haben und nicht nur Pflegedefizite erfassen und dann womöglich noch mit standardisierten Formulierungshilfen, das geht gar nicht. Und das ist eine Haltung, (…) eine berufliche Haltung.

Durch die narrativen Interviews mit den zu Pflegenden erfolgt auf Seiten der SchülerInnen ein Perspektivenwechsel. Die Interviews ermöglichen den SchülerInnen, sich in die zu Pflegenden einzufühlen und die Situation mit ihren Augen zu sehen. Dadurch gewinnt der Wert der Autonomie der zu Pflegenden einen höheren Stellenwert als bisher, so dass einer der zentralen Widersprüche der

Pflege zwischen Autonomie und Fürsorge für die SchülerInnen besser als in der üblichen beruflichen Praxis, in der der Wert der Fürsorge und des medizinisch Angebrachten im Vordergrund steht, erfahrbar wird.

> *Hr. Guhlke*: Dann muss ich auch mal gucken, was will der Mensch und das ist immer dieses alte Dilemma zwischen Autonomie und Fürsorge.

Die Lehrer beobachten, dass sich zumindest einige SchülerInnen durch die Unterrichtseinheit verändern. Sie sprechen davon, dass es bei den SchülerInnen durch die neue Erfahrung, dadurch, dass sie „tatsächlich was spüren", „klick" mache oder sie ein „Aha-Erlebnis" hätten. Allerdings befürchten sie, dass die gewonnene Erkenntnis in Gefahr ist, schnell wieder durch schulische und berufliche Realität überformt zu werden, so dass sie unsicher sind, wie nachhaltig dieser Effekt ist.

> *Hr. Heinemann*: Was ich so spüre bei den Leuten, da gibt es doch einige, die gehen da anders aus diesem Lernfeld raus.

> *Hr. Heinemann*: Weil sie mit wirklichen Patienten zu tun haben, weil die in die Praxis gehen, haben wir natürlich einen unschätzbaren Vorteil, dass wir daran zum Erkenntnisgewinn kommen und die Schüler auch tatsächlich was spüren. Das ist wichtig, das ist einfach wichtig und das macht bei manchen Leuten dann irgendwie tatsächlich „klick". Ob das für Ewigkeiten „klick" gemacht hat, das vermag ich nicht zu sagen, aber die gehen da hinterher anders raus, als sie in die Unterrichtseinheit reingegangen sind.

> *Hr. Guhlke*: Wobei, das muss man auch noch mal der Realität geschuldet sagen, dass die Schüler doch ganz schnell wieder hindriften und das Lungenemphysem lernen und diese Haltung, die wir da vermitteln wollen oder diese andere Intention, die ja meiner Meinung nach genau so wichtig ist, nicht so wahrnehmen. Aber da gibt's einige, bei denen gibt es ein Aha-Erlebnis, das ist offenbar auch wirklich sehr individuell verschieden, also das kann man nicht über einen Kamm scheren.

Einer Prüfung in Form einer Klausur verschließt sich der Effekt des Erwerbs eines neuen Pflegeverständnisses oder einer neuen Haltung. Die Lehrer können ihre Einschätzungen folglich nur anhand ihrer Beobachtungen belegen.

> *Hr. Heinemann*: Es gibt am Ende eines jeden Lernfeldes ganz profan eine Klausur und diese (lacht) Klausur fragt natürlich Teile dieses Lernfeldes ab, aber natürlich eben nicht die Punkte, die mein Kollege gerade genannt hat. Das bildet die natürlich nur rudimentär ab.

> *Hr. Heinemann*: Das Pflegeverständnis, das ist zumindest für uns schwer messbar.

Neben dem Erreichen von fachlichen Zielen beobachten die Lehrer außerdem eine Veränderung der LehrerInnen-SchülerInnen-Beziehung, da SchülerInnen sich in der Unterrichtseinheit mehr persönlich einbringen müssen. Dadurch lernen die LehrerInnen die SchülerInnen von einer anderen Seite kennen als im reinen Fachunterricht.

> *Hr. Heinemann*: Das sagt natürlich eine ganze Menge mehr über den Schüler aus, als wenn man beispielweise weiß, ob er die Grade des Dekubitus kennt.

Die befragten Lehrer verbinden mit der Unterrichtseinheit obendrein berufspolitische Ziele. Sie möchten den SchülerInnen eine Idee professioneller Pflege vermitteln, wonach die Pflege in Kooperation mit anderen Professionen einen eigenständigen Beitrag zur Gesundheitsversorgung der Patientin/des Patienten leistet.

> *Hr. Guhlke:* Mensch, wir gucken einfach mal, was könnte Pflege tun, welche originären Aufgaben könnten zukünftig für die Pflege von Bedeutung sein, wenn die Pflege sich denn da stark machen würde.

> *Hr. Guhlke*: Wir wollen ja Autonomie auch fördern, die emanzipatorischen Bestrebungen ein bisschen mehr stärken, also, das ist uns wichtig. Also, Pflege ist mehr als das Ausführen von Grundpflege und Behandlungspflege.

2. Schwierigkeiten bei der Durchführung

Nach Einschätzung der Lehrer gibt es von Seiten der SchülerInnen wenig bis gar keine Schwierigkeiten. Als besonders aufwändig und schwierig wird von den Lehrern die Rekrutierung von ProbandInnen für die Interviews beschrieben. Gelegentlich sind die von den Einrichtungen ausgewählten InterviewpartnerInnen nicht bereit oder in der Lage, die Anforderungen an ein narratives Interview zu erfüllen.

> *Hr. Heinemann*: Also, die Schüler, die kriegen das gut hin mit der Vorbereitung, sie kriegen das gut hin mit der Rollenverteilung, sie kriegen das hinterher relativ gut hin mit der Erarbeitung.

> *Hr. Heinemann*: Es ist schon ein hartes Geschäft, die Patienten zu bekommen, die dann hinterher interviewt werden sollen.

> *Hr. Heinemann*: Natürlich ist es so, dass manchmal Patienten nicht die Fähigkeit haben oder nicht willens sind, die Interviews so zu führen, wie unsere Schüler sich das vorstellen, so kann man das vielleicht vorsichtig formulieren. Die andere Problematik steckt mitunter einfach darin, dass es Pannen gibt und Absprachen beispielsweise nicht eingehalten werden, aber das ist eigentlich eher geringfügig.

Nicht in den Blick genommen wird von den Lehrern an dieser Stelle, dass es den SchülerInnen oftmals nicht gelingt, den narrativen Gesprächsstil durchzuhalten. Dieses Problem tritt vermutlich in der Wahrnehmung der Lehrer angesichts des dennoch beobachteten Erkenntnisgewinns auf Seiten der SchülerInnen in den Hintergrund.

3. Empfehlungen

Die befragten Lehrer machen Vorschläge, die sich auf die Lehrkräfte, die Durchführung der Unterrichtseinheit und auf deren curriculare Verortung beziehen. Wie bei allen Themen ist es auch bei diesem so, dass die beste Voraussetzung auf Seiten der Lehrer darin besteht, Lust und Freude an der Sache zu haben. Außerdem ist es unabdingbar, „mit Spontaneität leben" zu können, weil der Verlauf des Unterrichts aufgrund des projekthaften Vorgehens nur bedingt vorhersehbar ist.

> *Hr. Guhlke*: Also, erstmal sollte man sich drauf einlassen. Lust dazu haben, das ist die Voraussetzung und dann auch ein bisschen mit Spontaneität leben können.

Um der komplexen Thematik gerecht zu werden, vor allem wenn aus den Interviews Schlussfolgerungen für die Beratung der betreffenden PatientInnen gezogen werden sollen, empfehlen die befragten Lehrer, in Teams zu unterrichten.

> *Hr. Heinemann*: Ich würde immer empfehlen, das mit mehreren zu machen.

> *Hr. Guhlke*: In der Regel zu zweit und die Fallauswertungen und die sich daran anschließenden Geschichten, wie die gesundheitsförderliche Beratung und die abschließende Diskussion, welche gesundheitsfördernden Maßnahmen sind denn nun effizient, das sollte man immer zu zweit machen, da ist einer so ein bisschen mit überfordert.

> *Hr. Heinemann*: Wir können besser anknüpfen, wenn wir das mit mehreren Leuten machen, als wenn wir das alleine machen, weil das doch eine relativ hohe Dichte ist auch an Informationen und an Meinungen, das muss man natürlich erstmal verarbeiten. Ich meine, man kann sonst bei aller Ressourcenknappheit sagen, da lohnt sich das in der Tat, das mit mehreren zu machen, damit einem nicht so viel durch die Lappen geht.

Die Lehrer heben hervor, dass die SchülerInnen nicht nur eine methodische Vorbereitung benötigen, sondern sich auch auf die Interviewsituation, insbesondere wenn das Interview in der Häuslichkeit der InterviewpartnerInnen stattfindet, einstellen müssen und sich auch darauf einrichten müssen, dass bei den Interviews Schwierigkeiten auftreten.

> *Hr. Guhlke*: Man sollte die Schüler schon auf dieses Interview gut vorbereiten, das ist wichtig, sich auch Zeit dafür nehmen, wie führe ich so ein biographisches Interview, was ist das für eine Situation, ich komme zu jemandem nach Hause, den ich nicht kenne, also, da sollte man schon vorher in den Dialog kommen. Wir sagen den Schülern vorher auch, dass es auch nicht so gut laufen kann bei ihnen, das sagen wir ihnen auch ganz real, sie können auch Schwierigkeiten haben, aber vielleicht haben wir im Endergebnis insgesamt als Klasse daraus mehr gelernt als nur die beiden Krankheitsbilder und die Grundlagen der Sozialversicherung.

Bei der curricularen Verortung ist zu beachten, dass die SchülerInnen bereits über die kommunikativen Fähigkeiten verfügen müssen, um mit zu Pflegenden ein narratives Interview führen zu können.

> *Hr. Heinemann*: Darum haben wir das auch noch ein bisschen später verortet in unserem Gesamtcurriculum. Wir hatten das Projekt mal einen Block vorher, dann haben wir irgendwann gesagt, das geht eigentlich nicht, weil die Schüler noch nicht die Kompetenzen haben, mit dem Patienten in Kontakt zu treten. Also, es braucht eine gewisse personale Kompetenz, um das hinzubekommen.

Schließlich empfehlen die Lehrer, nicht zu viele Kleingruppen zu bilden, die dann jeweils für eine PatientInnenvorstellung verantwortlich sind. Ziehen sich die Präsentationen zu lange hin, hat diese methodische Monotonie zur Folge, dass Aufmerksamkeit und Interesse erlahmen.

> *Hr. Heinemann*: Da hatten wir, glaube ich, sieben oder acht Patienten gehabt, das ist auch ein Haufen Holz und da muss man auch mal gucken, das kann mitunter auch ermüdend sein für alle Beteiligten, wenn man die so nacheinander abarbeitet.

4. Fazit

In dem Interview bestätigen die beiden Lehrer, die im Pflegeunterricht regelmäßig mit narrativen Interviews arbeiten, die in der Literatur beschriebenen Effekte. Neben der Förderung des Fremdverstehens machen sie als den zentralen Effekt eine Veränderung des Pflegeverständnisses und der Haltung der Lernenden aus. Sie beobachten, dass die SchülerInnen sich affektiv stärker auf die Perspektive der PatientInnen einlassen und deren Deutungen mehr Wert beimessen als zuvor. Bei diesen Feststellungen handelt es sich um subjektive Beobachtungen einzelner Lehrer, eine systematische wissenschaftliche Evaluation der Methode steht noch aus. Ebenso wie es für die Lehrer nicht möglich ist, die Veränderungen in der Haltung der SchülerInnen anhand von Klausuren abzuprüfen, besteht auch für die wissenschaftliche Evaluation die Herausforderung, ein Forschungsdesign und Messinstrument zu entwickeln, das geeignet ist, diese Effekte zu erfassen. Insgesamt zeigen die Erfahrungen der Lehrer, dass es sich lohnt, diese Methode zu erproben.

Angaben zu den AutorInnen

Peter Alheit

Prof. Dr. Dr.

Lehrstuhl für Allgemeine Pädagogik mit dem Schwerpunkt außerschulische Pädagogik am Pädagogischen Seminar der Georg-August-Universität Göttingen und Leiter des Arbeitsbereichs Biographie- und Lebensweltforschung. Zu seinen Arbeitsschwerpunkten gehören neben Bildungstheorie und Bildungsgeschichte (Auto-)Biographieforschung, Mentalitätsforschung, Bildungs- und Kultursoziologie.

Ingrid Darmann-Finck

Prof. Dr.

Professorin am Studiengang Pflegewissenschaft der Universität Bremen und Sprecherin der Abteilung Qualifikations- und Curriculumforschung am Institut für Public Health und Pflegeforschung (IPP). Arbeitsschwerpunkte liegen in der Weiterentwicklung der Didaktik der beruflichen Fachrichtung Pflege, der praxisnahen Curriculumentwicklung, der interpretativen Unterrichts- und Schulforschung und der Qualifikationsforschung.

Dieter Guhlke

Krankenpfleger und Lehrer für Pflegeberufe an der Bremer Krankenpflegeschule der freigemeinnützigen Krankenhäuser e.V.

Ulrich Heinemann

Krankenpfleger und Lehrer für Pflegeberufe an der Bremer Krankenpflegeschule der freigemeinnützigen Krankenhäuser e.V.

Heidrun Herzberg

Prof. Dr.

Professorin im Fachbereich Gesundheit, Pflege, Management an der Hochschule Neubrandenburg. Arbeitsschwerpunkte liegen in den Bereichen Qualitative Sozialforschung, Biographieforschung, Gesundheits- und Pflegepädagogik sowie Lebenslanges Lernen.

Steffen Kirchhof

Dr. phil, Dipl.-Päd., MBA

Hochschuldozent für Allgemeine Pädagogik, Erwachsenenbildung/Weiterbildung und Religionspädagogik sowie Leiter des Zentrums für wissenschaftliche Weiterbildung an der Universität Flensburg. Forschungs- und Arbeitsschwerpunkte liegen in der Förderung einer subjektorientierten Hochschullehre und der Organisationspädagogik.

Birte Luther

Hebamme und Dipl. Berufspäd. Pflegewissenschaft

Promotionsstipendiatin im Promotionskolleg der Hans Böckler-Stiftung „NutzerInnenorientierte Gesundheitssicherung" am Institut für Public Health und Pflegeforschung (IPP) der Universität Bremen. Arbeitsschwerpunkte liegen in der Hebammenforschung/Schwangerschaftskonfliktberatung und Bildungsforschung in der Pflegebildung.

Miriam Tariba Richter

Dipl. Berufspäd. Pflegewissenschaft

Promotionsstipendiatin im Promotionskolleg der Hans Böckler-Stiftung „NutzerInnenorientierte Gesundheitssicherung" am Institut für Public Health und Pflegeforschung (IPP) der Universität Bremen. Arbeitsschwerpunkte liegen im Bereich der Biographieforschung und der biographischen Diagnostik im Handlungsfeld der Pflege sowie in den theoretischen Grundlagen der Pflegewissenschaft und ihrer Bezugswissenschaften.

Christine Steiner

Dipl. Berufspäd. Pflegewissenschaft

Wissenschaftliche Mitarbeiterin am Lehrstuhl für Sport und Gesundheitsförderung der Technischen Universität München. Ihre Arbeitsschwerpunkte liegen im Bereich Körper, Leib und leibliche Kommunikation in der pflegerischen Interaktion sowie der Entwicklung von innovativen Lehr-Lern-Arrangements in der pflegeberuflichen Ausbildung.

Patrizia Tolle

Prof. Dr.

Professorin im Fachbereich Soziale Arbeit und Gesundheit an der Fachhochschule Frankfurt am Main mit dem Arbeitsschwerpunkt Pflege und Rehabilitation von Menschen mit Behinderungen.

Kirsten Udke-Dost

Dr. PH, Ärztin, MPH

Ärztliche Dozentin an der Bremer Krankenpflegeschule der freigemeinnützigen Krankenhäuser e.V.

Matthias Zündel

Prof. Dr.

Professor am Studiengang Bachelor of Nursing der Evangelischen Hochschule Berlin. Arbeitsschwerpunkte liegen in der beruflichen Erstqualifikation auf Hochschulniveau, der Pflegeforschung, Bewegungskonzepten in der Pflege und der Pflegeethik.

IV Anhang

Anhang 1

Interview mit Frau Berta Müller[32]

Studentinnen: Wir interessieren uns für Frauen, die die Diagnose Brustkrebs gestellt bekommen haben und eben mit der Diagnose konfrontiert wurden und wir möchten Sie eben einfach bitten, vielleicht so zu erzählen, wie Sie mit der Diagnose umgegangen sind und wie Sie die Diagnose erlebt haben und bei dem narrativen Interview ist es jetzt so, dass Sie sich so viel Zeit nehmen können, wie Sie möchten und ich werde Sie auch nicht dabei unterbrechen …

Frau Müller: Gut, also dann starte ich mal. Im September 2005 habe ich einen Knoten in meiner rechten Brust, also oberhalb der Brust festgestellt und habe mir eigentlich nicht viel dabei gedacht. Bin aber auch gleich zum Arzt und habe gedacht, na ja, es liegt oberhalb der Brust. Im Juli hatten wir ja unsere Silberhochzeit und da wollte ich mit Hanteln arbeiten so für die Oberarme und schick sein und da hab ich gedacht, das wär vielleicht eine Überlastung, weil dieser Knoten oberhalb der Brust saß. Dann bin ich zum Frauenarzt und das ist ein Paar, Herr und Frau Bartels in Norderhaven, die zusammenarbeiten und ich war immer bei seiner Frau und dieses Mal, das war leider mein Pech. ER[33] war da und hatte mich untersucht und abgetastet und hat gesagt, „Ach, da ist nichts", hat kein Ultraschall gemacht, „ist ein Knoten, aber es kann eventuell sein, dass es vielleicht vom Hanteln kommt". Und da hab ich gesagt, „Woran erkennen Sie denn, dass es nicht bösartig ist?" und dann hat er gesagt „Den Knoten kann man hin und her schieben". Okay, dann bin ich weg und hab gedacht, „Na, dann wird sich das ja irgendwann wieder normalisieren" (atmet hörbar aus). Blauäugig vielleicht, aber das auch nicht wahr haben wollen, ich habe da an Krebs überhaupt nicht gedacht. Im September/ November war das so und im Februar sollte ich nochmal herkommen und dann bin ich im März noch mal hin und dann war das immer noch nicht weg und dann hat er gesagt „Ich gebe mal ne Salbe". Da hat er mir eine Hormonsalbe verschreiben, bedenke eine HORMONsalbe. Meine Tochter Emily hatte ja Abi gemacht und dann haben wir ihr zum Abi eine Reise nach London geschenkt und das war so kurz vorher oder kurz nach-

32 Haupterzählung eines narrativen Interviews mit Frau Berta Müller. Die Textpassage ist leicht bearbeitet, die Dauer des Ausschnitts beträgt ca. 69 Minuten. Das Interview wurde im Rahmen der Lehrveranstaltung „Spezielle Diagnostik anhand von Fallbeispielen - Biographische Diagnostik", Dozentin Miriam Tariba Richter, im Wintersemester 2008/2009 an der Universität Bremen, Studiengang Pflegewissenschaft, durchgeführt. Das Interview wurde von zwei Studentinnen, Ilka-Verena Granz und Hennamé Dombrowski, die sich zu diesem Zeitpunkt im 1. Semester befanden, geführt. Die Interviewpartnerin Frau Müller hat ihr informiertes Einverständnis zum Führen des Interviews und zur anschließenden Nutzung des Interviews für schulische Zwecke gegeben. Alle Namen, Orte und Daten in diesem Interview wurden anonymisiert bzw. maskiert.

33 Zeichenerklärung:

Zeichenerklärung:	(…)	Pausen in Sekunden
	(lacht)	Besonderheiten
	NEIN	laute Betonung

her, dass ich da beim Arzt war und dann hatte ich so ein paar Tage diese Hormonsalbe eingecremt und dann hab ich diese (..) Salbe auf dieser Reise vergessen mitzunehmen und im Nachhinein war das mein Glück, weil im Juli hatten wir, und ich meinte oder bildete mir ein, dass der Knoten auch ein bisschen kleiner geworden ist (betont langsam). Jedenfalls im März hatten wir unsere Silberhochzeit und drei Tage nach unserer Silberhochzeit bin ich dann zum Arzt und der im Februar gesagt hatte „Gut, machen wir eine Mammographie, wann es passt", hat es aber auch nicht DRINGLICH gemacht. Vielleicht war es gut. Hinterher hab ich gedacht, wenn ich das alles vorher gewusst hätte, dann hätten wir alles nicht so erleben können, also jetzt nach so vielen Jahren sag ich, es war gut. Aber es war drei Tage nach unserer Silberhochzeit, der Kranz hing noch an der Tür und ich fuhr zur Mammographie und dann, ja, wurde jedenfalls geröntgt und dann sagte die Arzthelferin „Der ARZT möchte sie nochmal sprechen". „So", sagte er, „ich muss noch mal nachgucken" und dann sagt er, „Der Tumor sitzt ja hier oben" und ich sag, „Der Tumor, was für ein Tumor?" „Ja, Sie haben doch einen Tumor", da hab ich gesagt, „Das weiß ich nicht, dass ich einen Tumor habe, ich hab nur gedacht, das wär nur eine Verdickung". JA, und dann diese Röntgenbilder gleich zur Ärztin hin-, bin ich gleich zu meiner Ärztin und Gott sei Dank, DIE war da, das war auf einem Mittwoch und dann hat sie gesagt, „Der muss sofort operiert werden" und dann bin ich an dem nächsten Tag da ins große Krankenhaus und da wurde ich durchgecheckt und dann hat man gesagt, „Es ist ein sieben Zentimeter großer Tumor" und ich sehe noch diese Ärztin mit diesem Maß, wo sie das immer, immer weiter geschoben hat, immer weiter, also, sie hatte dieses Röntgenbild und hatte eine finstere Miene und hat mir dann mitgeteilt, dass es eben halt sieben Zentimeter ist und ich damit rechnen muss, also (..) dass die Brust abgenommen wird. Das wurde alles so zack, zack, zack und ich saß da und hab mir gedacht, das ist ne andere Person, das bin ich nicht, das bin ich nicht, also dicht gemacht irgendwie. Ich hab meinen Mann Dieter angeguckt und gedacht für einen Moment, das war mein Leben, das war's also wirklich. Ich hab auch nicht geweint, ich war einfach nur … boah. JA, und dann wurde alles andere noch untersucht, ich wurde eben halt vorbereitet schon gleich für den nächsten Tag, war mir auch ganz lieb, weil wenn ich jetzt mitgekriegt hätte „Ja, Sie kriegen erst in einer Woche einen Termin", das ist Folter, Folter pur. Das war genau für mich zugeschnitten, sofort zack, zack, zack, das hätte ich nicht aushalten können. Ja, dann kam ich also am nächsten Tag dran. Ist gerade an dem Mittwoch in den Urlaub gefahren, mein Sohn. Als ich ins Krankenhaus kam, hab ich gesagt, ich lass ihn erst mal in Urlaub fliegen, er soll nicht das mitkriegen, dass, er soll erst mal, ändern kann man eh nichts und Emily hat ihren Bruder Carl in Norderhaven besucht. (..) Und die hab ich dann nachmittags im Krankenhaus, ich bin durch den Park gegangen, dann angerufen und, ja, dann hat sie geweint ohne Ende, ich hab geweint, ja, was soll man machen ne, das hat SIE nicht verstanden, also, das war irgendwo so ein Schock ohne Gleichen und ja und am Donnerstag wurde ich morgens also vorbereitet und dann hat die Operation auch ziemlich lange gedauert. (..) Und ich war um vier Uhr nachmittags auf dem Zimmer und das war ganz toll, also es war auch sicherlich nicht viel los auf der Station und die Schwestern, die waren so toll, denn die haben so gesagt, „Was halten sie davon", also ich war noch so in der Narkose, „Was halten sie davon, wenn wir Sie ins Familienzimmer schieben, dann kann Ihr Mann, wenn er möchte, auch bei Ihnen schlafen?". Ich fand das im ersten Moment nett und dann hab ich gedacht, oder muss ich jetzt sterben? Das ist doch eigentlich immer so in einem Familienzimmer und der Mann kann schlafen, muss ich jetzt sterben? „Nee", hab ich gesagt, „fühl mich aber nicht so, dass ich sterben muss" (lacht leise). Das ist makaber, aber das war so der erste Gedanke. Aber dann kriegte ich schnell mit, das war wirklich ganz nett und dann wurde ich in so ein Familienzimmer geschoben, denn das war ja Donnerstags und dann hat der Dieter bei mir schlafen können und das war sehr, sehr wichtig, weil (..) am nächsten Tag der Verband ab kam oder gewechselt wurde und da waren zwei Schwestern und ich glaube auch eine Ärztin dabei und haben mich gestützt und dann haben sie gesagt, ob ich mir's angucken möchte oder ob ich weggucken möchte oder ob mein Mann dabei sein soll oder nicht, also wirklich, also die haben dann gesagt, NEIN, das nützt nichts. Ich hab immer nur gedacht die ganze Zeit, Augen zu und durch, zack, ne, geh weiter, geh immer weiter, geh immer weiter und dann haben sie den Verband abgemacht, ich stand, man hat mich gestützt und Dieter saß mir gegenüber und die haben den Verband abgemacht und ich hab so in seine Augen geguckt und ja, (…) hab ich auch gedacht, oh Gott, Brust ab, das war schon ganz schön heftig, (..) aber ich hab gedacht, okay. Und ein Satz hat MEIN Mann gesagt und das hat für alle Zeit das abgedeckt, (..) ein Satz, der hat, der hat wirklich alles abgedeckt, was man sagen kann, der hat zu mir gesagt, „Ich will, dass du bei mir bleibst". Das hat alles abgedeckt und dann hab ich eigentlich so gedacht, ja gut, wenn das mein Leben rettet, diese Brust. Ich hab dann auch wieder das Beste draus gemacht, ich hab auch immer gedacht, ja, wenn mir jetzt ein Arm fehlt, ist es schlimmer oder mir ein Bein fehlt, ich kann ja alles machen, hab aber noch gar nicht weiter gedacht. Es war eine Brust, die fehlte, ich hatte den Verband und ich hatte nur gedacht, okay, ich hab jetzt erst mal die Operation hinter mich gebracht und alles andere, (.) dass ich DAS erst mal so geschafft hab, das war schon wichtig. (…) Und dann wurde ich auch ganz toll betreut von den Schwestern, also, ich kann nur positives sagen, es war nicht EINmal, wo ich gedacht hab, Gott ne, man wird hier alleine gelassen, (..) im Gegenteil, also ich hab so gedacht, oh, das ist ja so eine schwere Operation eigentlich und die Schwester sagte am nächsten Morgen zu mir, „Wenn Sie wollen, können Sie duschen". Da hab ich gedacht, „Boah, nach so einer schweren Operation kann ich schon duschen?" Ja, was hab ich gemacht, geduscht und hab natürlich meine Haare noch gleich gemacht, hab meine Haare geföhnt mit diesen ganzen Flaschen und nachmittags kam Emily noch und da sagten sie, „Sie können auch so ein bisschen gehen, wenn es geht" und das hab ich dann auch wirklich gemacht. Dann hab ich mich schön angezogen, ganz langsam, ganz langsam, wie gesagt, vorigen Tag wurde ich operiert, dann hab ich mich geschminkt, meine Lippen auch angemalt, mir ganz normale Sachen angezogen, aber ganz langsam, es brauchte ganz viel Zeit. Emily sollte mir so eine Tasche mitbringen, so eine schräge Tasche, da hab ich meine Flaschen reingepackt und hab gesagt „Jetzt geh ich einmal vor die Tür" (..) und dann bin ich beim Schwesternzimmer vorbei gegangen (lacht beim Sprechen leise) und ich sehe nur, wie die so, „Das kann jetzt nicht sein, das kann nicht die Patientin sein, die gestern operiert wurde". Da hab ich gesagt „Ich geh jetzt eben nur nach draußen" und dann sagten die, „Ja, ist gut". Aber ich bin auch ganz langsam und es war auch nur einen Augenblick, also, jetzt nicht dass ich jetzt hier was spinne oder so, ich war auch nur einen Augenblick draußen und dann hatten mein Mann und meine Tochter auch Angst und dann bin ich wieder ins Bett und ich war auch wahnsinnig kaputt. Und nachmittags oder danach, als ich so zur Ruhe kam, war auch irgendwie dieses Blut, was ich so in dieser Operation irgendwie gesammelt habe, da musste ich mich übergeben, da hab ich Blut gespuckt, kam alles so raus, da hatte ich so Sodbrennen und ja und dann ging es eigentlich jeden Tag so weiter, also dass ich eigentlich mich immer von einem Tag zum anderen gehangelt hab, ich hab alles um mich herum abgeschaltet, mir war's auf einmal nicht mehr wichtig, was in der nächsten Woche ist oder im nächsten Monat oder im nächsten Jahr, das konnte ich überhaupt nicht sagen, ich wusste nicht wie lange ich lebe, ich habe ausgeschaltet, ich habe eigentlich stündlich gelebt, ich hab wirklich mich von einem Tag zum nächsten gehangelt und das andere hab ich ausgeschaltet. (..) Und dann gingen ja die ganzen Untersuchungen los, das wusste ich ja nicht, ich wusste ja gar nicht, was auf mich zukommt, wusste ich, was Knochenszintigramm ist? Und als dann immer wieder kam „Das ist gut, keine Metastasen, das ist gut ausgefallen". Lunge ist gut ausgefallen und alles andere auch und dann hat man auch mit dieser Therapie drüber gesprochen und da hat man sich aber erst mal noch zurückgehalten, man hat mir da letztendlich so ein bisschen Zeit gegeben. (..) Das war der dritte Tag oder so, wo ich gesagt hab, „Oh Gott, jetzt krieg ich auch noch Chemo und Bestrahlung" und vorher, bevor ich all das hatte, hab ich immer so gedacht, wenn ich mal Krebs kriegen sollte, „Chemo und Bestrahlung, ich nicht." Ich würde alternativ, aber letztendlich macht man's doch, weil man gar keine andere Wahl hat, oder? Man will eigentlich LEBEN. Und dann kam diese Ärztin, die mich operiert hat (..) und die traf ich (..) am zweiten Tag und dann hab ich gesagt, „Zeigen Sie mir mal Ihre Hände!" Da hat sie mir so ihre Hände gegeben und gesagt „Die sind so ganz fein und zart, obwohl man mir die Brust abgenommen hat, das ist so eine ganz feine zarte Naht", ne, ich sag, „Sie haben wirklich gute Arbeit geleistet", weil das ist bestimmt nicht einfach gewesen, das zu operieren. Und da guckte sie mich an und ich sag „Aber trotzdem haben Sie mir die Diagnose ganz schön um die Ohren geschlagen" und dann sagt sie „Ja, das weiß ich", aber so ungefähr, „Wie sollte ich ihr das sonst sagen?" Aber da hab ich nicht geweint oder so, das hab ich ihr einfach nur so gesagt und ich sag, „Das versteh ich AUCH, also ich möchte auch nicht in Ihrer Situation sein, also irgendwann muss man jemanden da was sagen, was natürlich was auslöst". Und (..) JA und dann hat man mir irgendwann so schonend beigebracht, dass Chemo ansteht und Bestrahlung und diese Palette und was ich sehr gut fand, man wurde auch gefragt, ob ich ne psychologische Beratung brauche, es kamen Leute zu mir ins Zimmer und einmal hab ich das auch so gemacht, aber irgendwie brauchte ich das nicht, weil ich merkte, ich hab immer gedacht, ich hab so eine Pferdenatur, ich krieg es irgendwie so hin und ich wurde auch getragen durch meine ganzen Freundinnen, durch die Familie und durch meine Freundin, ich konnte da mit dieser Psychologin nichts anfangen. Es gab auch sehr viele Informationen, ich kriegte dann nachher ganz viele Zettel, da war ich überfordert, dann hab ich immer nur Brustkrebs gelesen und was weiß ich, allein dieses Wort und das war, das war mir zu viel, also klar jeder hier, „Können Sie mal durchlesen" oder dies und das. Das war ne Überreizung, also was ich so sagen kann, es war einfach eine Überflutung, ich meine, wenn man vielleicht nach Hause kommt oder entlassen wird, ja, vielleicht gibt's auch nicht unbedingt den passenden Zeitpunkt, irgendwann muss man schon mal lesen. Ich kann mich da auch noch dran erinnern, dass Dieter, als ich aus dem Krankenhaus kam, sagte, „Du musst ins Internet, ich hab da was angeklickt, guck Dir das mal an" oder „Ich druck Dir das aus und lies Dir das durch" und ich sag, „Lass mich damit in Ruhe jetzt erst mal", er, „Nein, aber das ist wichtig" und und und und dies und das. Ja, okay, hab ich dann ja auch gemacht, aber (..) es war einfach (atmet zwischen die Lippen aus). (..) Ich war erst mal mit anderen Dingen beschäftigt, als auch noch zu gucken, wie andere Frauen das erleben, das ging einfach zu schnell. Ja und denn wurde ich eigentlich schon nach dieser ganzen Operation nach einer Woche entlassen (..) und das war schon (..), da war ich schon so ein bisschen, so da hab ich gedacht, boah, dass man das schon so kann? Aber ich lief ja im Park immer rum, ich war auch FIT, ich war eigentlich fit, ich hab immer gedacht, eigentlich hab ich jetzt eine Operation gehabt und ich war so unheimlich fit danach, ich weiß nicht, woher ich die Kraft gekriegt hab. Ich hab nachmittags mit Freundinnen draußen da in diesem Café Kaffee getrunken und die haben mir teilweise ihre anderen Geschichten erzählt, die Eine hatte Eheprobleme und dann saß ich da und hab mir diese Eheprobleme angehört, war vielleicht ja auch nicht schlecht, war man irgendwo so abgelenkt wie auch immer, oder Freunde haben mich besucht (..) und die haben gesagt, also die haben gedacht, ich wäre da jetzt so ((atmet hörbar aus)) bisschen ganz unten oder so. Aber die haben mich immer geschminkt gesehen, ich war immer positiv denkend und ja eigentlich die ganze Zeit wie so ein Faden, ich war immer positiv denkend, immer, und mein Gefühl sagte mir, also ich bin absoluter Gefühlsmensch, also ich bestehe eigentlich aus neunzig Prozent aus Gefühlen (lacht leise), und sagte mir immer, das schaffe ich. Und ne andere Freundin hatte, am Freitag wurde ich entlassen, da hat sie mich angerufen und hat gesagt, sie geht immer zum Heilpraktiker in Fischdorf, ein sehr guter Heilpraktiker. „Ich hab ihn angerufen und hab von deiner Geschichte erzählt und das hört sich vielleicht blöd an, er hat gesagt, „Sag ihr, die hat's man gerade so geschafft" und denn rief meine Freundin mich an und sagte, „Du hast das gerade so geschafft", aber ich hab gleich für Samstag einen Termin abgemacht. Und ich wurde eben halt am Freitag entlassen und denn hatte ich ein Gespräch mit zwei ganz jungen Ärztinnen, (…) die Ende Zwanzig waren. Ich war alleine, Dieter war nicht dabei (…) und eigentlich weiß nicht, ob die sich abschotten wollten oder so, es war sehr, sehr gefühlskalt, sehr. Sie haben das so rüber gebracht, dass das und das und das und das noch anstehen muss und mit meiner Diagnose haben sie mir eigentlich keinen Mut gemacht mit „Das haben Sie geschafft" oder „Das kriegen Sie auch hin". Und die haben noch gesagt, „Ja, also es kann sein, wir haben an der Muskelwand höchstwahrscheinlich auch nicht alles weggekriegt, das kann sein, dass, da sind ja diese Mikrozellen, dass da noch was sein kann". (..) Da konnte ich ja eigentlich gar nichts mit anfangen, also ich hätte eigentlich erwartet, dass die mir Mut machen. Und denn, das hatte ich aber drei Tage, nachdem ich operiert wurde, kam eine andere Ärztin und sagte, „Ich hab ihnen noch was positives zu sagen, dass es ein hormongesteuerter Tumor ist" und ich wusste auch nicht, was das jetzt so bedeutet. Das haben sie mir denn erklärt und von daher hatte ich immer noch eine zweite Chance, also diese hormongesteuerten Tumore sind ja gut händelbar. So aber als diese jungen Ärztinnen das mit diesen Mikrokrebszellen an der Muskelwand, hätte ich erwartet, dass sie sagen, durch die Bestrahlung und Chemo und durch diese Tabletten, die ich bekomme, können wir das eindämmen. Denn die haben da ja immer erzählt, für diesen hormongesteuerten Tumor gibt's ja extra diese Tabletten. Ich hatte zu Anfang anderthalb Jahre ein Medikament genommen, dass den Tumor aushungert, also keine Hormone zugeführt werden und dadurch hat er ja kein Futter zu wachsen, ich meine sowas hätten sie ruhig sagen können. Jedenfalls, ich bin nach Hause gegangen und es schwirrte in meinem Kopf immer „Mikrozellen" eventuell und hin und her, ja, aber keiner hat gesagt, (..) die Anschlussbehandlung hilft, dass das eingedämmt wird.

Ich bin jedenfalls an dem Freitag zu dem Heilpraktiker (..), den kannte ich nicht und der hat mich angeguckt und er hat zu mir gesagt, „Mädchen, hast Du weiße Flecken auf der Lunge, hast Du mal was mit der Lunge gehabt?" (..) und ich denk, so öh ja, bei der Geburt von Carl vor vierundzwanzig Jahren, da hatte ich eine Lungenkrankheit nach der Geburt, ich hatte eine verschleppte Rippenfellentzündung gehabt und nach der Geburt ist irgendwas passiert und ich hatte ganz wenig Sauerstoff im Blut und das waren so Vernarbungen der Lungenbläschen. Da war ich in einer Spezialklinik in Norderhaven und durch Cortison, also ich hatte damals fünfzig Prozent weniger Sauerstoff im Blut gehabt als normal, ich fühlte mich auch so elend, aber durch Cortison und so haben die das alles wieder hingekriegt und das hat sich alles normalisiert und das war auch denn in Ordnung. ABER das wusste er ja nicht, er kannte mich ja nicht und der hat das gesehen, der hat das gesagt, „Du hast hier weiße Punkte, haste mal was mit der Lunge gehabt“ und das war das Schlagwort, da hab ich gedacht, „Dieser Mann, ne?“ Und dann hat er gesagt, „Krieg ich hin, krieg ich wieder hin, das ist alles in Ordnung, Du bist wieder gesund, mach Dich nicht verrückt“. (…) Und dann im August bin ich mit der Chemo angefangen, am vierund, nee am sechsundzwanzigsten März 2005 hatte ich da die Operation und im August bin ich mit der Chemo angefangen und (..) da hatte ich bei der ersten Chemo, ich hab auch sehr dickes Haar, hab ich gedacht, bei der ersten Chemo kann das noch nicht sein, dass die Haare ausfallen und dann (..) hatte ich ja meine Chemo und ich war eigentlich ganz nervös, weil man hat immer diese Horrorvision im Kopf, das mit Erbrechen und sich die Seele aus dem Leib kotzen und was weiß ich, es gibt aber auch Frauen die gerne das dramatisieren sicherlich, werden einige sein, die ne ganz harte Zusammensetzung haben, weil es ist nicht immer gleich, es wird ganz individuell auf den Körper zugestimmt und man bekommt auch Tabletten dagegen. Ich hatte denn meine erste Chemo und bin dann mittags nach Hause und bin dann immer gleich zum Heilpraktiker Herrn Lerchenbaum gefahren, das hatten wir so abgemacht, er hat gesagt, „Mädchen, ich denk an Dich, die Termine gib mir, dann denk ich an Dich und dann kommst Du zu mir und dann machen wir die Giftstoffe so aus dem Körper, so dass das andere geheilt wird und dass es Dir gut geht“. Ja und dann war ich so eine halbe Stunde bei ihm und denn (…) hab ich mich auch erst mal ausgeruht und nachmittags kam meine Schwägerin denn noch und da hab ich gedacht, wann geht das denn los, ich muss doch jetzt langsam mal kotzen, ist ja komisch. Dann kam meine Freundin noch und „Na, wie geht’s Dir?“, „Ja, weiß ich auch nicht, also mir geht’s eigentlich gut, aber wann muss ich denn kotzen?“ „Na ja, jetzt ist schon fünf Uhr, jetzt kannst Du eigentlich nicht mehr kotzen, das kann ja nicht sein, dass Du kotzen musst“. (lacht leise) Das ist eigentlich, ja, das ist eigentlich fast makaber, dann hab ich die Nacht auch gut geschlafen, hab halt nur gedacht, okay, dann musst Du halt nicht kotzen, dann ist es so, ist ja auch gut, das ist ja super und dann (..) sind Dieter und ich für eine Woche nach Feddersiel gefahren, weil zu der Zeit hätten wir unsere Hochzeitsreise gemacht nach Kuba, die wir ja nun auf Grund dieser Tatsache canceln mussten und es war auch ne unheimliche Belastung für mich, viele Leute, die auch auf der Silberhochzeit waren oder ich bin ja auch bekannt da am Ort, ich hatte Anrufe über Anrufe und manchmal musste ich sechs Mal das Gleiche erzählen und ich mag denn die Leute nicht so vor den Kopf schlagen, aber irgendwann war es mir zu viel, ich musste immer wieder, immer wieder das Gleiche erzählen. Das waren aber nicht Leute, die jetzt sagen „Ja, erzähl mal, oh Gott, ja, wie schrecklich“, die nach Hause gehen und sagen, „Oh Gott sei Dank, mir geht es gut“, sicherlich haben einige das gedacht, aber ich wusste, die machen sich auch Gedanken, das ist nicht jetzt so, „Oh Gott sei Dank, mir geht es gut, aber na ja, ihr geht es schlecht“. (..) Aber es war irgendwann schon ne Belastung, sechs Mal am Tag mindestens das zu erzählen und Dieter war auch die Zeit da und hat gesagt „Berta, das geht nicht, da musst Du Dich in Schutz nehmen“ und ich sag, „Ja, wie denn, weiß ich auch nicht“ und dann sind wir nach Feddersiel, eine Woche (..) und dann (..) find ich, haben wir auch erst mal so schöne Spaziergänge gemacht und erst mal so ein bisschen zur Ruhe kommen und das erst mal langsam so das verarbeiten, ne? Ich hab mir das immer so bildlich vorgestellt, ich hatte einen riesen Berg vor mir und bin so auf der dritten Stufe schon hoch, weil die Ope-, die Diagnose hab ich schon hinter mich gebracht und die Chemo, die erste Chemo hab ich schon. Die Diagnose, die Operation und die erste Chemo, so hab ich schon gedacht, bin ich ja schon ziemlich auf den Berg so angefangen hoch zu klettern und dann fing es so an langsam am dritten Tag, dass ich mir die Haare gewaschen habe und merkte, die wurden immer stumpfer, also der Glanz der Haare ging so raus und wenn ich dann so gekämmt hab, dann kam schon so bisschen

Haare immer mehr, (...) ja, und dann, (..) das war schon ganz schön, ganz schön heftig. (..) Ja, und dann musste ich, ach das hatte ich ganz vergessen zu erzählen, als ich im Krankenhaus war, haben die auch gleich, und das fand ich ganz toll, am dritten Tag oder so jemanden vom Sanitätshaus hergebracht, die gesagt haben, „Wir haben gleich Brustprothesen und Sie kriegen gleich zwei BHs dazu, mit so einer Tasche, damit das nicht so auffällt“. Da hatte ich mir überhaupt keine Gedanken gemacht, das war auch noch nicht so, dass mir ne Brust fehlte, ich hab diesen Verband gehabt, aber es war, dass ich denn mit einer Brust rumlaufe, so weit war ich irgendwie noch nicht und das haben die alles organisiert und als ich denn diesen BH hatte mit dieser Prothese und in dem Moment kam gerade ne Freundin rein und dann sagt sie, „Oh, ich denk man hat Dir eine Brust amputiert“, ich sag, „Ja“ da sagt sie, „Sieht man nicht“. Weil ich hab ja noch nen Teil Brust, man hat auch noch so einen Ausschnitt noch, aber ich sag, „Das ist ja ne tolle Sache, das ist ja toll, fällt auch gar nicht auf und die Badeanzüge auch und das kann man alles so machen“. JA, das fand ich richtig gut und für mich stand von Anfang an fest, dass ich auch keinen Brustaufbau machen will, also das heißt, vor der Operation wurde ich gefragt, ob ich das möchte und dann hab ich gesagt, „Ja, wenn das irgendwie geht, dann ja“, und dann ging das ja auch so schnell, da hab ich gedacht, „Okay ja Brustaufbau, ja gut, okay, weiß ich jetzt auch nicht“, aber es ging halt nicht, es war eben zu viel Brust weggenommen und im Nachhinein denke ich, es ist auch ganz gut so, wenn ich dann das bei anderen so mitkriege, was die Leute erleben, dass es dann irgendwo doch nicht hält und eigentlich stand das schon im Krankenhaus fest, kein Brustaufbau, auch wenn einige Ärzte sagen, „Ja, Sie können sich das ja noch überlegen“, es würde für mich bedeuten, ich habe ne große linke Brust, die verkleinert werden müsste, an der Brust müsste ein Expander eingesetzt werden, die Haut muss gestrafft werden und dann muss eben halt das Implantat eingesetzt werden und ich weiß nicht, wie lange das hält. Es sind mindestens drei Operationen und lass es nur bei zwei gut gehen und bei der dritten nicht, nur weil es irgendwie der Schönheit dient. So fällt das keinem auf (..) und Dieters Satz war ja, „Ich will, dass Du bei mir bleibst“ und der reduziert mich nicht nur darauf, dass ich jetzt eine Brust habe, es hat mich niemand darauf reduziert. (..) Ich sag nicht, „Hey, jetzt hier, ich hab nur eine Brust“, das sag ich nicht, das will ich auch nicht (..) und einige haben es auch vergessen und das ist mir auch ganz lieb so. (..) Die wissen Brust OP und gut. Ich häng das nicht großartig an die große Glocke, dass ich nur einen Brust habe und ich finde, so fällt das auch nicht auf. (..) Ja, und dann war ich, wie gesagt, in Feddersiel, wo denn die Haare so ausfielen und dann waren wir wieder zurück und dann musste ich ja, ich hatte von einem Krankenhaus so eine Karte gekriegt vom Perückenstudio und dann bin ich da hin (atmet hörbar aus) und dann sah ich die ganzen Perücken da und hin und her und dann war auch die Verkäuferin, „Ja, Sie können ja mal gucken“ und so und ich wurde auf einmal so was von aggressiv, „NEIN, ich will jetzt hier keine Perücke angucken, NEE, im Moment nicht“ und zack und raus. Und dann, „Ich WILL das alles nicht, ich WILL das alles nicht“ und dann klar, ist es auch für die Psyche einfach zu viel. Dieter blieb ganz ruhig und, „Komm, lass uns erst mal nach Hause fahren“, „So eine SCHEISSE“, ich war aggressiv und eigentlich, das war ich gar nicht, ich bin nicht ein aggressiver Mensch, aber das war ich, also, und das sei mir auch gestattet, das sei mir heute noch gestattet, dass ich aggressiv werde und die waren auch ganz ruhig da und dann hatte ich aber irgendwann doch einen Termin abgemacht (..) und war auch das auch ganz nett, weil ich gesagt hab, „So und so und so möchte ich das haben“ und dann haben die gesagt, „Ja“. Ich sag, „Mit Strähnen eine Perücke“, (..) sagt sie, „Und wir können Ihnen auch drei Modelle, die Sie haben möchten, in verschiedenen Farbrichtungen liefern und können wir ja gucken“. Hinzu war noch, dass ich noch bei meiner Friseurin war in Blumenfeld, die hat gesagt, „Ja, ist ja auch kein Thema, ich kann Ihnen ja auch Perücken verkaufen und ich kann Ihnen die auch zurecht schneiden“. Ja gut, hab ich gedacht, ich wollte mich jetzt nicht auf einen Laden da festlegen, weil das ist ja auch ne grundlegende Sache, also man verliert natürlich viel, also die Persönlichkeit geht schon da für diesen Zeitraum ganz schön flöten und ich möchte heute keinen Kompromiss eingehen und habe mir da die drei Perücken bestellt und da hatte ich Emily mit und noch eine Freundin (..) und bei jeder Perücke, die ich da aufgesetzt hab, „Ja, das sieht doch gut aus, das sieht doch gut aus“ und die waren alle hinter mir und wie es dann immer so ist, wenn da Friseure schneiden, dann sind die hinteren Haare toll und so vorne Pony und so. Jeder weiß, dass der Pony, wenn der nicht hundertprozentig liegt, das ist dann nicht ne? Und waren dann auch so diese Perücke, das war ich irgendwie nicht, also das sah man auch, ne scheiß Perücke war das. „Na ja, gut“ sagte sie, „Sie können die ja mit nach Hause nehmen und zu Hause nochmal in Ruhe probieren und ich kann Ihnen die ja auch zurechtschneiden, so wie Sie das wollen“. Na gut, dann hab ich die mitgenommen und hab am nächsten Tag schon eine Rechnung zugeschickt gekriegt von dieser Friseurin, ja, die ist sehr kalt, sehr kalt und da hab ich gesagt, „Nee, so nicht“, das war schon FRECH, das war schon frech und sie sagt, eine Woche hab ich Zeit, zu gucken und um Freundinnen zu fragen und dann die Rechnung und dann hat Dieter gleich die hingebracht und ich sag, „Bitte, mach es für mich“. Ich bin es sonst nicht, ich bin ein sehr selbständiger Mensch, aber da hab ich gedacht, „Das muss ich nicht haben“ und dann bin ich in dieses Perückenstudio dahingefahren. Da hatten die mich angerufen, da haben sie eben halt diese drei Perücken, ich hatte mir ja so ein Modell ausgesucht, aber wie gesagt, das war eben halt so in blond mit Strähnen und dann eben halt verschiedene Strähnen und Emily war mit und ne andere Freundin, die ist Krankenschwester in Fischdorf, und die war auch mit und dann wurden einem erst mal die Haare geschoren und das ist erst mal so ein Punkt, da kann man nicht ruhig bei sein, da da war ich, das ist. (..) Und Emily hab ich nur immer angeguckt, ich weiß nicht, die war sicherlich geschockt und die saß da und die hat nicht geweint und dann hab ich gedacht, „Toll, dass sie nicht weint“, (..) ich hatte so das Gefühl, das ist SO das Normalste. Also sicherlich war sie geschockt, hat auch nicht viel gesagt, aber die saß da nur und hat mich angeguckt. Aber die war so, (..) ja ohne Gefühl oder so, also ne, ja natürlich hatte sie Gefühle, aber äußerlich wirkte sie sehr beherrscht, ne? Aber ich ging ab, also ich, ging gar nichts mehr ich hab, das war also, das ist auch, das ist ein HORROR, das ist ein Ho-, also wirklich wenn ich das noch so, das ist eigentlich noch fast schlimmer wie ne Brust abnehmen, ne? Ne das ist jetzt nicht so, aber es war genauso, es war genau so, es war also. (..) Und dann hatte ich halt diese Perücke, da konnte ich mich aber nicht entscheiden zwischen einer und der anderen und dann hatte meine Freundin die aber aufgesetzt und dann war das schon fast wieder lustig, sagte sie, „Mensch, ich wollte schon immer mal irgendwie so ganz blond sein“ und dann haben wir das schon wieder ins Lustige gezogen, irgendwo so einen anderen Dreh zu kriegen und dann hatte ich eine Perücke und das war’s und die war’s, die saß und war auch gut und denn sind wir nach Hause und es war ein schöner Sommertag, dann hab ich mich auf die Liege gelegt und war fix und fertig, lag da und hab mich, hab so meine englischen Rosen und so, also ist mir doch scheiß egal, ob die jetzt blühen die Rosen, ob die duften da meine Rosen, ist mir doch auch so was von egal, (..) mein Garten ist mir egal, ist mir alles egal, so die Stimmung. Aber denn saß ich da wieder, hab ich gedacht, ne, jetzt bist du wieder weiter auf dem Berg, jetzt hast du diese Haare nicht, dass sie Dir immer da auf den Pulli fallen oder auf dem T-Shirt oder, das war auch ganz schrecklich, wenn man dann nachts geschlafen hat und am nächsten Morgen hat man dann diese ganzen Haare da gesehen und das war auch nicht so ohne. Na ja, jedenfalls hab ich gedacht, „Ja, (..) bist ja schon wieder ein Stück weiter, ne?“ Hatte dann auch schon meine zweite Chemo und sechs bekam ich. Jetzt bist du schon wieder ein Stück weiter, jetzt ist das auch erledigt und jetzt „Augen zu und durch“, das war immer so mein Leitsatz „Augen zu und durch“, weiter gehen weiter, ne? Und dann ist Emily für ein Jahr nach Bologna gegangen und hat diese Phase nachher gar nicht mitgekriegt und dann hab ich gedacht, „Toll, (..) was kann man aushalten, meine Brust weg, meine Haare weg, meine Tochter für ein Jahr weg, das letzte Kind aus dem Haus“, das ist, wenn das letzte Kind aus dem Haus geht, wisst Ihr ja noch nicht so, aber es ist schon eine Umstellung. Ja und meine Freunde sagten mir immer alle, „Ja, die Haare kommen ja wieder und Emily kommt ja auch wieder“. Ja, weiß ich, aber in dieser Situation, ich mein, wenn ich jetzt (..) an ihrer Stelle gewesen wäre, hätte ich auch vielleicht so was gesagt, aber ich weiß auch nicht, was man dann sagen kann, ich hätte es sicherlich auch gesagt, ABER es war kein Trost. Ich merkte bei Emily, die hat das überhaupt verdrängt, als wir sie nach einem Jahr besucht haben, da hat sie es noch nicht mal ihrer Gastfamilie erzählt, die hat auch immer so wenig angerufen, also eigentlich sollte ich auch nicht anrufen und sie wollte irgendwie nicht anrufen und das tat mir auch sehr weh. Sie war total beknackt die junge Dame, ich sag das jetzt mal krass (lacht leise), also es war schon ganz schön heftig, aber sie hat sich schon Sorgen gemacht, weil sie meine andere Freundin angerufen hatte, Anne, und die hat so gesagt, „Mama geht’s wirklich gut, ja, Mama geht’s wirklich gut“. Ne, also da hab ich schon gemerkt, na gut, sie muss es auch irgendwie verarbeiten, aber es war für mich keine, keine, ich hätte schon mal ganz gerne. Ich bin nicht der Typ, der jetzt betüdelt werden muss oder so, aber ich hatte schon gerne, wenn so eine Chemo war und ich war denn so nachmittags wieder irgendwo, lag da auf dem Sofa, dass sie mal eben angerufen hätte oder so, „Wie ist es gegangen?“ oder vorher, „Mensch, wie sieht es aus?“ oder so, oder ne Karte schreiben oder ne? Das muss ja nicht, wir haben ja nicht jeden Tag telefoniert. Das hat mich sehr belastet, also zusätzlich und trotzdem war ich ziemlich gut drauf, ne? Ich hab nur immer gedacht, „Mach weiter, weiter, weiter, geh immer weiter, bleib nicht stehen“, das war immer so mein Ding. Na ja, und dann hatte ich eben halt am achten Dezember die letzte Chemo (..) und ich bin immer nach dieser Chemo zu Herrn Lerchenbaum und in dieser ganzen Zeit hab ich mich nicht einmal übergeben müssen, nicht einmal und ich hab das weggesteckt, ich weiß es nicht, weiß es bis heute nicht, das war, so wie ich das gemacht habe und dann sind wir, weil wir dann nochmal so eine Auszeit nehmen wollten zwischen Chemo und Bestrahlung, musste ich auch mal raus und ich musste das auch irgendwo auch nochmal verarbeiten, wie gesagt, das letzte Kind aus dem Haus, das ist immer noch eine Veränderung, die Familie verändert sich ja auch, ich mein, ich war ja auch häufiger alleine, Dieter ist viel beruflich unterwegs gewesen, also, ich hab mir Dinge auch gesucht, die mir gut taten, also, was weiß ich, was ich in dieser Zeit gemacht habe, ich hab immer nur gedacht, „So ne Brust ab, Haare weg, Kind weg, (..) jetzt musst Du Dich eigentlich nur noch schick machen, einfach nur an Dich denken, kaufst Dir echt schicke Klamotten“. Da hab ich mir einen ganz tollen Mantel gekauft und so gedacht, „Ist mir SCHEISS egal, ob ich mir die teuersten Schuhe da hol, oder so, zieh Dich toll an, dass Du Dich wohl fühlst, Du musst jetzt was für Dich machen, egal was.“ Ja, dann brauchte ich eine Auszeit, dann sind wir zwischen Chemo und Bestrahlung im Dezember, im Juni kriegte ich die Bestrahlung, sind wir nach Korfu gefahren mit meiner Perücke, aber ich saß im Flugzeug vollkommen verkrampft da, weil ich immer gedacht habe, wenn ich jetzt so sitze und irgendwo meinen Kopf hinten anlehne, dass die Perücke hinten verrutscht oder wie auch immer und wir waren eine Woche da und drei Tage hatte ich solche Nackenverspannungen, diese ganze Anspannung dass ich Herzbeschwerden hatte, ich hatte so Herzstiche, da hab ich gedacht, „Jetzt hast Du auch noch was mit dem Herzen, jetzt ist es so weit“. Das war der zweite Tag, ja toll, weil ich konnte nicht mehr richtig atmen, das hat nur noch so, wenn ich geatmet hab, gestochen und dann hab ich gedacht, „Nee, mit dem Herzen hast Du eigentlich nichts, das kann nicht sein, das sind bestimmt diese Anspannungen“ und dann war irgendwie, ich weiß auch nicht, also am nächsten Tag war dann gleich alles weg, ne? Da hatte ich auch keine Herzschmerzen mehr, das war noch so eine Sache, das würde ich nicht unbedingt nochmal machen, also dass ich mit einer Perücke in den Urlaub fahre, das ist schon eine (atmet hörbar aus), weiß nicht, ne Perücke gehört nicht in den Urlaub, das muss nicht sein und, aber zu Hause hab ich dann immer so Tücher gehabt und hab die immer toll gebunden und es gibt auch TOLLE Sachen, also auch für Nachts, so Nickimützen in sämtlichen Farben, die hab ich mir auch geholt. Na gut, es war ja auch der Dezember, man konnte nicht unbedingt draußen, aber auf dem Balkon hätte ich auch nicht mit so einem Tuch gesessen, damit es allen sichtbar ist, „Oh ja, die hat mal jetzt ne Chemo“ und deswegen war ich sehr, sehr verkrampft. Ja aber das hat sich nachher gelegt und (..) ja, man war eben mal raus, durchatmen, eigentlich vielleicht das Leben nochmal so schnuppern, ne? Oder einatmen und dann ging’s im Januar weiter mit Bestrahlungen und da hab ich dreißig Bestrahlungen bekommen (..) und ach so, ich muss dazu noch mal sagen, ich hatte, nachdem ich die zweite Chemo hatte, eine negative Sache erlebt, das ist auch so die einzige oder die zweite eigentlich, die letzte hatte ich jetzt gerade letzte Woche erlebt, aber es ist so, dass, wie gesagt, meine Freunde und umzu, die haben mich getragen, das war auch ehrlich gemeint, was da war und, aber eine Sache hatte ich erlebt, da war ich einkaufen, das war nach der zweiten Chemo. Eine Verkäuferin, die ich so kannte, weil sie da arbeitete, also nichts befreundet, gar nichts, die da nicht mit klar kam, sie hatte gehört, „Oh, hier die Berta Müller hat eine Chemo, Krebs und Chemo und die muss ja ganz schlecht aussehen“. War ich aber nicht, ich hab mir ja schöne Klamotten gekauft, einen schönen Mantel, hab mich immer geschminkt, etwas stärker auch dadurch, dass ich noch blasser war und ich steh vor ihr und sie sagte, „Na, wie geht’s dir“ und ich sag, „Ja gut“, „Und Chemo?“, ich sag, „Ich bin froh und dankbar, dass ich das so vertrage“. Und da steht die vor mir und sagt, „Ja noch, ne?“ (..) Und da hab ich erst mal ein paar Schritte zurück gemacht und dann hab ich nur gedacht, „Wie dämlich ist diese Frau eigentlich?“, so ungefähr, „Warte mal noch ab, das kommt noch“. Und das hatte ich ja sowieso ja immer so, weil ich hatte nun zwei hinter mir und bei der dritten war diese blöde FRAU in meinem Kopf und ich denke, oh ja, bei der Dritten nachmittags muss ich mich jetzt übergeben, kann ja sein, die hat ja gesagt, „Ja, bis jetzt noch“. NEE, aber ich brauchte mich dann auch nicht zu übergeben und dann hab ich so gedacht, „Diese Frau ist geSTORBEN für mich“, die also, war mir ja auch nicht wichtig, hab ja keine Berührungspunkte, sollte man eigentlich gar nicht so viel Wert drauf legen. Jedenfalls, als ich dann Bestrahlung hatte, sitzt man wirklich mit sehr vielen Menschen, die dieses Schicksal haben und da hab ich gedacht, „Das tust Du Dir nicht an, Du möchtest jetzt nicht wissen, was der eine hat oder der andere hat oder seine Lebensgeschichte oder dass die mir erzählen, ich hab da eine Freundin, die ist da gestorben und da und da“. „NEIN“, hab ich gedacht, „das machst Du nicht, von vornherein wickelst Du Dich nicht auf solche Gespräche ein“, ich bin auch so ein Typ, lächle vielleicht vertrauenswürdig oder so und da hab ich gedacht, „Das ist jetzt Dein Ding und das willst Du nicht und Du musst jetzt egoistisch sein und das willst Du nicht“. Und dann hab ich mir immer ein Buch mitgenommen und hab mich immer ein bisschen weiter weg gesetzt als die Anderen, hab mich nie jemanden dicht neben gesetzt und wenn jemand anfing oder nachgefragt hat, dann hab ich abgeblockt, also nicht weiter und hab dann mein Buch genommen und gelesen, weil da musste ich mich vor schützen, das war mein Schutz, den ich mir so aufgebaut hab. Nun muss ich dazu sagen, die Bestrahlung (atmet hörbar aus) ist gegenüber Chemo ein Klacks, das Einzige war eben halt in dem Raum für den Moment da liegen zu müssen und genau punktiert zu liegen und dieses Gerät dann so rauf, das ist schon eine Belastung, ne? Aber das sind, Gott sei Dank, nur so ein paar Minuten, das weiß man, dann hab ich mir immer schöne Momente so im Kopf so gedacht, irgendwo die letzten Urlaube ins Gedächtnis geholt und das so abgespult, hab gedacht, „Konzentrier Dich auf den Urlaub“ und hab überhaupt nicht an das gedacht, was da passierte und da hab ich mich ganz gut mit gehangelt, also das klappte gut, ich konnte gut die Augen zu machen und konnte mich da in meine Welt zurückziehen. Einmal ist das Gerät kaputt gegangen, das ging nicht weiter und da bin ich aber ausgerastet, da hab ich auch gesagt, „Was ist hier los?“ und da fing ich an, so die Tränen, die liefen, also da war auch wohl die Belastung sehr groß. Sie kam auch sofort und hat mich beruhigt und ich hab gesagt, „Das geht nicht, also ich hab Angst, dass ich irgendwo falsch bestrahlt werde und und und“. Ich muss dazu sagen, ich bin blond, blauäugig, krieg immer so einen leichten Sonnenbrand, wenn ich so, gehör ich immer so dazu und dann hab ich mir auch Gedanken gemacht, „Oh Gott, was wird das?“, also dann hört man ja auch diese Horrorversionen und Haut verbrannt und was weiß ich und dann hab ich mich auch immer schön eingepudert und ich hatte nicht einmal was, nicht einmal. Ich bin ja auch immer zu meinem Heilpraktiker, der hat dann gesagt, „Mädchen, das kriegen wir hin und mach Dich mal nicht verrückt, Du verbrennst Dich nicht“. Hab mich nicht einmal verbrannt, das war ein bisschen rot irgendwann, aber es war keine Verbrennung und das hab ich auch gut hingekriegt. (..) JA und dann war ich damit durch und dann bin ich auch (…) einen Monat später zur Kur gekommen nach Amrum und da trifft man viele Frauen, die erkennt man, dass sie ganz, ganz, ganz kurze Haare haben und grau meistens am Kopf (..) und (…) da hab ich gedacht, „Nee, zu dieser grauen Fraktion will ich auch nicht gehören“, und ich geh und man sagt immer, die Haare dürfen ja noch nicht so Farbe haben und so, wer sagt das überhaupt so, dann bin ich am zweiten Tag auf Amrum zum Friseur, denn hab ich gedacht, hier kennt mich ja auch keiner und dann hab ich gesagt, „Gibt's irgendwie eine milde Tönung oder was weiß ich, aber dass dieses Grau so weg ist, dass man vielleicht so eine andere Tönung, so einen bräunlichen Ton?“ „Ja, dat kriegen wir hin“ und ich sah ganz anders aus und da fühlte ich mich schon „aha“. Hob mich ab von den anderen da so ein bisschen und das fiel auch auf, „Mensch, was ist denn mit Ihnen passiert?“ und so und dann war das richtig gut und ich hatte auch so richtig tolle Frauen da und kriegte auch mit, dass viele junge Frauen auch betroffen sind oder es waren auch welche, die auch noch keine Kinder hatten und da hab ich dann auch wieder das Positive rausgesucht und auch gedacht, „Hey, Du hast zwei tolle Kinder“, eins im Moment nicht ganz so toll (lacht), aber letztendlich toll sind sie, (..) doch ganz tolle Kinder und (…) das ist doch auch ein Geschenk, dass ich das so erleben durfte, ne? Und das muss ich sagen, also das hat mich auf Amrum auch sehr gut aufgebaut und ich merkte auch so, die haben auch so gefragt, was mein Ziel ist und ich hab gesagt, „Mein Ziel ist, ich möchte fit gemacht werden“. Und dann auf einmal ging's auch los mit Frühsport hier und was weiß ich und Walken und so, ja, das kann ich meinem Körper doch gar nicht zumuten, das geht doch gar nicht. Doch ging zack laufen und bewegen und Sport und Wassergymnastik und ja, und ich merkte, ja, das kannste doch, das ist so, als ob da ne Sperre ist, das man nur so denkt, „Ach, man war so krank“, dass man das dem Körper gar nicht zumuten kann. Aber doch, kann man ja, das war richtig gut und ich kam richtig toll gestärkt wieder nach Hause, also diese Kur, die war so was von notwendig, ich wurde auch gefragt, ob ich auch so eine Psychologie da, man hätte auch psychologische Beratung auch in so in einem Kreis und so und da hab ich gedacht, „Nein, ich will nicht in diesem Kreis mir die Geschichten anhören“. Die Geschichte hin und her, ich will es nicht, ich will gesund werden, ich will fit gemacht werden und ich will mir nicht die anderen Sachen anhören, das will ich nicht. Denn eine Sache hatte ich da erlebt, da wartete ich (..) auf ne Massage und da saß eine Frau, die so mit mir ins Gespräch kam und die denn so erzählte und was sie alles so hat und es hörte sich alles ganz schrecklich an und war ganz andere Schiene von Brustkrebs, was ich hatte (..) oder ihr Verlauf war anders. Denn sie hatte Metastasen und dann sagte sie zu mir, „Ja, also damit müssen sie auch rechnen“ und das hat mich dermaßen, da hatte ich kein Buch dabei, dann bin ich da auch gleich zum Arzt hin und hab nur geweint, hab gesagt, „Also, diese Frau“, so ungefähr, „ihr ging es schlecht“, das hab ich auch so gesehen, aber das war noch so, die brauchte noch so ein Sprachrohr. Also, weil es ihr schlecht ging, meinte sie, den Anderen wird es irgendwann auch schlecht gehen und dann hab ich gesagt, „Das kann ich nicht aushalten so was“ und da hat er auch gesagt, „Schützen Sie sich davor“ und so bin ich dann immer mit meinem Buch rumgelaufen, also das Buch war schon so mein Begleiter, wenn ich wollte so ein anderes Gespräch oder so, okay, aber ich merkte, da ist jemand, die will da was Negatives auch versprühen, für sie war das sicherlich auch nicht einfach, aber dann bin ICH doch nicht die Ansprechpartnerin und ich wollte es auch nicht sein und dann hab ich einfach so gesagt, „So, ich muss jetzt hier nochmal eben lesen“ und dann hab ich gedacht, „WILL ich nicht, WILL ich nicht, kann ich auch nicht.“ Also nicht, dass ich das nicht wollte, aber ich konnte es auch nicht und das hab ich auch gut erkannt, dass ich gesagt hab, das belastet dich dermaßen und man hat auch ne Grundangst, es ist im Magen, geht das so tief, der ganze Tag ist hin, man kann gar nichts mehr genießen, weil man immer denkt, „Oh Gott, dann krieg ich ja noch das und das krieg ich ja auch noch und das auch noch“, nee, um Gottes Willen und dann hab ich gedacht, „Bist Du blöd da, sind alle unterschiedlich“, und das muss nicht und das gibt so viele, die das nach so vielen Jahren. Die mir die Perücke da fertig gemacht hat, die Friseurin, als ich da geweint hatte, da hat sie gesagt, „Ich weiß was sie fühlen, ich hatte vor elf Jahren einen Tumor in der Brust und ich hab das selber erlebt, wenn die Haare abrasiert werden und ich hatte einen Apfelsinen großen Tumor“, und da hab ich gedacht (atmet durch die Zähne aus), „Und die ist nun elf Jahre schon drüber und der geht's gut und die baut jetzt die Anderen auf, das ist doch eine tolle Sache und die kann genau empfinden was ich empfinde“, das hab ich also sehr, also da hab ich gedacht, „Dieses Perückenstudio, Hut ab!“ Also die haben's echt gut da hingekriegt. JA und so hab ich eigentlich keine psychologische Sache da gemacht, das war auch nicht mein Ziel, ich wollte fit gemacht werden und dieses Psychologische das hätte mich eindeutig runter gezogen, das wollte ich nicht und so Probleme hatte ich ja nicht so großartig und ja (..) und dann hab ich die Kur beendet und dann (..) war auch so mit meiner Arbeitsstelle auch immer alles toll, die haben auch immer Rücksicht drauf genommen und dann irgendwann legt man dann los und denn fängt der normale Alltag an, ne? Das alles so hinzukriegen und die Haare sind denn gewachsen, die kamen ganz lockig wieder und viele sagten, „Mensch, diese ganz kurze Frisur steht dir gut“. (…) Auf der einen Seite war's interessant, ich hätte mir NIEMALS, niemals diese Haare so kurz schneiden lassen und es waren auch gut gemeinte Ratschläge, nicht dass sie mich jetzt beruhigen wollten, sie sagten, „Wirklich, willst Du nicht immer so eine Kurzhaarfrisur?“, ich sag, „Das bin ich nie vom Typ her, bin ich das nicht“. JA und so ist dann, war ich eigentlich damit durch und dann waren eben halt immer diese Untersuchungen, ich bin jetzt, ja vier ein viertel Jahr ist das jetzt her und Untersuchungen waren alle gut und ich bin aber immer noch nach wie vor vierteljährlich hingegangen, ich hätte jetzt ja langsam jedes halbe Jahr schon gehen können, aber das wollte ich nicht, weil ich gedacht habe, „Mach mal, zieh mal so alle viertel Jahre durch“ und einmal im Jahr eben halt dieser große Check-up und ich hatte jedes Jahr immer Knochenszintigramm und dieses Jahr hab ich gesagt dass ich kein Knochenszintigramm möchte, weil ich hatte nie was an den Knochen und ich wollte nicht jedes Mal ein Knochenszintigramm machen, weil ich oft das Gefühl hatte, das ist nicht gut für meinen Körper. Sagt mir einfach, ja, und das mach ich denn also 2010, wenn der große Check-up ist, dann werden auch die Tabletten abgesetzt und da bin ich noch so ein bisschen unsicher oder in Sorge, wenn ich die jetzt absetze, weil's ein Hormon gesteuerter Tumor ist, ist das jetzt erledigt oder kann da wieder was aufblühen? So, und da hab ich mich ja schon mal so ne Studie, es gibt jetzt nicht unbedingt so eine Studie, ob oder ob nicht, das kann man nicht so genau sagen. Und ich hatte denn nochmal im Krankenhaus, wo ich sonst immer hingehe, mit dem Arzt gesprochen und der meinte, ich sollte das absetzen, weil durch dieses Medikament kann man auch Herzprobleme bekommen, also als Nebenwirkung, wenn man die zu lange nimmt und da hab ich gedacht, das muss ich jetzt meinem Körper auch nicht zumuten, muss ich jetzt vertrauen, das jetzt auch alles okay ist. (..) Ja und dieses Vertrauen, dieses Urvertrauen hab ich, also mein Gefühl sagt es mir auch, dass es okay ist, weil ich mich auch gut fühle und ich fühle mich mittlerweile so gut, ich hatte jetzt eine Weihnachtsfeier, da stand ich am Buffet, nichts ahnend und dann kommt da der Bauamtsleiter vorbei und sagt, „Na, Frau Müller, Sie haben auch alles gut überstanden“, ich sag, „Ja, sehen Sie doch selber, wie ich das überstanden habe“, „Ja“, sagt er am Buffet, „ich hatte vor drei Jahren Prostatakrebs“ und ich denk nur, „Na toll, interessiert mich jetzt nicht“ und dann war der so am Erzählen, (…) ja, ich sag gar nicht so viel drauf, hab ich gesagt, „Ist ja auch gut, wenn alles so weit okay ist“, ich sag, „Sie sehen ja auch jetzt ja gut aus“, ja, ich sag, „Und ja nächstes Jahr hab ich fünf Jahre rum und das ist gut“, „Ja“, sagt er, „also ich hab einen Freund, die Frau, die war auch dann nach fünf Jahren durch und nach acht Jahren, dann also denn im achten Jahr ist sie dann gestorben“ (..) und dann hab ich gedacht, „Was sollte das jetzt, ist das jetzt auch wieder so ein Ding: wieso sieht diese Frau gut aus, der geht's gut, wohl noch mal einen rein würgen?“ Ich kann das doch gar nicht nachvollziehen, was das so sein soll, eigentlich wollte er gar nicht hören, dass es mir gut geht, vielleicht hat er dieses Problem, damit er sich selber dann irgendwo, ich hab nur so gedacht, „Dieser Mensch ist überhaupt nicht wichtig für Dich, der ist einfach nur DUMM“ und „Das zieht Dich jetzt nicht runter, das musst Du jetzt so wegwischen“ und „Krebs ist nicht gleich Krebs“ und was die hatte, was für eine Sorte Krebs, das wollte ich auch nicht nachfragen, hätte mich jetzt auch nicht interessiert, will ich gar nicht und Du feierst jetzt und so hab ich das auch gemacht. Ja und jetzt hab ich mir so geschworen, (..) wenn nochmal sowas ist, dass dann so an einer Feier, man kann ja fragen, „Wie geht's dir“ und wenn ich, „So, ja, alles wunderbar“ und wenn er dann loslegt, wie es ihm geht oder was er denn so hat, dann werd ich auch sagen, „Also (schlägt mit der einen in die andere Hand), wir wollen doch feiern und nicht über Krankheiten reden“. Und das ist jetzt eingebrannt dieser Satz, das wird mir nicht nochmal passieren (..) und so gehe ich jetzt durch die Gegend, ne? So zack, feiern wollen wir und gut geht es einem und wenn ich selber drüber reden möchte, dann mach ich das, aber es muss nicht auf so einer Feier sein und erst Recht nicht am Buffet mit Prostatakrebs (lacht) und ich auch noch über meine Sache erzähle und dann denk ich, es gibt wirklich Menschen, die sind SEHR, SEHR unsensibel. Also, aber ein ganz, ganz kleiner, was ich in dieser ganzen Zeit erlebt hab, waren das (..) drei Leute, wo ich überhaupt keinen Bezug zu habe, ne? So und die Anderen, die um mich herum sind, sind ganz anders, also wie gesagt, ich wurde GETRAGEN und das hat mich weiter gebracht und mir geht's gut und ich feiere jetzt Weihnachten und freu mich, dass ich lebe (…) Ende (lacht).

Anhang 2

Übung 1: Aktives Zuhören

Ihr/e InterviewpartnerIn äußert aufgebracht in der Erzählung:

„ ... und es gab da auch sehr viele Informationen, ich kriegte dann nachher sehr viele Zettel, ... dann habe ich immer nur Brustkrebs gelesen ..., allein dieses Wort, ... hier können Sie sich mal durchlesen haben sie gesagt (Pause) ... "

Aufgaben:

Welche Gefühle nehmen Sie in dieser Darstellung wahr?

....
....
....
....
....
....
....
....

Wie zeigen Sie als „aktiv Zuhörende/r", dass Sie verstanden haben?

....
....
....
....
....
....
....
....
....
....

Übung 2: Narratives Nachfragen

Ihr/e InterviewpartnerIn erzählt Ihnen im Laufe des Interviews:

„Vor der Zeit, bevor ich diese Krankheit hatte, habe ich 47 Jahre gearbeitet in verschiedenen Unternehmen, zum Ende meines Arbeitsleben stellte sich dann irgendwann bei mir durch einen Herzinfarkt, den ich 1995 hatte, stellte sich die erste Behinderung oder chronische Krankheit ein, ich bin einigermaßen mit der chronischen Krankheit fertig geworden, ich konnte mich weiterhin betätigen: Hobbies, Werkeln und Gartenarbeit nachgehen, ohne dass ich große Behinderung hatte. Vor meinem Herzinfarkt habe ich bei meinen Enkelkindern viel gearbeitet ... nachdem ich einige Jahre dann einigermaßen fit war ... stellte sich dann nach meiner Arbeitszeit dann auch noch dazu eine chronische Nierenkrankheit heraus ... im ersten Moment hat mich das eigentlich ein bisschen erschüttert und ich habe immer gegen angekämpft, dass ich nicht als Dialysepatient enden wollte, leider ist es mir nicht gelungen, diese Sache abzustellen und so musste ich im Juli 2006 plötzlich an eine Dialyse angeschlossen werden, wo ich heute dreimal die Woche viereinhalb Stunden zur Blutwäsche hingehe."

Aufgaben:

Welche Gefühle nehmen Sie in dieser Darstellung wahr?

....

....

....

....

....

....

....

Welche möglichen Nachfragen lassen sich aus den Notizen entwickeln?

....

....

....

....

....

....

....

....

....

....

Übung 3: Narrative Gesprächsübung

Aufgabe:

Aufgabe ist es, in einem Trio (ErzählerIn, InterviewerIn, BeobachterIn) die narrative Gesprächstechnik zu erproben. Die Haupterzählung sollte nicht länger als 10 Minuten und der anschließende Nachfrageteil nicht länger als 5 Minuten dauern. Danach sind 5 Minuten Zeit für ein Feedback-Gespräch aller Beteiligten vorgesehen. Im Anschluss wechseln Sie die Positionen, so dass jede/r jede Position einmal durchläuft. Gegenstand der Erzählung ist ein von Ihnen gewähltes Thema, welches für Sie gut zu erzählen ist, z.B. Berufswahl oder -ausbildung, Freizeitbeschäftigung, Kindheit, Ehrenamt … Bitte wählen Sie ein Thema, mit dem Sie sich wohl fühlen und worüber Sie gerne etwas erzählen möchten. Die Aufgaben der einzelnen Positionen sind wie folgt:

ErzählerIn
Der/Die ErzählerIn benennt ein Thema und gibt dem/der InterviewerIn einige Minuten Zeit, um seine/ihre Fragen zu formulieren. Er/Sie erzählt, was und wie er/sie will.

InterviewerIn
Der/Die InterviewerIn muss die narrative Eingangsfrage, externe Nachfragen und Abschlussfragen formulieren und eröffnet das Gespräch. Er/Sie orientiert sich an den Regeln des „Aktiven Zuhörens" und macht sich während des Gesprächs Notizen für den Nachfrageteil. Nach 10 Minuten beendet der/die BeobachterIn die Erzählung und der/die InterviewerIn beginnt mit den Nachfragen und endet mit einer Abschlussfrage.

BeobachterIn
Der/Die BeobachterIn managt die Zeit und macht sich Notizen zum Gesprächsverlauf, z.B. wie reagiert der/die InterviewerIn auf das Erzählte? Welche Themen für Nachfragen werden aufgegriffen und welche nicht? Bleibt der/die InterviewerIn an der Relevanz des Erzählers bzw. der Erzählerin? Werden die Regeln des aktiven Zuhörens eingehalten? Wie ist die Gesprächsatmosphäre?

Im Anschluss an das Gespräch darf erst der/die ErzählerIn, dann der/die InterviewerIn und zum Schluss der/die BeobachterIn kurz seine Eindrücke zum Verlauf schildern. Diese werden dann gemeinsam erst im Trio und dann im Plenum reflektiert.

Übung 4: Auswertung objektiver Daten

Aufgabe:

Bitte tragen Sie anhand des im Anhang 1 befindlichen Interviews die objektiven Daten chronologisch in die Lebensereignisskala ein. Objektive Daten können z.B. eine Geburt, Anzahl der Geschwister, Ausbildungsdaten, Familiengründung und -konstellation, Wohnortwechsel, Krankheitsereignisse, gesellschaftliche Rahmenbedingungen etc., sein:

Bitte werten Sie die objektiven Daten anhand der folgenden Leitfragen aus. Wichtig ist es hierbei möglichst viele Möglichkeiten aufzuzeigen und sich die Frage zu stellen „Könnte es auch ganz anders gewesen sein?" Gehen Sie dabei jedes Datum einzeln und chronologisch durch:

Welche Auswirkung hat das Datum auf den Biographen bzw. auf die Biographin und welche Handlungsmöglichkeiten, -probleme, -alternativen und -lösungen ergeben sich?

Welche zeitlichen Phasen, Ereignisse und Personen werden nicht erwähnt?

Welche objektiven Schwerpunktsetzungen oder Auslassungen der Erzählung finden statt?

Wie ist die Lebensgeschichte sozio-historisch einzuordnen?

………………………………………………………………………………………………
………………………………………………………………………………………………
………………………………………………………………………………………………
………………………………………………………………………………………………
………………………………………………………………………………………………
………………………………………………………………………………………………
………………………………………………………………………………………………
……

Übung 5: Auswertung der Themen

Aufgabe:

Bitte arbeiten Sie anhand des im Anhang 1 befindlichen Interviews die angesprochen Themen in Reihenfolge der Erzählung heraus. Gehen Sie dabei so „kleinschrittig" wie möglich vor:

…………………………………………………………………………………………………
…………………………………………………………………………………………………
…………………………………………………………………………………………………
…………………………………………………………………………………………………
…………………………………………………………………………………………………
…………………………………………………………………………………………………
…………………………………

Bitte werten Sie die angesprochenen Themen anhand folgender Leitfragen aus. Wichtig ist es hierbei möglichst viele Möglichkeiten aufzuzeigen und sich die Frage zu stellen „Könnte es ganz anders gewesen sein?". Gehen Sie dabei jedes Thema einzeln und in Abfolge der Erzählung durch:

In welchem Kontext wurde das Gespräch geführt, was war der Ausgangspunkt, wie verlief das Gespräch und wie endete es?

Welche Themen wurden in welcher Abfolge angesprochen und wie inhaltlich ausgestaltet?

Welche Themen wurden vom Erzähler bzw. von der Erzählerin nicht angesprochen?

Welche Bedeutungen haben die Ereignisse für den/die ErzählerIn?

Weshalb sich ein/e BiographIn oder sein/ihr Gesagtes so und nicht anders darstellt? Wie werden die Themen ausgewählt, wie gestaltet und wie und wann begonnen?

…………………………………………………………………………………………………
…………………………………………………………………………………………………
…………………………………………………………………………………………………
…………………………………………………………………………………………………
…………………………………………………………………………………………………
……………………………………………

Übung 6: Pflegerische Probleme und Ressourcen

Aufgabe:

Nehmen Sie die Ergebnisse der Übungen 4 und 5 und lesen Sie sich zu Ihren herausgearbeiteten Hypothesen die dazugehörigen Interviewpassagen durch. Verwenden Sie die folgenden Leitfragen und streichen Sie die Hypothesen, welche sich nicht durch alle drei Schritte bestätigt haben:

Welche Bedeutung haben die Ereignisse für den Biographen bzw. die Biographin?

Welche Probleme hinsichtlich der Erkrankung/Behinderung oder des Umgangs mit der Erkrankung werden erwähnt?

Über welche Ressourcen verfügt der/die ErzählerIn (z.B. Krankheits- oder Alltagsbewältigung)?

………………………………………………………………………………………………
………………………………………………………………………………………………
………………………………………………………………………………………………
………………………………………………………………………………………………
………………………………………………………………………………………………
………………………………………………………………………………………………
………………………………………………………………………………………………
…………………………

Arbeiten Sie bitte anhand der vorigen Arbeitsschritte pflegerische Probleme und Ressourcen heraus:

………………………………………………………………………………………………
………………………………………………………………………………………………
………………………………………………………………………………………………
………………………………………………………………………………………………
………………………………………………………………………………………………
………………………………………………………………………………………………
………………………………………………………………………………………………
………………………………………………………………………………………………
………………………

PFLEGEFORSCHUNG

Herausgegeben von Ingrid Darmann-Finck und Stefan Görres

Band 1 Ingrid Darmann-Finck: Interaktion im Pflegeunterricht. Begründungslinien der Interaktionistischen Pflegedidaktik. 2010.

Band 2 Ingrid Darmann-Finck / Miriam Tariba Richter (Hrsg.): Biographieorientierung in der Pflegebildung. 2011.

www.peterlang.de